全国医药类高职高专规划教材

人体解剖学

主　编　胡华麟
副主编　陈　敏　杨小四

苏州大学出版社

图书在版编目(CIP)数据

人体解剖学/胡华麟主编. —苏州:苏州大学出版社,2014.6(2015.12重印)
全国医药类高职高专规划教材
ISBN 978-7-5672-0893-3

Ⅰ.①人… Ⅱ.①胡… Ⅲ.①人体解剖学-高等职业教育-教材 Ⅳ.①R322

中国版本图书馆 CIP 数据核字(2014)第 114885 号

人体解剖学

胡华麟　主编

责任编辑　陈林华

苏州大学出版社出版发行
(地址:苏州市十梓街1号 邮编:215006)
苏州恒久印务有限公司印装
(地址:苏州市友新路28号东侧 邮编:215128)

开本 787mm×1092mm 1/16 印张20.75 字数440千
2014年6月第1版　2015年12月第2次印刷
ISBN 978-7-5672-0893-3　定价:42.00元

苏州大学版图书若有印装错误,本社负责调换
苏州大学出版社营销部 电话:0512-65225020
苏州大学出版社网址 http://www.sudapress.com

《人体解剖学》编委会名单

主　编　胡华麟
副主编　陈　敏　杨小四
编　委　杨元元　张玉平　史婷婷
　　　　汪桂林　王耀吟　赵子林

前 言

为了适应高职高专医学教育的特点和教学改革的需要,体现高职高专教育校院合作的特色,培养实用型和技术型医、护、康复技术人才,我们组织编写了这本《人体解剖学》,供高职高专各医学专业使用。

人体解剖学是医学各专业必修的、重要的基础医学课程。学习这门课程,要求系统地掌握人体器官的位置、形态、大体结构,为学习其他医学基础课程和医学专业课程奠定基础。只有充分掌握人体解剖学,才能正确认识疾病的发生、发展和演变规律,进一步地采取相应的治疗和护理措施,促进患者的康复。

在编写过程中,本教材以新的教学计划和新大纲为依据,强调"基础理论、基本知识和基本技能",体现"思想性、科学性、先进性、启发性和实用性"。本教材与传统教材相比,有如下特点:一是在系统解剖学后增加了应用解剖和人体表面解剖方面的知识,并适当地反映了本学科的新进展;二是内容精练、重点突出、图文并茂、通俗易懂、语言通畅,从而增加了可读性和广泛的适用性;三是书中的专业名词均按全国自然科学名词审定委员会公布的名词为准,规范使用人体解剖学名词。

本书共分十一章。内容包括绪论、运动系统、消化系统、呼吸系统、泌尿系统、生殖系统、腹膜、脉管系统、感觉器、神经系统、内分泌系统和局部解剖学。

消化系统由汪桂林编写;呼吸系统由杨小四编写;泌尿系统由杨元元编写;生殖系统、腹膜由史婷婷编写;感觉器由张玉平编写;内分泌系统由王耀吟编写;绪论、运动系统、神经系统、局部解剖学由胡华麟编写;脉管系统由陈敏编写。

本书除可作为高等职业教育医、护及相关专业教材外,还可供在职医护人员自学参考。

由于编者水平有限,编写内容难免疏漏、错误,敬请广大师生批评、指正。

胡华麟

2014 年 4 月

目 录

绪论
- 一、人体解剖学的定义及其在医学中的地位 ……………………… 1
- 二、人体解剖学的分科 ……………………… 1
- 三、学习人体解剖学的方法 ……………………… 2
- 四、人体的组成和系统的划分 ……………………… 3
- 五、人体解剖学常用的方位、术语 ……………………… 3

第一章 运动系统
- 第一节 骨学 ……………………… 7
  - 一、概述 ……………………… 7
  - 二、中轴骨 ……………………… 10
  - 三、四肢骨 ……………………… 19
- 第二节 关节学 ……………………… 26
  - 一、概述 ……………………… 26
  - 二、躯干骨的连结 ……………………… 29
  - 三、颅骨的连结 ……………………… 33
  - 四、上肢骨的连结 ……………………… 33
  - 五、下肢骨的连结 ……………………… 36
- 第三节 肌学 ……………………… 41
  - 一、概述 ……………………… 41
  - 二、头颈肌 ……………………… 44
  - 三、躯干肌 ……………………… 47
  - 四、上肢肌 ……………………… 52
  - 五、下肢肌 ……………………… 56

第二章 消化系统
- 第一节 消化管 ……………………… 63
  - 一、口腔 ……………………… 63

二、咽 68
　　三、食管 69
　　四、胃 69
　　五、小肠 71
　　六、大肠 73
第二节　消化腺 75
　　一、肝 75
　　二、胰 79

第三章　呼吸系统

第一节　呼吸道 80
　　一、鼻 80
　　二、咽 82
　　三、喉 82
　　四、气管和主支气管 86
第二节　肺 86
　　一、肺的位置和形态 86
　　二、肺内支气管和支气管肺段 88
第三节　胸膜 89
　　一、胸膜的概念 89
　　二、胸膜的分部及胸膜隐窝 89
　　三、胸膜和肺的体表投影 90
第四节　纵隔 91

第四章　泌尿系统

第一节　肾 93
　　一、肾的形态 93
　　二、肾的构造 93
　　三、肾的位置 94
　　四、肾的被膜 94
　　五、肾段的概念 95
第二节　输尿管 96
第三节　膀胱 97
　　一、膀胱的形态和膀胱壁的构造 97
　　二、膀胱的位置和毗邻 98
第四节　尿道 99

第五章　生殖系统

第一节　男性生殖系统 100

一、内生殖器 ························ 100
　　　二、外生殖器 ························ 103
　　　三、男性尿道 ························ 105
　　第二节　女性生殖系统 ···················· 106
　　　一、内生殖器 ························ 106
　　　二、外生殖器 ························ 110
　　第三节　乳房和会阴 ······················ 111
　　　一、乳房 ···························· 111
　　　二、会阴 ···························· 112

第六章　腹膜

　　　一、腹膜与脏器的关系 ················ 114
　　　二、腹膜形成的主要结构 ·············· 114

第七章　脉管系统

　　第一节　心血管系统 ······················ 118
　　　一、概述 ···························· 118
　　　二、心 ······························ 120
　　　三、肺循环的血管 ···················· 126
　　　四、体循环的动脉 ···················· 126
　　　五、体循环的静脉 ···················· 135
　　第二节　淋巴系统 ························ 141
　　　一、概述 ···························· 141
　　　二、淋巴管道 ························ 142
　　　三、淋巴器官 ························ 143

第八章　感觉器

　　第一节　眼 ······························ 148
　　　一、眼球 ···························· 149
　　　二、眼副器 ·························· 152
　　　三、眼的血管 ························ 154
　　第二节　耳 ······························ 154
　　　一、外耳 ···························· 155
　　　二、中耳 ···························· 156
　　　三、内耳 ···························· 157
　　第三节　皮肤 ···························· 160
　　　一、皮肤的结构 ······················ 160
　　　二、皮肤的附属器 ···················· 162

第九章 神经系统

第一节 概述 …… 164
一、神经系统的组成 …… 164
二、神经系统的活动方式 …… 165
三、神经系统的常用术语 …… 165

第二节 中枢神经系统 …… 166
一、脊髓 …… 166
二、脑 …… 171
三、脑和脊髓的传导通路 …… 189
四、脑和脊髓的被膜 …… 197
五、脑脊液及其循环 …… 200
六、脊髓和脑的血管 …… 201

第三节 周围神经系统 …… 204
一、脊神经 …… 204
二、脑神经 …… 213
三、内脏神经 …… 222

第十章 内分泌系统

第一节 甲状腺 …… 230
第二节 甲状旁腺 …… 231
第三节 肾上腺 …… 231
第四节 垂体 …… 232
第五节 胸腺 …… 232
第六节 松果体 …… 233

第十一章 局部解剖学

第一节 头部 …… 234
一、概述 …… 234
二、颅部 …… 236
三、面部 …… 240

第二节 颈部 …… 243
一、概述 …… 243
二、颈部的境界与分区 …… 244
三、颈部的表面解剖 …… 244
四、颈部的层次结构与颈部筋膜 …… 245
五、颈前区 …… 247
六、颈外侧区 …… 249
七、颈根部 …… 251

第三节　胸部 ································ 251
　一、概述 ···································· 251
　二、胸部的表面解剖 ······················ 252
　三、胸壁的层次结构 ······················ 253
　四、乳房 ···································· 254
　五、胸腔 ···································· 256
　六、纵隔 ···································· 257
第四节　腹部 ································ 260
　一、概述 ···································· 260
　二、腹前外侧壁 ···························· 261
　三、腹膜腔与腹腔脏器 ··················· 267
　四、腹膜后隙 ······························· 278
第五节　盆部 ································ 281
　一、概述 ···································· 281
　二、盆部 ···································· 282
第六节　会阴 ································ 291
　一、概述 ···································· 291
　二、肛区 ···································· 291
　三、尿生殖区 ······························· 294
第七节　上肢 ································ 296
　一、概述 ···································· 296
　二、腋腔 ···································· 298
　三、肘前区 ································· 300
　四、手部 ···································· 301
第八节　下肢 ································ 305
　一、概述 ···································· 305
　二、臀部 ···································· 306
　三、股前内侧区 ···························· 307
　四、腘窝 ···································· 309
　五、踝管 ···································· 310
第九节　脊柱区 ······························ 310
　一、概述 ···································· 310
　二、体表标志 ······························· 311
　三、软组织 ································· 312
　四、脊柱 ···································· 316

主要参考文献 ································ 319

绪 论

▶▶ 一、人体解剖学的定义及其在医学中的地位

人体解剖学是研究正常人体形态、结构的科学,属于生物科学中形态学的范畴。人体解剖学和医学各学科有着密切的联系,在医学中有着十分重要的地位,是一门重要的基础课程。

学习这门课程的目的,就是从医学专业的角度出发,让学生能系统全面地理解和掌握正常人体器官的形态、结构特征、位置与毗邻及其功能,为学习其他医学基础课程和医学专业课程奠定坚实的形态学基础。只有在掌握正常人体形态结构的基础上,才能正确理解人体的生理功能和病理现象,正确判断人体的正常与异常,从而对疾病采取相应的治疗和护理措施,协助患者康复。

▶▶ 二、人体解剖学的分科

人体解剖学是一门比较古老的学科。它是以持刀切割尸体,凭肉眼观察的方法研究人体形态、结构,又称大体解剖学。按其研究和叙述的方法不同,人体解剖学通常分为系统解剖学、局部解剖学等。

系统解剖学是按照人体功能系统(如消化系统、呼吸系统、泌尿系统等)阐述各器官形态、结构的科学。局部解剖学则是按照人体的部位,由浅入深,描述各局部组成结构的形态及毗邻关系的科学。

此外,因研究的角度、手段和目的不同,人体解剖学又分为若干类。如密切联系外科手术的解剖学称为外科解剖学;运用 X 线摄影技术研究人体形态、结构的解剖学称为 X 线解剖学;研究人体各局部或器官横切面形态结构的解剖学称为断层解剖学;以研究个体生长发育、年龄变化为特征的解剖学称为成长解剖学;以分析研究运动器官的形态结构、提高体育运动效果为目的解剖学称为运动解剖学;以研究人体外形轮廓和结构比例,为绘画造型打基础的解剖学称为艺术解剖学。

▶▶ 三、学习人体解剖学的方法

学习人体解剖学必须以辩证唯物主义的观点为指导，运用理论联系实际的方法去研究人体，才能正确理解人体形态、结构及其演变规律。

（一）进化发展的观点

人类是亿万年来由低等动物进化而来的，是种系发生的结果。人体的形态、结构至今仍保留许多与动物尤其是哺乳动物类似的特征。如两侧对称的身体，体腔分为胸腔和腹腔等。但人类在进化过程中，发展至能直立行走和生产劳动，便使人类身体结构与动物相比又有本质的区别。如人有思维能力的脑，有交流思维活动的语言和进行生产劳动的双手，从而使人类成为世界的主宰者。

人类的形态、结构形成后，仍然在不断地变化和发展。这是因为人体的细胞、组织和器官一直处于新陈代谢、分化、发育的动态之中，例如血细胞的不断更新、组织和器官的年龄变化等；此外，不同的自然因素、社会环境和劳动条件等也深刻地影响着人体形态的发展和变化。所以，只有用进化发展的观点来学习人体解剖学，才能正确、全面地认识人体。

（二）形态与功能相互联系的观点

人体每个器官都有其特定的功能。器官的形态结构是功能的物质基础。如成熟的红细胞，胞质内含有大量的具有运送氧气和二氧化碳功能的血红蛋白，因此，成熟的红细胞与人体运送氧气和二氧化碳功能密切相关。功能的变化也会影响器官形态的变化。如加强体育锻炼，可使骨骼肌细胞变粗，肌肉发达；长期卧床，可导致骨骼肌细胞细弱和肌肉萎缩。从种系进化上看，人的上、下肢与四足动物的前、后肢为同源器官，功能相似，形态结构基本相同。四足动物的前、后肢都适应并保证行走功能的实现。人类由于直立和劳动，使得上、下肢有了明显的分工，其形态结构也发生了相应的变化，上肢尤其手的形态结构与劳动功能相适应，下肢及其足的形态则与直立和行走功能相适应。所以，生物体的形态、结构与其功能是相互依赖、相互影响的。

（三）局部与整体统一的观点

人体各部之间，局部与整体之间，在神经体液的调节下，互相影响，彼此协调，形成一个有机的统一整体。各个局部是整体不可分割的一部分，不能离开整体而独立存在。学习人体解剖学虽是从器官、局部着手，但必须始终注意系统内各器官之间、各局部结构之间的联系和影响，注意器官系统在整个人体中的地位和作用，即须注意从整体的角度认识器官与局部，防止片面、孤立地认识器官与局部。如脊柱的整体功能体现在各个椎骨和椎间盘的形态上，但某个椎间盘的损伤则可影响脊柱的运动甚至脊柱的整体形态。

（四）理论联系实际的观点

人体解剖学是一门形态学学科，名词多，形态描述多，如死记硬背，往往事倍功半。因此，学好人体解剖学必须坚持理论联系实际，做到三个结合：①图、文结合：学习时做到文字和图形并重，两者结合，以利于理解和记忆。②理论学习与观察模型、标本等相结合：通过对模型、标本的观察、辨认和活体触摸，形成形象记忆，这是学好人体解剖学最重要的方法。③理论知识与临床应用相结合：基础是为临床服务的，在学习人体解剖学的过程中适度联系临床应用，可激发学习兴趣，增强对某些结构的认识。

四、人体的组成和系统的划分

构成人体结构和功能的基本单位是细胞。许多形态相似和功能相近的细胞与细胞间质共同构成组织。人体的基本组织分为上皮组织、肌肉组织、结缔组织和神经组织。几种不同的组织构成具有一定形态、完成一定功能的结构，称器官，如心、胃、肾、肝、肺等。许多功能相关的器官组合在一起，完成某一方面的功能，构成系统。人体有运动系统、消化系统、呼吸系统、泌尿系统、生殖系统、脉管系统、感觉器、神经系统和内分泌系统等。其中消化系统、呼吸系统、泌尿系统和生殖系统的大部分器官都位于体腔内，并借一定的管道直接或间接与外界相通，故总称为内脏。人体内的器官虽都有各自特定的功能，但它们在神经体液的调节下，彼此联系、相互协调、紧密配合，共同构成一个完整的有机体。

人体局部按照其形态，可分为头、颈、躯干和四肢共四大部分。头的前面称为面，颈的后面称为项。躯干又可分为胸、腹、盆、会阴和背。背的下部称腰。四肢分上肢和下肢。上肢分为肩、臂、前臂和手四部分。下肢分为臀、大腿、小腿和足四部分。

五、人体解剖学常用的方位、术语

为了正确地描述人体各器官的形态、结构和位置，需要有公认的统一标准和描述语言，以便统一认识，避免描述上的混乱，因此以解剖学姿势为基础，确定了方位、轴和面等术语。

（一）解剖学姿势

身体直立，两眼平视正前方，上肢自然下垂于躯干的两侧，掌心向前，两足并拢，足尖向前的姿势称解剖学姿势。在描述人体各部结构的相互关系时，不管被观察对象处于何种位置，均应以解剖学姿势为依据，来描述人体结构及位置关系。

（二）方位

按照人体解剖学姿势，又规定了一些表示方位的术语（图绪-1），最常用的有：

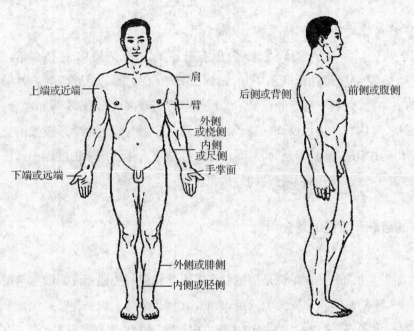

图绪-1　常用方位术语

1．上和下

上和下是描述器官或结构距颅顶或足底的相对远近关系的术语。近颅者为上，近足者为下。上和下也可分别称为颅侧和尾侧。

2．前和后

前和后是指距身体前、后面的距离相对远近的术语。近腹者为前，近背者为后。前和后也可分别称为腹侧和背侧。

3．内侧和外侧

内侧和外侧是以身体正中面为准，距正中矢状面近者为内侧，离正中矢状面远者为外侧。在四肢，前臂的内侧为尺侧，外侧为桡侧；小腿内侧为胫侧，外侧为腓侧。

4．内和外

内和外是描述空腔器官相互位置关系的术语。近内腔者为内，远内腔者为外。

5．浅和深

浅和深是描述与皮肤表面相对距离关系的术语。距皮肤近者为浅，反之为深。

6．近侧和远侧

近侧和远侧多用于四肢。距肢体根部较近者称近侧，反之为远侧。

（三）轴

为了分析关节的运动，在解剖学姿势的基础上，可设置相互垂直的3种轴（图绪-2）。

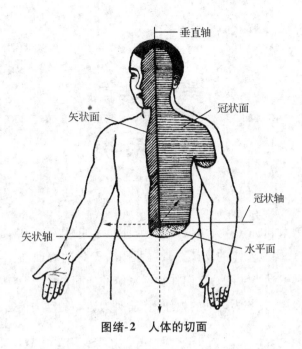

图绪-2 人体的切面

1. 垂直轴

垂直轴为上、下方向与水平面相垂直的轴。

2. 冠状轴

冠状轴为左、右方向的水平轴,与人体的长轴和矢状轴互相垂直。

3. 矢状轴

矢状轴为前、后方向的水平轴,与人体的长轴和冠状轴互相垂直。

(四)面

1. 矢状面

矢状面是指前后方向,将人体分成左、右两部分的纵切面。该切面与水平面垂直。经过人体正中的矢状面称为正中矢状面,它将人体分成左、右相等的两半。

2. 冠状面(额状面)

冠状面是指左、右方向,将人体分为前、后两部分的纵切面。该切面与水平面及矢状面互相垂直。

3. 水平面(横切面)

水平面是指与地平面平行,与矢状面和冠状面相互垂直,将人体分为上、下两部分的平面。

在描述器官的切面时,则以其自身的长轴为准,与长轴平行的切面称为纵切面,与长轴垂直的切面称为横切面。

第一章

运动系统

运动系统由骨、关节和肌三部分组成,占成人体质量的60%~70%。全身各骨借关节相连,形成骨骼(图1-1),构成人体的支架。骨骼肌附着于骨的表面,它与骨骼共同完成支持人体、保护体内器官和运动等功能。它们在神经系统的支配,可完成各种随意运动。在运动过程中,骨起着杠杆作用,关节为运动的枢纽,骨骼肌为运动的动力器官。

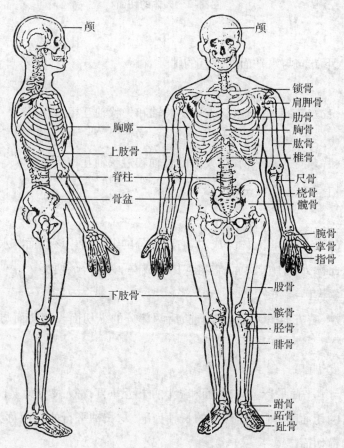

图1-1 人体骨骼

人体某些部位的肌和骨,常在人体表面形成比较明显的隆起或凹陷,称为体表标志,它们常是确定内脏器官的位置、判定血管和神经走行、选取手术切口的部位以及穿刺、注射等定位的依据。因此,在学习运动系统的解剖时应结合活体,认真地观察和触摸这些体表标志。

第一节 骨 学

一、概述

人体共有 206 块骨,每一块骨是一个器官。成人骨按部位分成躯干骨、头颅骨和四肢骨三部分,见表 1-1。

表 1-1 人体骨骼

名称	总数	各骨名称与块数
头颅骨	29	面颅骨(15):上颌骨(2)腭骨(2)颧骨(2)鼻骨(2)泪骨(2) 下鼻甲骨(2)下颌骨(1)犁骨(1)舌骨(1) 脑颅骨(8):额骨(1)顶骨(2)枕骨(1)筛骨(1)蝶骨(1)颞骨(2) 听小骨(6):锤骨(2)砧骨(2)镫骨(2)
躯干骨	51	椎骨(24):颈椎(7)胸椎(12)腰椎(5) 骶骨(1) 尾骨(1) 胸骨(1) 肋骨(24)
四肢骨	126	上肢骨(64):肩胛骨(2)锁骨(2)肱骨(2)尺骨(2)桡骨(2) 腕骨(16)掌骨(10)指骨(28) 下肢骨(62):髋骨(2)股骨(2)髌骨(2)胫骨(2)腓骨(2) 跗骨(14)跖骨(10)趾骨(28)

(一)骨的形态及分类

骨按照形态,可分为长骨、短骨、扁骨和不规则骨 4 种。

1. 长骨

长骨呈长管状,分布于四肢。长骨中部较细部分称为骨干,两端膨大的部分称为骨骺。骨干中空,这种中空性管状结构符合人体生理需要,既可作为骨髓的贮存库,又可为长骨供血。从生物力学上分析,长骨的中空性管状结构,可使长骨具有有效抗弯、抗扭的性能,并减轻质量,体现极佳的工程设计理念。

骨骺顶端光滑处称关节面,活体上被关节软骨所覆盖。经测算,骨关节面的摩擦系数极低,约为0.0026,是固体材料中摩擦系数最低的。所以,被软骨覆盖所构成的关节面具有高效率的关节功能。

骨骺和骨干相连处,称干骺端。幼年期此处有一骺软骨,又称骺板,在骨的生长中发挥重要作用。生长过程中,骺软骨不断骨化、变薄,最终骺软骨消失遗留下一条骺线,从此以后骨的长度增加就会停止。骺板分离或骨折和软骨炎是少年时期特有的骨损伤。

2. 短骨

短骨呈立方形,有多个关节面,可与相邻的数块骨构成多个关节。短骨一般聚集成群,当承受压力时,各骨紧密相接,以形成拱桥状结构。因此,短骨分布于承受压力较大、运动形式复杂又灵活的部位,如手腕和脚踝部。

3. 扁骨

扁骨呈宽扁的板状,多分布于头部、胸部及四肢等部。常围成空腔以保护内部器官,如颅骨围成颅腔、胸骨及肋骨围成胸廓、髋骨围成盆腔等。

4. 不规则骨

不规则骨外形不规则,如椎骨等。

此外,在手、足和膝等部位的肌腱内还有一种"籽骨",形如豆状,在运动中,可改变力的方向,并能减少对肌腱的摩擦。

(二) 骨的构造

骨的构造包括骨膜、骨质、骨髓、关节软骨及血管、神经等(图1-2)。

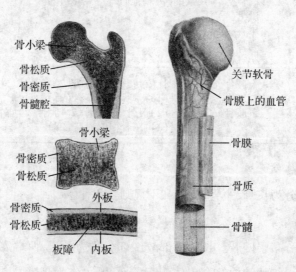

图1-2 骨的构造

1. 骨膜

骨膜按所在位置分为骨外膜和骨内膜。

(1) 骨外膜 覆盖于除关节面以外骨的外表面,富含血管、神经及淋巴管,淡红色,对骨的营养、生长及感觉有重要意义。此膜又分两层:外层结构致密,有粗大的胶原纤维穿入骨质,起固定骨膜的作用;内层疏松,所含干细胞在幼年期非常活跃,能进行分裂增殖,分化为成骨细胞直接参与骨的生成,到成年期转为静止状态,但能终生保持分化能力,当发生骨折时,可重新分化为成骨细胞,促进骨折断端愈合。因此,骨折手术中,如果不慎剥离了骨外膜,骨折就难以愈合,甚至出现骨坏死。

(2) 骨内膜 被覆于骨髓腔及骨松质表面的薄层结构。除衬在长骨骨髓腔的骨内膜在幼年时通过破骨细胞参与骨的长粗外,骨内膜还具有终生的生骨潜能。

2. 骨质

骨质是构成骨的主体成分,根据其骨板排列方式的不同,分为骨密质与骨松质。

(1) 骨密质 由规则、紧密、成层排列的骨板构成。骨密质结构致密,具有抗压力强、抗拉力强的特点,常分布于骨的表面及长骨的骨干。长骨骨干的骨密质由外环骨板、骨单位、间骨板及内环骨板组成。

(2) 骨松质 由针状或片状的骨板构成,呈网状结构,形成骨小梁。由于骨松质结构疏松,常分布于长骨骨骺内部及其他骨的内部。骨小梁按压力及张力的方向排列,同样具有支撑功能。如股骨的骨小梁在分担人体重力时所起的作用十分重要。骨松质的网状结构及骨小梁的力学特性,大大地减轻了骨的质量,又使骨达到最大的力学性能。

3. 骨髓

骨髓分红骨髓与黄骨髓。成人长骨的两端和短骨、扁骨及不规则的骨松质网眼中含有红骨髓,终生具有造血功能。胎儿和幼儿的骨髓全是红骨髓,幼儿长骨骨髓腔中的红骨髓,约6岁后转化为黄骨髓。黄骨髓富含脂肪组织,不具有造血功能,但在应急状态下,如重度贫血或慢性失血时,黄骨髓可转化为红骨髓从而恢复造血功能。临床上常选择髂骨、胸骨等部位进行骨髓穿刺抽取红骨髓,检查骨髓象诊断血液系统疾病。

(三) 骨的化学成分和物理特性

骨组织内除有多种骨细胞外,还包括许多重要的化学物质。这些化学物质按其成分分为有机质和无机质。有机质使骨具有一定的弹性与韧性,无机质使骨坚硬。

骨有机质的主要成分是骨胶原纤维。无机质的成分包括磷酸钙、碳酸钙等。有机质与无机质按一定的比例有机地结合在一起,成人有机质占35%,无机质占65%,使骨组织具有坚韧、抗冲击力的特征,以及极高的机械性能和生理功能。有机质和无机质的比例随着年龄及其他因素的变化而会发生相应的变化,其比例具有明显的年龄特征:少年儿童骨的有机质含量相对较多,因而其骨具有弹性好、坚固性差、不易骨折但易变形的特点;老年人骨的无机质含量相对较多,其骨脆性大,容易骨折,且骨折后不易愈合。因此,在日常生活及体育运动中应充分注意骨成分的年龄特征,以避免骨变形或骨折的发生。

(四)骨的发生和生长

骨发生于中胚层的间充质。约在胚胎的第 8 周左右,一部分间充质先形成膜状结构,在膜的基础上骨化成骨,这种成骨的方式称膜化骨,如颅盖骨、锁骨等。还有部分间充质先发育成软骨,然后再由软骨逐渐骨化成骨,这种成骨的方式称软骨化骨,如躯干骨、四肢骨等。现以长骨为例,简述其骨化过程(图1-3)。

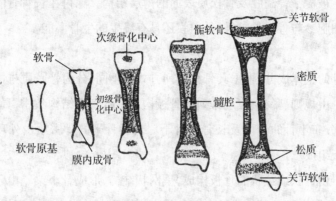

图 1-3 长骨的生长

在胚胎早期,软骨中部先出现原始骨化点(初级骨化中心),随着胚胎的发育,骨化不断向软骨的两端扩展,到胎儿出生前,骨干已基本形成。

在胎儿出生前后,多数长骨两端的软骨内相继出现骨化点,称为继发骨化点(次级骨化中心)。由继发骨化点形成的骨结构称骺。骺形成后,骨干邻近骺的一端称干骺端。此时,骺与干骺端之间是一层软骨,称骺软骨。骺软骨不断增生,不断骨化,使骨不断增长。人发育到 17~25 岁,骺软骨停止生长,并被骨化而形成骺线。从此,骨的长度就不再增加,身高也就不再增加了。

在长骨增长的同时,骨膜内的成骨细胞不断地形成骨质,因而骨干逐渐变粗。成年后,骨的生长进入相对的静止期。

▶▶ 二、中轴骨

中轴骨包括躯干骨和头颅骨。

(一)躯干骨

躯干骨包括椎骨、骶骨、尾骨、胸骨和肋骨,共 51 块。分别参与构成脊柱、胸廓和骨盆。

1. 椎骨

幼年时椎骨为 32~34 块,分为颈椎 7 块、胸椎 12 块、腰椎 5 块、骶椎 5 块及尾椎 3~5

块。成年后，骶、尾椎分别融合成骶骨和尾骨，即成人椎骨24块。

(1) 椎骨的一般形态

椎骨形态不规则，椎骨一般由前面的椎体和后面的椎弓组成（图1-4）。椎体的后面略凹陷，与椎弓围成椎孔。椎骨的椎孔互相连接，形成椎管，容纳脊髓。

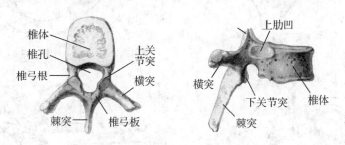

图1-4　椎骨的一般形态

1) 椎体呈短圆柱状，表面为薄层的骨密质，内部充满骨松质，上下面粗糙，椎体是椎骨负重的主要部分。

2) 椎弓呈弓形的骨板，椎弓前部与椎体连接的较细的部分，称椎弓根。椎弓根的上、下缘各有一切迹，分别称椎上、下切迹。相邻椎骨的椎上、下切迹围成椎间孔，孔内有脊神经及血管通过。椎弓根向后内扩展变宽的部分，称椎弓板。自椎弓板上发出7个突起：成对的有突向两侧的横突及突向上、下方的上、下关节突，单个的有突向后正中的棘突。

(2) 各部椎骨的特点（图1-5）

1) 颈椎椎体较小，棘突短而分叉（第7颈椎除外），7个颈椎横突上都有横突孔，其中有椎动、静脉通过。横突末端前、后各有一个结节，分别称为前、后结节，第6颈椎的前结节较大，颈总动脉经其前方上行，当头部受伤严重出血时，可在此暂时压迫颈总动脉进行止血，该结节又称颈动脉结节。

第1颈椎又称寰椎。环形，无椎体、棘突和关节突，由前、后弓和两个侧块构成。前弓后部有一小的关节面，称齿突凹。侧块的上、下面分别有上、下关节面，上关节面较大，与枕髁形成寰枕关节。

第2颈椎又称枢椎。椎体较小，上有齿突，齿突与齿突凹形成寰枢关节。

第7颈椎又称隆椎。棘突最长，末端不分叉，低头时，隆起更明显，活体易于触及或看到，是临床上确认椎骨数目、序数以及选择穿刺位置的标志。

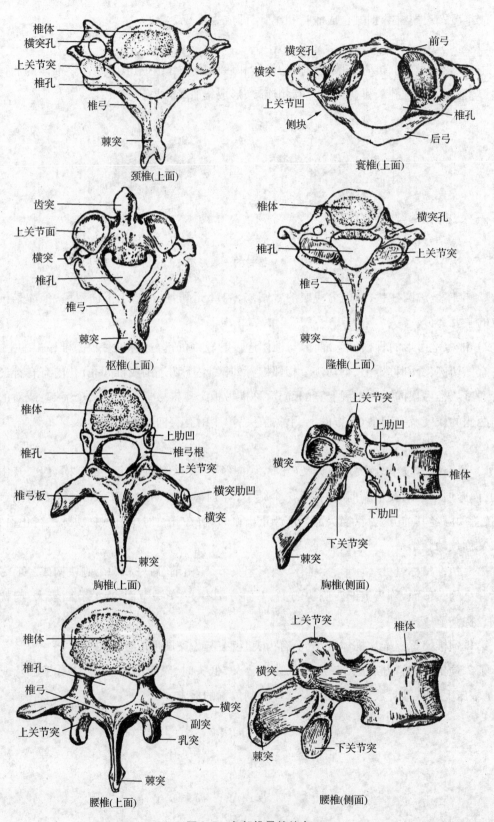

图1-5 各部椎骨的特点

2）胸椎上分别有上肋凹、下肋凹、横突肋凹。椎体两侧的上、下缘近椎弓处有半圆形浅窝，称上、下肋凹，与肋骨头相接；横突末端前面有横突肋凹，与肋结节相接。胸椎棘突较长，呈叠瓦状排列。关节突的关节面几乎呈冠状位，上关节突的关节面朝后，下关节突的关节面则朝前。

3）腰椎椎体高大、粗壮；椎弓发达，上、下关节突粗大，关节面几乎呈矢状位；棘突宽而短，呈板状，水平伸向后方。

2. 骶骨

骶骨在17~23岁时由5块骶椎融合而成，呈倒三角形，分底、尖、前面、后面及侧部。底位于上方，与第5腰椎相连接，其前缘突出，称骶骨岬。尖朝下，与尾骨相接。侧部上宽下窄，有耳状面与髂骨的耳状面相接，耳状面后部有骶粗隆。前面（盆面）光滑凹陷，有4对骶前孔；后面（背面）粗糙隆突，正中线上有由骶椎棘突结合成的骶正中嵴，嵴的两侧有4对骶后孔（图1-6）。各骶椎的椎孔随着骶椎的融合而融合为骶管。

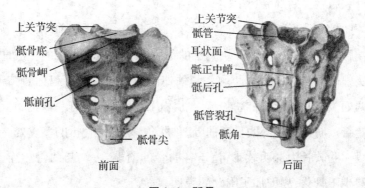

图1-6 骶骨

骶前、后孔均与骶管相通，分别有骶神经的前、后支通过。骶管上通椎管，其下端的孔称骶管裂孔。骶管裂孔的两侧有向下的突出，称骶角，是骶管麻醉定位的标志。

3. 尾骨

尾骨一般在30~40岁时由3~5块退化的尾椎融合而成，上接骶骨，下端游离为尾骨尖。

4. 胸骨

胸骨位于胸前正中皮下，全部可从体表触摸到，从上而下分为胸骨柄、胸骨体和剑突三部分。胸骨柄上缘有3个凹陷，中部为颈静脉切迹，两侧为锁切迹。胸骨柄和胸骨体相接处稍向前凸称胸骨角，两侧连接第2对肋软骨，是确定肋骨序数及胸腔脏器定位的重要标志。胸骨体两侧缘有与第2—7对肋软骨相接的肋切迹。剑突扁薄而狭窄，形状变化较大，末端游离（图1-7）。

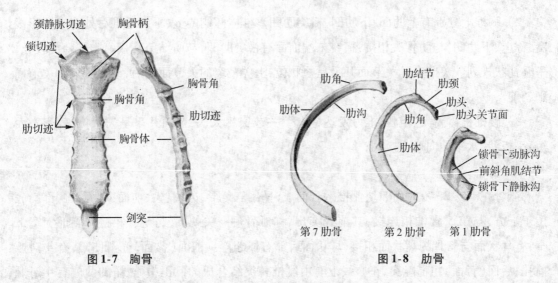

图1-7 胸骨　　　　图1-8 肋骨

5. 肋

肋包括肋骨和肋软骨两部分(图1-8)，共12对。

(1) 肋骨　肋骨为弓形的扁骨，分肋体和前、后两端。肋骨的前端借肋软骨与胸骨形成胸肋关节。后端膨大，称肋头，与上一块胸椎的下肋凹和下一块胸椎的上肋凹所形成的关节窝相关节。肋头外侧的狭细部分称肋颈。肋颈外侧的粗糙结节突起称肋结节，与胸椎横突肋凹相关节。两处关节共同形成椎肋关节。肋体内面近下缘处有一浅沟，称肋沟，肋间血管和神经经此沟走行。肋体的后部明显弯曲处，称肋角，是肋骨骨折的多发处。

(2) 肋软骨　肋软骨为透明软骨，位于各肋骨的前端，一端与肋骨相连，另一端与胸骨相连。肋软骨终生不骨化，故增加了胸廓的弹性。

6. 躯干骨的骨性体表标志

躯干骨的骨性体表标志有第7颈椎棘突，全部胸、腰椎棘突，骶角，颈静脉切迹，胸骨角，剑突，肋。

(二) 头颅骨

1. 颅骨

成人颅由23块颅骨组成(3对听小骨除外)。颅骨多为扁骨或不规则骨，除下颌骨及舌骨外，其余各骨相互连接而成一个整体，对头部的器官起着支持和保护的作用。颅以眶上缘和外耳门上缘的连线为界分为后上的脑颅和前下的面颅两部分。脑颅由脑颅骨构成，面颅由面颅骨构成。

(1) 脑颅骨　共有8块，分成对的和不成对的。不成对的有额骨、筛骨、蝶骨和枕骨；成对的有颞骨和顶骨。它们共同围成颅腔。颅腔的顶是穹隆形的颅盖，由额骨、顶骨和枕骨构成。颅腔的底由前方的额骨和筛骨、中部的蝶骨、后方的枕骨、两侧的颞骨构成。

筛骨：筛骨呈"巾"字状，分为筛板、垂直板和筛骨迷路。筛板构成颅前窝底的中央部分，上有许多筛孔，有嗅神经根丝通过；垂直板构成骨性鼻中隔的上部；筛骨迷路由菲薄的骨板围成许多小腔，称筛窦。迷路内侧壁有上、下两个向下卷曲的薄骨片，分别称为上鼻甲和中鼻甲。

颞骨：形状不规则，参与构成颅底和颅腔的侧壁，它以外耳门为中心分为鳞部、鼓部和岩部。岩部又称锥体，内藏位听器，其后面中央有内耳门，通入内耳道；锥体的底部向下伸出乳突。

（2）面颅骨　共15块，也分成对的和不成对的。不成对的有位于口腔下方长有牙齿的下颌骨、鼻腔正中后部的犁骨、位于颈部上方游离的舌骨。成对的有口腔上方长有牙齿的1对上颌骨，紧靠上颌骨后方的1对腭骨，两上颌骨之间形成鼻背的1对鼻骨，上颌骨外上方有向外上突出的颧骨，两眼眶内侧壁各有1块小的泪骨，鼻腔外侧壁下方有1对下鼻甲。

下颌骨：呈蹄铁形，分为一体两支。主体部分为下颌体，由下颌体两侧的后方向上伸出的方形骨板是下颌支，下颌支后缘与下颌体下缘相交处形成的角，称下颌角。下颌支的上端有两个向上的突起，前方的称冠突，后方的称髁突。髁突上端膨大为下颌头，与颞骨下颌窝相关节。下颌支内侧面中部有一小孔，称下颌孔，该孔经下颌体内的下颌管通颏孔，内有下牙槽血管和神经通过。

舌骨：游离，居下颌骨的后下方，呈蹄铁型，分为舌骨体、大角和小角三部分，舌骨体和大角都可在体表触及。

2. 颅的整体观

（1）颅的顶面观　颅顶由顶骨、额骨及枕骨的一部分构成。可看到骨与骨之间有连结的缝隙。额骨与两侧顶骨连结处有近于横位的冠状缝；左、右两顶骨之间有矢状缝；枕骨与左、右顶骨之间构成人字缝（图1-9）。

（2）颅的侧面观　颅的侧面主要由顶骨、额骨、蝶骨、颞骨和枕骨构成。中部有外耳门。外耳门后方突向下的明显突起称乳突。颞骨的颧突和颧骨的颞突组成颧弓。乳突、颧弓在体表均可触及，是重要的体表标志。颧弓上方为颞窝，下方为颞下窝。在颞窝内，额、顶、颞、蝶四骨邻接处常构成"H"形缝，称翼点（图1-10）。此处骨壁薄弱，紧贴其内面有脑膜中动、静脉的前支通过，此处遭受外力打击时，易骨折并且撕裂紧贴内面的血管，导致颅内出血，有生命危险。"太阳穴"即位于翼点处。颞下窝内侧壁的上颌骨与蝶骨之间有一裂隙，称翼腭窝，是神经、血管经过的通道。颧弓下缘近中点处的隆起，称关节结节，其后方有下颌窝，与下颌头形成下颌关节。

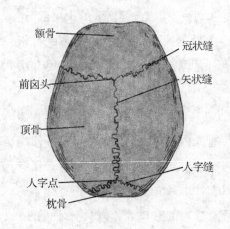

图1-9 颅顶骨之间的连结

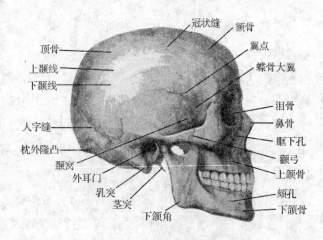

图1-10 颅的侧面观

(3) 颅的前面观 分为四部分,即额区、眶、骨性鼻腔和骨性口腔(图1-11)。

1) 额区位于眶的上方,表面光滑而隆突。两侧可见隆起的额结节,结节下方有弓形隆起,称为眉弓,与眶上缘平行。左、右眉弓之间的部分平坦,称眉间。眉弓和眉间都是重要的体表标志。

2) 眶容纳眼球及其附属结构,呈四边锥体形。有眶口、眶尖和4个壁。后方眶尖有视神经管,是视神经进入颅中窝的通道。前方眶口上缘内、中 1/3 交界处有眶上切迹或称眶上孔;眶口下缘中点下方有眶下孔,是同

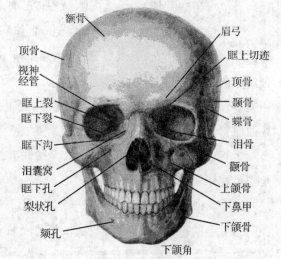

图1-11 颅的前面观

名神经、血管通过的位置。内侧壁有泪囊窝,向下经鼻泪管通鼻腔;上外侧壁有泪腺窝,容纳泪腺;上、外侧壁之间的后部有眶上裂,下、外侧壁之间的后部有眶下裂,也有神经、血管通过。

3) 骨性鼻腔位于面部中央,上至颅底,下达硬腭,两侧上部邻筛窦小房和眶,下部邻上颌窦。前方开口称梨状孔,后方开口称鼻后孔。由犁骨和筛骨垂直板构成的骨性鼻中隔(图1-12)将骨性鼻腔分左、右两部分。在鼻腔外侧壁上,自上而下有 3 个突起,分别称上鼻甲、中鼻甲和下鼻甲。各鼻甲下方的腔隙分别称上鼻道、中鼻道和下鼻道。在上鼻甲后上方有蝶筛隐窝。

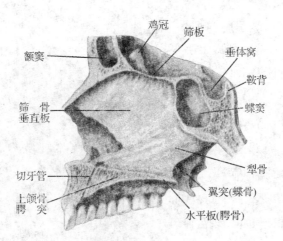

图 1-12 骨性鼻中隔

4) 骨性鼻腔周围的额骨、上颌骨、筛骨和蝶骨内含气的空腔,总称为骨性鼻旁窦(图 1-13)。与相应的颅骨名称一致,分别是额窦、上颌窦、筛窦和蝶窦,均开口于鼻腔(表 1-2)。这些鼻旁窦具有减轻颅骨质量、对发声起共鸣的作用。上颌窦最大,窦的开口高于窦的底部。感染后直立状态下脓液不易引流排出。

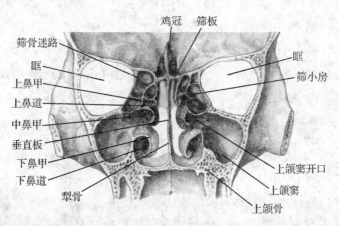

图 1-13 骨性鼻旁窦

5) 骨性口腔由上颌骨、腭骨及下颌骨构成,向后通咽。

表 1-2 鼻旁窦的位置与开口

名称	位置	开口
上颌窦	上颌骨体	中鼻道
额窦	眉弓深面	中鼻道前部
筛窦	筛骨迷路	前群:中鼻道 中群:中鼻道 后群:上鼻道
蝶窦	蝶骨体	蝶筛隐窝

(4) 颅底内面观 颅底凹凸不平,自前向后分前、中、后3个窝。颅底上有很多的孔、裂,这些孔裂是神经、血管经过的通道(图1-14)。

1) 颅前窝由额骨、筛骨和蝶骨构成。正中有一向上的突起,称鸡冠,其两侧筛状骨板称筛板,筛板上的孔称筛孔,通鼻腔。筛板较薄,颅前窝骨折多发生于此,骨折后可有血液、脑脊液鼻漏或眼部出现溢血斑。

2) 颅中窝由蝶骨和颞骨构成。颅中窝中央隆起而狭窄,如马鞍状,称为蝶鞍,其中央凹陷处称垂体窝,容纳垂体。垂体窝

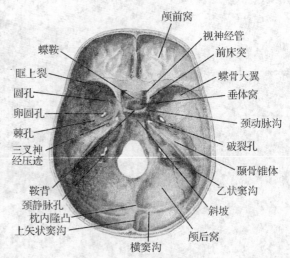

图1-14 颅底的内面观

前方两侧有视神经管,是视神经由眶入颅腔的通道。蝶鞍两侧紧靠垂体窝处,左、右各有矢状位的浅沟,称颈动脉沟,沟前外侧有眶上裂;沟后端有破裂孔及颈动脉管内口。在两侧颈动脉沟外侧,由前向后依次有圆孔、卵圆孔和棘孔,分别有上颌神经、下颌神经及脑膜中动、静脉通过。在颞骨岩部前面尖端处有一浅窝,称三叉神经压迹,是三叉神经节的位置。

3) 颅后窝主要由枕骨和颞骨岩部后面构成。窝的中央有枕骨大孔。孔的两侧缘前部有舌下神经管内口;后缘向后上有一骨性隆突,叫枕内隆凸。由此向上的浅沟为上矢状窦沟,向两侧续于横窦沟,横窦沟再转向前下内改名为乙状窦沟,后者终于颈静脉孔。颞骨后面中央有内耳门,向外侧通内耳道,内耳道有面神经、前庭蜗神经通过。

(5) 颅底外面观 颅底外面高低不平,分前、后两部分(图1-15)。前部为上颌骨和腭骨构成的骨腭。后部由颞骨、蝶骨及枕骨构成,中央有枕骨大孔。枕骨大孔两侧隆起称枕髁,与寰椎构成寰枕关节。枕髁前外侧有颈静脉孔,颈静脉孔的前内侧有颈动脉管外口,颈静脉管前外侧有一细长的突起,称茎突,其根部后外侧有茎乳孔,有面神经通过。枕髁根部有一向前外侧开口的舌下神经管外口。枕骨大孔的后上方明显的凸

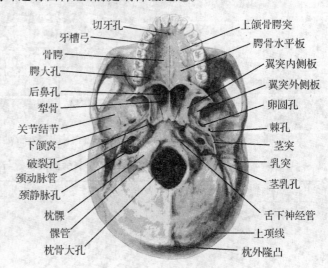

图1-15 颅底的外面观

起称枕外隆凸。

3. 新生儿颅的特征及出生后的变化

新生儿脑及感觉器官发育早,而咀嚼和呼吸器官发育晚,上、下颌骨不发达,没有牙和牙槽,鼻旁窦也不发达。所以,脑颅比面颅要大得多。新生儿脑颅与面颅之比为8∶1,而成年人约为4∶1。新生儿的颅盖骨没有完成骨化,骨与骨之间的间隙较大,由结缔组织膜所连接,称颅囟(图1-16)。最大的囟在矢状缝的前端,呈菱形,称前囟,在1~2岁时闭合。在矢状缝和人字缝会合处,有三角形的后囟,出生后不久即闭合。临床上常把颅囟作为婴儿发育和颅内压变化的检查位置之一。

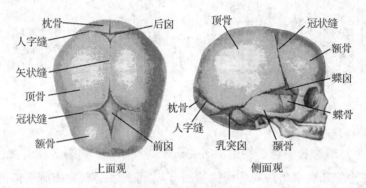

图1-16　新生儿颅骨

4. 颅顶骨及颅底的结构特点及其临床意义

颅顶骨均为板状扁骨,其外板比较坚厚,对外力的抵抗力较大,内板较薄弱。因此受外力打击后,可出现颅骨内板骨折而外板完整的现象。

颅底内面凹凸不平,与眼眶、鼻腔、耳相邻,骨质较薄弱,外伤容易骨折,骨折后脑脊液和血液可流入眼、鼻、口、耳等部位。此外,在颅后窝的中部有枕骨大孔与脊髓相连,当颅内病变,如颅内占位、颅内感染、脑出血等引起颅内压增高时,可使脑组织从枕骨大孔处突出,形成脑疝,危及生命。

5. 颅骨的骨性体表标志

颅骨的骨性体表标志有枕外隆凸、乳突、髁突、颧弓、下颌角、眶上缘、眶下缘、眉弓、眉间、翼点等。

三、四肢骨

(一) 上肢骨

上肢骨由上肢带骨和自由上肢骨组成。

1. 上肢带骨

上肢带骨包括锁骨和肩胛骨。

(1) 锁骨　锁骨呈"～",全长可在体表触及,是重要的骨性标志。内侧端粗大,与胸骨柄相连,称胸骨端;外侧端扁平,与肩胛骨的肩峰相关节,称肩峰端。锁骨内侧2/3凸向前,外侧1/3突向后。锁骨中、外1/3交界处较细,是锁骨骨折易发部位(图1-17)。骨折后,近段向后上方移位,远段向前下内方移位。锁骨是上肢骨中唯一与躯干骨构成关节的骨,对固定上肢、支持肩胛骨及上肢的灵活运动都起着重要作用,锁骨对其深面的大血管和臂丛神经亦有保护作用。

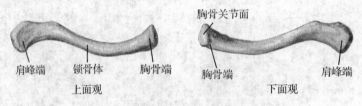

图1-17　锁骨(右侧)

(2) 肩胛骨　肩胛骨贴附于胸廓后外侧,通常平对第2到第7肋骨之间,为三角形扁骨,分2个面、3个缘和3个角。肩胛骨的前面有一大而浅的窝,称肩胛下窝。后面横行向外上方的骨嵴称肩胛冈,肩胛冈的外侧端是肩部的最高点,称肩峰,冈上、下的浅窝分别称冈上窝和冈下窝。内侧缘较长,薄而锐利,与脊柱相对。外侧缘短而肥厚,对向腋窝。上缘最短而且薄,其外侧有一切迹,称肩胛切迹,上缘最外侧的指状突起称喙突。上角在内上方,平对第2肋;下角平对第7肋,易触及。外侧角膨大,朝向外侧方的梨形浅窝称关节盂,与肱骨头相关节,关节盂上、下方各有一粗糙隆起,分别称盂上结节和盂下结节(图1-18)。

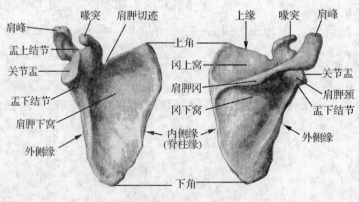

图1-18　肩胛骨

2. 自由上肢骨

自由上肢骨由肱骨、尺骨、桡骨和手骨组成。

(1) 肱骨　肱骨位于上臂部,为典型的长骨,可分一体及上、下两端(图1-19)。

上端有朝向内后上方的半球形结构,称肱骨头,与肩胛骨的关节盂形成肩关节。头周围的环形浅沟称解剖颈。上端向外侧的突起称大结节,向前的突起称小结节,两结节向下延伸的骨嵴分别称大结节嵴和小结节嵴,两结节和两嵴之间的纵沟称结节间沟,沟内有肱二头肌的长头腱经过。上端与肱骨体交界处稍细,称外科颈,此处较易发生骨折。

肱骨体上段呈圆柱形,下段呈三棱柱形。两部移行处的外侧面有一"V"形的粗糙隆起,称三角肌粗隆,是三角肌的附着处。肱骨体的后面中部有一从内上斜行向外下的浅沟,称桡神经沟,紧贴沟内有桡神经经过,因此肱骨中段骨折易伤及桡神经。

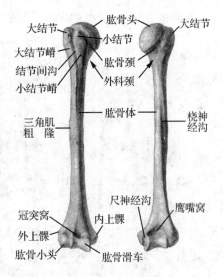

图1-19　肱骨

下端有两个关节面,内侧呈滑车状的称肱骨滑车,与尺骨滑车切迹相关节;外侧呈球形的称肱骨小头,与桡骨头凹相关节。下端外侧的较小突起称外上髁;下端内侧的明显突出部称内上髁,其后面有尺神经沟,尺神经紧贴此沟下降。滑车前面上方有一窝,称冠突窝,滑车后面上方有一深窝,称鹰嘴窝,伸肘时容纳尺骨鹰嘴。

(2) 尺骨和桡骨　尺骨和桡骨位于前臂,在解剖学位置时,尺骨在内侧、桡骨在外侧,平行排列(图1-20)。

1) 尺骨上端粗大,下端细小,中部为尺骨体。上端有大、小两个朝前的明显突起,大的称鹰嘴,小的称冠突;两突起间的半月形深凹,称滑车切迹。冠突外侧面有微凹的桡切迹;在冠突的稍下方有一不明显的粗糙隆起,称尺骨粗隆。下端为环行的尺骨头,其前、外、后有环状关节面,尺骨头的后内侧有向下的锥状突起,称尺骨茎突,是腕部后内侧的体表标志。

2) 桡骨上端细小,下端粗大,中部为桡骨体。上端有膨大的桡骨头,头的顶部有关节凹;头的周围为环状关节面。头下方稍细的部分为桡骨颈,颈下有向前内侧突出的桡骨粗隆。桡骨体呈三棱柱形。下端下面有腕关节面,下端内侧面有凹形关节面,称尺切迹;下端外侧向下突出的部分称桡骨茎突,是腕部外侧的体表标志。在正常情况下,尺骨茎突比桡骨茎突略高。

(3) 手骨　手骨由8块腕骨、5块掌骨和14块指骨,还有数量不定的籽骨构成(图1-21)。

1) 腕骨均属短骨,排成近、远两列,每列有4块。近侧列由桡侧向尺侧排列,依次为手舟骨、月骨、三角骨和豌豆骨；远侧列依次为大多角骨、小多角骨、头状骨和钩骨。8块腕骨并列两排，背侧面凸隆，掌侧面凹陷形成腕骨沟。

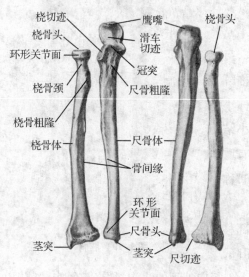 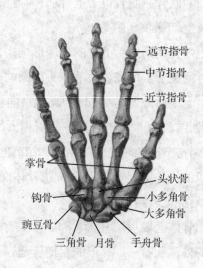

图1-20 尺骨和桡骨　　　　　　　　图1-21 手骨

2）掌骨由外侧向内侧依次排列为第1—5掌骨，均属于长骨。各掌骨的上端（近侧）为掌骨底、中部为掌骨体、下端为掌骨头。掌骨头接指骨。第1掌骨粗而短，第2掌骨最长。

3）指骨属于长骨，除拇指两节外，其他4指均为3节，共14块指骨。由近侧向远侧依次称近节、中节、远节指骨。除近节指骨底为球窝形关节外，其余各关节面均为滑车形关节面。每节指骨可分为指骨底、指骨体和指骨滑车（远节指骨的远侧为远节指骨粗隆）。

3. 上肢骨重要的骨性体表标志

上肢骨重要的骨性体表标志有锁骨、肩胛冈、肩峰、喙突、肩胛骨上角、肩胛骨下角、肱骨大结节、肱骨小结节、肱骨内上髁、肱骨外上髁、尺骨鹰嘴、尺骨茎突、桡骨茎突、手舟骨、豌豆骨等。

（二）下肢骨

下肢骨由下肢带骨和自由下肢骨组成。

1. 下肢带骨

下肢带骨又名髋骨，为不规则骨，由髂骨、坐骨和耻骨构成（图1-22）。一般在15岁前三骨之间有软骨结合，15岁后软骨骨化，三骨融合为髋骨。融合处有一大而深的窝，称为髋臼。髋臼内有半月形的关节面，称月状面，与股骨头相关节。髋臼边缘下部的缺口称髋臼切迹。

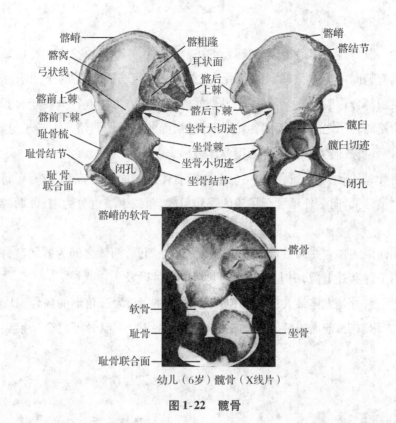

图 1-22 髋骨

(1) 髂骨 髂骨位于髋骨的后上部,分体和翼两部分。髂骨体肥厚而不规则,构成髋臼的上部,对承受上半身体质量起重要作用。髂骨翼为髂骨最宽广部分,位于髂骨的上部,肥厚弓形的上缘称髂嵴,髂嵴的前、中 1/3 交界处向外侧的突出部称髂结节,是重要的体表标志,临床上常在此处进行骨髓穿刺,抽取红骨髓,检查骨髓象。两髂嵴最高点连线约平第 4 腰椎棘突,是腰椎穿刺或麻醉的定位标志。髂嵴的前、后各有一突起,分别称髂前、后上棘,它们下方各有一突起,分别为髂前、后下棘。髂骨翼内侧面有宽而浅的窝,称髂窝,髂窝下界有圆钝的骨嵴,称弓状线。髂骨翼外面称臀面。髂骨翼后下方的粗糙面为耳状面,与骶骨的耳状面相关节。

(2) 耻骨 耻骨位于髋骨前下部,分体和上、下两支。耻骨体构成髋臼的前下部。从耻骨体向前内下延伸的部分是耻骨上支,再转向后下方的为耻骨下支。耻骨上支的上面有一锐利的骨嵴,称耻骨梳,耻骨梳向后与弓状线相接,向前终于耻骨结节。耻骨结节到中线的粗钝上缘为耻骨嵴。耻骨下支与耻骨上支相互移行处内侧的椭圆形粗糙面,称耻骨联合面。耻骨上、下支与坐骨支结合共同围成闭孔。

(3) 坐骨 坐骨位于髋骨后下方,肥大粗壮,分为体和支。坐骨体为坐骨的上部,构成髋臼的后下部,体的后下部有深陷的坐骨大切迹,下方小而浅为坐骨小切迹,两者之间尖锐的三角形隆起称坐骨棘。坐骨体向下延续为坐骨支,其后下为粗大的坐骨结节。

2. 自由下肢骨

(1) 股骨　股骨是人体最粗大的长骨,约占身长的1/4,分1体2端(图1-23)。

股骨上端有朝向内上方呈球状的股骨头,头中央稍下方有粗糙的小凹陷称股骨头凹。头下外侧的狭细部分称股骨颈。颈、体交界处外侧的粗糙方形隆起称大转子,内下方的隆起称小转子。连接两转子之间,前面的称转子间线,后面的称转子间嵴。大转子是测量下肢长度、判断股骨颈骨折或髋关节脱位等的重要体表标志。

股骨体粗壮,呈圆柱形的骨管,略弓向前。股骨体的表面光滑,在后方有纵行的骨嵴,称粗线。此线上端分叉,向上外延续于粗糙的臀肌粗隆,粗线下端也分为内、外两线,两线间的骨面为腘面。

股骨下端向两侧膨大并向后弯曲形成内侧髁和外侧髁,两髁之间为髁间窝,两髁侧面上方有突出的内上髁和外上髁,内上髁和外上髁在体表可触及。

(2) 髌骨　髌骨是人体最大的籽骨,位于膝关节前面,为三角形的扁骨,其上缘宽阔称髌底,尖向下方称髌尖,前面粗糙,后面有关节面(图1-24)。髌骨可完全被摸到,外伤可导致骨折。

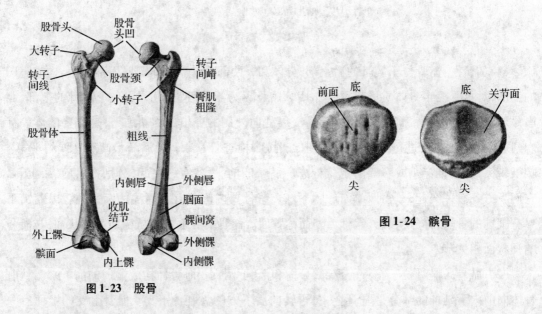

图1-23　股骨

图1-24　髌骨

(3) 胫骨和腓骨　胫骨和腓骨分别位于小腿的内、外侧。

1) 胫骨为三棱柱状粗大的长骨,对支持人体重力起重要作用,分1体2端(图1-25)。

胫骨的上端粗大,向内侧和外侧突出的部分称内、外侧髁,两髁的上面各有一微凹的关节面,与股骨的内、外侧髁相关节。两关节面之间的向上隆起称髁间隆起。外侧髁的后外面有一小关节面,称腓关节面。

胫骨体上端前面有一"V"形隆起,称胫骨粗隆。胫骨体的前缘和内侧缘较锐,均可在体表扣到,外侧缘称骨间缘。

胫骨的下端呈方形膨大,下面有下关节面,外侧有三角形凹陷,称腓骨切迹,内侧有向下的突起称内踝。

2)腓骨细长,分1体2端。腓骨的上端稍膨大,称腓骨头。头的下方较细的部分称腓骨颈。腓骨体内侧缘较锐利,称骨间缘。腓骨的下端膨大,有呈三角形突起,称外踝,其内侧面有底朝上的三角形关节面(图1-25)。

(4)足骨 足骨包括7块跗骨、5块跖骨和14块趾骨(图1-26)。

1)跗骨属于短骨。其主要功能是支持人体重力,传递弹跳力量。分前、中、后3列。前列为内侧楔骨、中间楔骨、外侧楔骨和骰骨;中间列为于距骨前方的足舟骨;后列包括上方的距骨和下方的跟骨。跟骨后下方的骨性突起称跟骨结节。

2)跖骨均属于长骨。由内侧向外侧依次为第1至第5跖骨,每跖骨近端为底,中间为体,远端为头。第5跖骨底特别粗大,称第5跖骨粗隆。力的传导主要到第1跖骨和第5跖骨,着力点在这两块骨的头部。

3)趾骨均属于长骨。

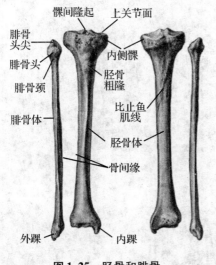

图1-25 胫骨和腓骨

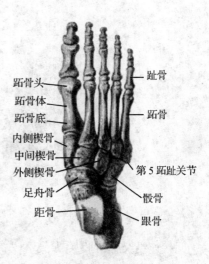

图1-26 足骨

3. 下肢骨重要的骨性体表标志

下肢骨重要的骨性体表标志有髂嵴、髂前上棘、髂后上棘、髂结节、耻骨结节、坐骨结节、股骨大转子、股骨内上髁、股骨外上髁、髌骨、胫骨粗隆、腓骨头、内踝、外踝、跟骨结节等。

第二节 关节学

▶▶ 一、概述

骨和骨之间的连结装置称骨连结或称关节。研究全身骨连结的科学称关节学。按照人体各部骨连结的形式及连结组织的不同,骨连结可分为直接连结和间接连结。

(一)直接连结

直接连结的特点是:骨和骨之间借纤维结缔组织、软骨或骨组织形成的连结,较牢固,其间没有腔隙,不能活动或有少许活动(图1-27)。直接骨连结分为纤维连结、软骨连结和骨性连结3类。多位于颅骨、躯干骨之间,以保护脑和支持人体重力等。

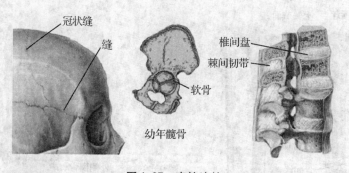

图1-27 直接连结

(二)间接连结

间接连结又称滑膜关节,是骨与骨之间借内衬滑膜的结缔组织囊相连的骨连结。滑膜关节的骨面之间有腔隙,活动度大,是关节的主要形式,通常所说的关节是指滑膜关节。其基本结构有关节面、关节囊、关节腔,有些关节还有关节唇、关节内软骨、韧带、滑膜襞、滑膜囊等辅助结构(图1-28)。

1. 关节的基本结构

(1)关节面 关节面是指构成关节的各

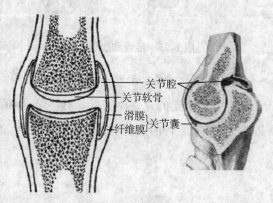

图1-28 滑膜关节

骨的接触面。每个关节至少包括两个关节面,一般为一凸一凹,凸者称为关节头,凹者称为关节窝。关节面上无骨膜,但覆盖着一层较薄的关节软骨,多由透明软骨构成,少数为纤维软骨。关节软骨可以减少运动时关节面之间的摩擦,减缓冲击和震荡。

(2)关节囊　关节囊是由结缔组织构成的膜性囊,附着于关节面周围及附近的骨面上,并与骨膜融合连续。在结构上分为内、外两层。

1)外层为纤维膜,由致密结缔组织构成,厚而坚韧,富含血管和神经。纤维膜在某些部位增厚形成韧带,以加强骨和骨之间的连结,但限制关节的过度运动。关节囊的厚薄和韧带的强弱通常与关节的运动和负重大小有关,如下肢关节的负重较大,相对稳定,其关节囊的纤维膜则坚韧而紧张;而上肢关节运动灵活,则纤维膜薄而松弛。

2)内层为滑膜层,由疏松结缔组织构成,薄而光滑、柔软,紧贴于纤维膜的内面,并附着于关节软骨周缘。滑膜富含血管,能分泌滑液。滑液是无色透明的液体,具有润滑作用,减少关节运动的摩擦和关节的损伤,并为关节提供营养,也是关节软骨及半月板等结构进行新陈代谢的主要媒介。

(3)关节腔　关节腔是关节囊的滑膜层与关节软骨围成的一个密闭腔隙。关节腔内有少量滑液,腔内呈负压状态,使两关节密切接触,有利于维持关节的稳固性。

2. 关节的辅助结构

滑膜关节除上述基本结构外,有些关节还有一些辅助结构。这些辅助结构可以增加关节的稳定性或灵活性,如关节唇、关节内软骨、韧带、滑膜囊、滑膜襞等。

(1)关节唇　关节唇是附着于关节窝周缘的纤维软骨环,可加深关节窝,增大关节面,使关节更加稳固。肩关节和髋关节都有关节唇。

(2)关节内软骨　关节内软骨是位于关节腔内的纤维软骨。主要有两种:一种为圆盘状的称关节盘,中间稍薄,周缘稍厚;另一种为新月形的称半月板。它们都可以加深关节窝,使两个关节面相互适应,同时还有减轻冲撞和吸收震荡的作用,并可进一步增加关节运动的稳定性和灵活性。

(3)韧带　韧带是由关节囊纤维层局部增厚形成的致密结缔组织,连于相邻两骨之间。可位于关节囊内或囊外,有增加关节的稳固性和限制关节过度运动的作用。

(4)滑膜囊　滑膜囊是关节囊的滑膜层从关节囊纤维膜的薄弱或缺如处向关节囊外突出的部分,呈囊状。滑膜囊垫在肌腱与骨之间,可减少肌肉活动时与骨面的摩擦,保护肌腱。

(5)滑膜襞　滑膜襞有些关节囊的滑膜层表面积大于纤维膜,使得滑膜层重叠卷折并卷入关节腔形成滑膜襞,扩大了滑膜面积,有利于滑液的分泌和吸收。也具有填充关节腔过大空隙,使关节面相互适应、关节更加稳固的作用。

(三) 关节的运动

关节的运动形式与范围取决于关节面的形态和运动轴的多少及方向。关节基本运动形式有屈和伸、内收和外展、旋内和旋外、环转等(图1-29)。

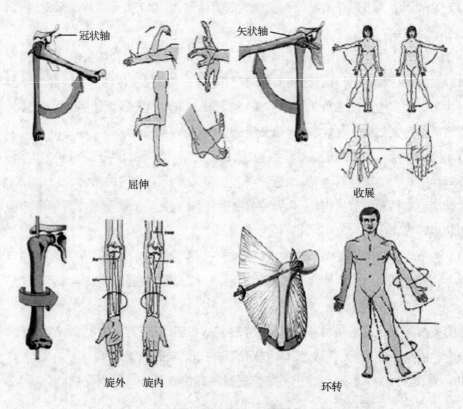

图1-29 关节的各种运动形式

屈和伸:指关节沿冠(额)状轴进行的运动,运动时两骨互相靠拢,角度缩小的称屈;相反,角度加大的则称伸。在髋关节以上,前折为屈,反之为伸;膝关节以下,后折为屈,反之为伸。另外,在没有两骨角度关系的关节,如肩关节,一般以向前的运动为屈,向后的运动为伸。

内收和外展:通常是指关节沿矢状轴所做的运动,运动时骨向正中面靠拢者,称为内收(或收);反之,离开躯干或正中面者称外展(或展)。

旋内和旋外:指骨绕垂直轴进行的运动,称为旋转,骨的前面转向内侧的称旋内;反之,旋向外侧的称旋外。有时,旋内也可称为旋前,旋外也可称为旋后。

环转:凡二轴或三轴关节,关节头原位转动,骨的远端做圆周运动,称为环转运动。运动时全骨描绘成一圆锥形的轨迹。环转运动实为屈、展、伸、收的依次连续运动。

二、躯干骨的连结

所有的椎骨、骶骨和尾骨相互连结构成脊柱。全部胸椎、肋和胸骨相互连结构成胸廓。

(一) 脊柱

1. 脊柱之间的连结

脊柱之间由椎间盘、韧带和关节相连。分椎体间的连结、椎弓间的连结和腰骶连结、骶尾连结几个方面。

(1) 椎体间的连结 相邻各椎骨之间借椎间盘和前纵韧带、后纵韧带相连称为椎体间的连结(图1-30)。

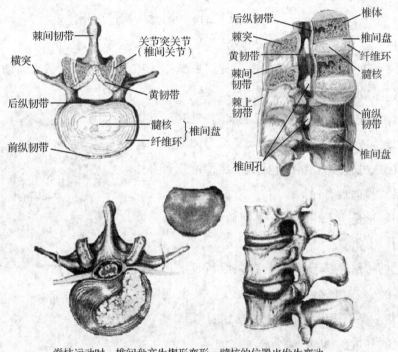

脊柱运动时，椎间盘产生楔形变形，髓核的位置也发生变动

图1-30 椎体间的连结(上图)和椎间盘突出(下图)

1) 成年人共有23个椎间盘，除第1、2颈椎之间和骶、尾骨之间外，其余椎体之间都有椎间盘相连。椎间盘是相邻两椎体之间的纤维软骨盘，中央部由白色柔软而富有弹性的胶冻样物质构成，称髓核；周围部由同心圆排列的纤维环构成，纤维环质地坚韧，牢固连结椎体，并可保护和限制髓核向外膨出。椎间盘坚韧而富有弹性。椎间盘承受压力时被压缩，除去压力后又会复原，具有"弹性垫"样的缓冲作用，可缓冲对脑等器官的震动。此外，椎间盘还有利于脊柱的运动，脊柱各部运动幅度的大小，与椎间盘的厚度有关，椎间盘厚的运动幅度

大。当脊柱向一方向弯曲时,被挤压一侧变薄,伸直时又恢复原状,脊柱在屈伸或弯曲时,髓核都可有轻微的移动。如果过度劳损、体位骤变、暴力撞击、猛烈弯腰或做一些剧烈活动,可引起纤维环破裂,以后部或后外侧部的纤维环破裂多见,使髓核从破损的纤维环处向外突出,突入椎管或椎间孔,压迫脊髓和脊神经,临床上称为椎间盘突出症。由于腰椎、颈椎的活动度大,且腰椎承受的压力最大,所以腰椎间盘突出症最为常见,是成人常见的腰腿痛病因之一。此外,颈椎间盘突出也较为常见。

2) 前纵韧带是紧贴椎体和椎间盘前面纵行且很长的韧带,上起枕骨大孔的前缘,下达第1或第2骶椎体,有防止脊柱过度后伸和椎间盘向前突出的作用。

3) 后纵韧带是在椎体和椎间盘后面纵行且很长的韧带,上起自枢椎,下达骶管前壁,有限制脊柱过度前屈的作用。

第3—7颈椎体上面侧缘的向上突起称椎体钩。椎体钩与上位椎体下面的两侧唇缘相接,形成钩椎关节,又称Luschka关节(图1-31)。如椎体钩过度增生肥大时,可使椎间孔狭窄,压迫脊神经,产生颈椎病的症状和体征。

(2) 椎弓间的连结　椎弓之间通过黄韧带、棘间韧带、棘上韧带、横突间韧带和椎间关节而相连(图1-30)。

1) 黄韧带是连结于相邻椎弓板之间的短韧带,由黄色的弹力纤维构成,坚韧而富有弹性,又称弓间韧带。与椎弓板共同围成椎管。具有使脊柱从前屈位恢复到直立姿势的功能,对椎间盘有保护作用。

2) 棘间韧带是连于相邻棘突之间的短韧带,有限制脊柱前屈的作用。

3) 棘上韧带是附着于各棘突尖端,纵行且很长的韧带。上起自第7颈椎棘突,下达尾椎棘突。其上端向上移行为项韧带。棘上韧带有限制脊柱前屈的作用。

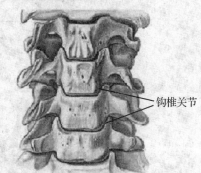

图1-31　钩椎关节(Luschka关节)

4) 横突间韧带在相邻两椎骨横突之间。

5) 椎间关节由相邻椎骨的上、下关节突构成。多为平面关节,可做微小的滑动,属微动关节。

(3) 腰骶连结与骶尾连结　腰骶连结是指第5腰椎与骶骨间的连结;骶尾连结是指骶骨与尾骨间的连结。

2. 脊柱与颅骨的连结

脊柱与颅骨之间的连结有寰枕关节,第1、2颈椎间有寰枢关节,与头部运动有关。寰枕关节可使头部做屈、伸运动和侧屈运动,寰枢关节可使头部做旋转运动(图1-32)。

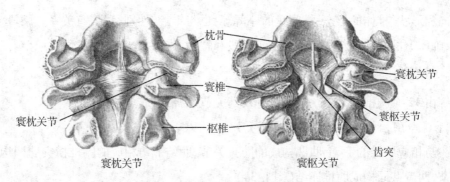

图 1-32 寰枕关节与寰枢关节

3. 脊柱的整体观

成人脊柱长约 70 cm，女性略短，如长时间静卧，脊柱长度比站立时可增加 2~3 cm，这是因为站立时椎间盘被压所致。椎间盘的总厚度约占脊柱全长的 1/4，老年人因椎间盘变薄，骨质萎缩，脊柱可变短（图 1-33）。

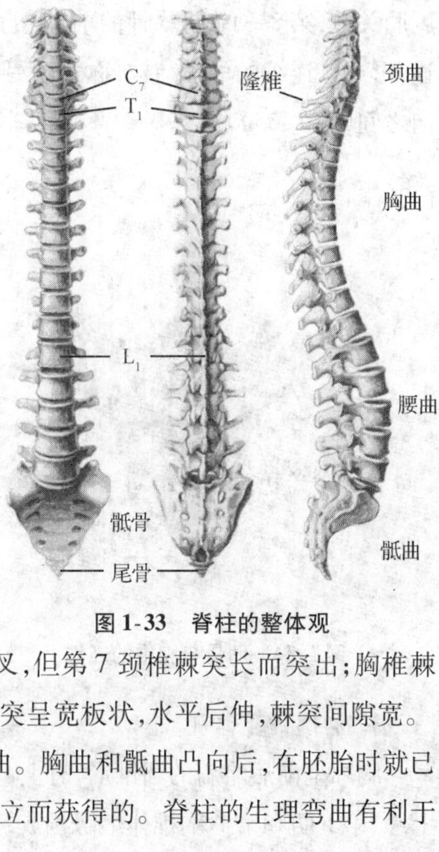

（1）脊柱前面观　从前面观察脊柱，椎体从上到下逐渐增大，第 2 骶椎椎体最宽，这与各椎体承受的重力不断增加有关。自第 3 骶椎以下，椎骨急速缩小变窄，直至尾骨尖。正常人的脊柱有轻度侧屈，右手利者，脊柱上部略突向右侧，下部则代偿性略突向左侧。

（2）脊柱后面观　所有椎骨棘突连贯形成纵嵴，位于颈、背、腰部正中线上。纵嵴两侧的沟称脊柱沟，容纳深层肌肉。颈椎棘突短，呈水平位，末端有分叉，但第 7 颈椎棘突长而突出；胸椎棘突细长，斜向后下方，呈叠瓦状，棘突间隙狭窄；腰椎棘突呈宽板状，水平后伸，棘突间隙宽。

图 1-33 脊柱的整体观

（3）脊柱侧面观　有颈、胸、腰、骶 4 个生理性弯曲。胸曲和骶曲凸向后，在胚胎时就已形成；颈曲和腰曲凸向前，为出生后随幼儿的抬头和直立而获得的。脊柱的生理弯曲有利于直立时保持身体的平衡，也可增加脊柱的弹性。

4. 脊柱的功能

保护功能：脊柱内有椎管，容纳脊髓；脊柱侧面有椎间孔，是脊神经、血管出入椎管的通路；脊柱参与构成胸腔、腹腔及盆腔的后壁。脊柱具有保护相应部位的内部脏器的功能。

支撑功能：脊柱构成人体的中轴，上承托颅，下接髋骨，具有支持和传递重力的作用。

运动功能：相邻两椎骨之间的活动度较小，但因运动幅度的累加，整个脊柱运动幅度很大，可作前屈、后伸、侧屈、旋转、环转等运动。脊柱各部运动形式和范围，取决于关节突关节面的方向和形状、椎体的形态、椎间盘的厚薄等,也与年龄、性别、锻炼有关系。腰段、颈段运动灵活,临床上的脊柱损伤和疾病多见于颈段和腰段。

(二) 胸廓

胸廓由12个胸椎、12对肋、1块胸骨及其关节、韧带组成。

1. 肋骨与胸椎的连结

肋头与相应胸椎的下、上肋凹构成的肋头关节,肋结节与相应的胸椎横突肋凹构成的肋横突关节,两者共同构成肋椎连结(图1-34)。

2. 肋骨与胸骨的连结

第1肋前端通过软骨与胸骨柄相连结,第2—7肋的肋软骨与胸骨体相应的肋切迹构成胸肋关节,第8—10肋软骨的前端不直接与胸骨相连,而是依次与上位肋软骨中点下缘相连,形成一连续的弓形结构,称为肋弓。第11和第12肋不与胸骨相连,前端游离于腹壁肌肉之间(图1-35)。

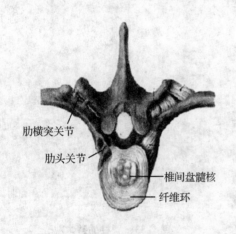

图1-34 肋骨与胸椎的连结

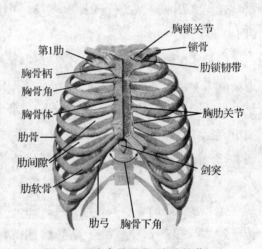

图1-35 胸廓前面观(胸肋关节)

3. 胸廓的整体观

胸廓呈前后略扁的圆锥形,有上、下两口和前、后及外侧四壁。胸廓上口较小,由胸骨柄上缘、第1肋和第1胸椎体上缘构成,是颈部与胸部之间的通道;胸廓下口宽大而不整齐,由第12胸椎下缘、第12肋、第11肋前端、肋弓和剑突围成。两侧肋弓之间的夹角称胸骨下角。胸骨下角的尖部有剑突。胸廓的前壁较短,由胸骨、肋软骨及肋骨前端构成;后壁较长,由胸椎和肋骨后端构成;外侧壁最长,由肋骨体构成。相邻两肋之间的间隙称肋间隙(图1-35)。

胸廓的形状和大小与年龄、性别、体型、健康状况等有关:新生儿呈桶状,老年人扁长;女性较男性胸廓小;佝偻病患儿胸廓形成"鸡胸",肺气肿患者胸廓呈"桶状胸"。

4. 胸廓的功能

胸廓构成了胸腔的骨性框架,胸腔内容纳心、肺、大血管等重要脏器,具有保护和支持这些脏器的功能;胸廓参与呼吸运动,呼吸运动时,肋的前、中部产生上升和下降运动,同时伴随有胸骨的前上和后下移动,由此改变胸腔容积,引起肺呼吸。

三、颅骨的连结

各颅骨之间,多数借助缝连结,如冠状缝、矢状缝、人字缝和蝶顶缝等;在颅底的少数部分通过软骨连结,均属直接连结。这种直接连结方式使颅骨结合成一个整体,不可活动,有利于充分保护脑组织。只有下颌骨和颞骨之间借关节构成颞下颌关节,属于间接连结。舌骨游离,与颅底借韧带相连结。

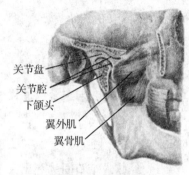

图 1-36 颞下颌关节

颞下颌关节简称下颌关节。由下颌骨的下颌头、颞骨的下颌窝和关节结节构成。关节囊松弛,前部较薄弱,外侧有韧带较强;关节腔内有纤维软骨构成的关节盘,将关节腔分为上、下两部分,关节盘的周缘与关节囊相连(图1-36)。

左、右两侧颞下颌关节须联合运动,能使下颌部做上提、下降、前进、后退和侧方运动,参与咀嚼、语言和表情等功能。在张口状态下,下颌体下降并有下颌头和关节盘向前的运动;而闭口时,下颌骨上提,下颌头和关节盘一起滑回关节窝。由于关节囊前壁松弛,如张口过大或在张口时下颌遭受外力的打击,下颌头可以滑到关节结节的前下方,进入颞下窝,造成下颌关节脱位。下颌关节脱位时,口不能闭合。手法复位时,须先将下颌骨压向下,使下颌头下降至关节结节平面以下,再将下颌骨向后轻推,即可使下颌头回归至下颌窝内。

四、上肢骨的连结

上肢骨的连结包括上肢带骨的连结和自由上肢骨的连结。

(一) 上肢带骨的连结

1. 胸锁关节

胸锁关节是由锁骨的胸骨端与胸骨的锁切迹构成的关节,是上肢骨与躯干骨连结的唯

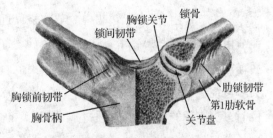

图 1-37 胸锁关节

一关节(图 1-37)。该关节囊坚韧,周围有韧带加固,关节腔内有关节盘。以该关节为中心,锁骨外侧端可做小幅度的上、下、前、后和旋转、环转的运动,协助扩大上肢的运动范围。

2. 肩锁关节

肩锁关节由锁骨的肩峰端与肩胛骨的肩峰关节面构成。关节囊上下面都有韧带加固,属平面关节。肩锁关节活动范围很小,属于微动关节。

(二)自由上肢骨的连结

1. 肩关节

肩关节由肱骨的肱骨头和肩胛骨的关节盂组成(图 1-38)。肩关节是全身运动最灵活的关节,关节盂小、关节头大、关节囊松弛。肩关节的上部及前、后部有辅助结构加强,只有下壁最为薄弱,故肩关节脱位时,关节头常向下方脱离关节窝。肩关节的特殊结构有:①关节唇:有加深加大肩关节窝的作用;②喙肱韧带:自肩胛骨喙突连至肱骨大结节的韧带,可从前上方加固关节;③喙肩韧带:连结肩峰和喙突的韧带,可与喙突、肩峰共同形成喙肩弓,能防止肱骨头向上脱位;④肱二头肌长头腱:起自肩胛骨的盂上结节,在关节囊内从肱骨头上方绕过,经肱骨结节间沟穿出关节囊,也有从上方加固肩关节的作用。

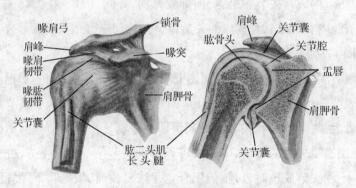

图 1-38 肩关节

肩关节是一个典型的球窝形关节,能绕 3 个基本运动轴做屈、伸、外展、内收、旋内、旋外,水平屈、伸以及环转等运动。

2. 肘关节

肘关节是由肱尺关节、肱桡关节和桡尺近侧关节共同构成的复合关节(图 1-39)。肱尺关节由肱骨滑车与尺骨滑车切迹构成,属滑车关节;肱桡关节由肱骨小头与桡骨头凹构成,属球窝关节;桡尺近侧关节由桡骨环状关节面与尺骨的桡切迹构成,为车轴形关节。上述三关节包绕在一个共同的关节囊内。关节囊前、后壁薄弱松弛,后壁尤为薄弱,所以肘关节脱位时,尺、桡骨的上端常向后脱位。肘关节的内、外侧分别有尺侧副韧带、桡侧副韧带加强。另外,关节囊在桡骨头处增厚,形成桡骨环状韧带,包绕桡骨头、颈部,可防止桡骨头脱位。幼儿桡骨头尚在发育中,环状韧带松弛,在肘关节伸直位猛力牵拉前臂时,桡骨头可由此韧带滑脱,发生桡骨头脱位,即肘关节半脱位。

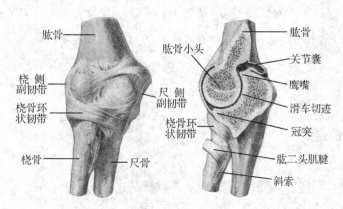

图1-39 肘关节

肘关节在肱尺关节和肱桡关节联合运动下,可做前屈、后伸运动。肘关节处有肱骨内、外上髁和尺骨鹰嘴3个明显的体表标志,当肘关节伸直时,三点位于一条直线上;当肘关节屈曲90°时,三点连成一尖朝下的等腰三角形。肘关节发生后脱位时,此三点位置关系就会发生改变。

3. 桡尺骨的连结

桡骨和尺骨通过桡尺近侧关节(前已述)、前臂骨间膜和桡尺远侧关节相连结。

前臂骨间膜是坚韧的纤维膜,连接桡、尺骨的相对缘。

桡尺远侧关节由尺骨头的环状关节面与桡骨的尺切迹构成。

桡尺近侧和远侧关节是联动车轴关节。桡骨头在原位转动,桡骨下端则连同手围绕尺骨头旋转。当桡骨下端旋至尺骨的前方,与尺骨交叉,手背朝前时,称为旋前。与此相反,当桡骨下端转回至尺骨外侧,手背朝后时,称为旋后。人类特有的这种运动方式,大大增加了手的运动范围,对手的灵活性十分重要。

4. 手关节

手关节包括桡腕关节、腕骨间关节、腕掌关节、掌指关节和指间关节(图1-40)。

(1) 桡腕关节 简称腕关节。关节窝由桡骨的腕关节面和尺骨下端的三角形关节盘组成,关节头由手舟骨、月骨和三角骨组成。关节囊前后较松弛,周围有韧带加强。腕关节可做屈、伸、收、展和环转运动。

(2) 腕骨间关节 腕骨之间的关节,属微动关节。

(3) 腕掌关节 由远侧列腕骨与5个掌骨底构成的关节。其中拇指腕掌关节是典型的鞍状关节,关节囊

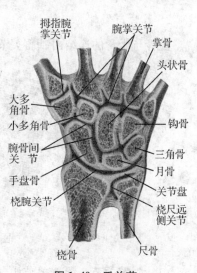

图1-40 手关节

松弛,运动最灵活,能做屈、伸、收、展、环转以及对掌运动。对掌运动是指拇指与其他四指的掌面相对的运动,这一运动对握持、捏取动作十分重要。其余几个腕掌关节都是平面关节。

(4) 掌指关节 由掌骨头与近节指骨底构成,共有5个,为球窝形关节,可做屈、伸、收、展及环转运动。

(5) 指间关节 共9个,都是滑车关节,只能做屈、伸运动。

五、下肢骨的连结

下肢骨连结包括下肢带骨的连结和自由下肢骨的连结。

(一) 下肢带骨的连结

1. 耻骨联合

耻骨联合由两侧耻骨的耻骨联合面借耻骨间盘相连(图1-41)。耻骨间盘中央矢状位有联合腔,在妊娠晚期及分娩时可以适度分离,有利于胎儿娩出。

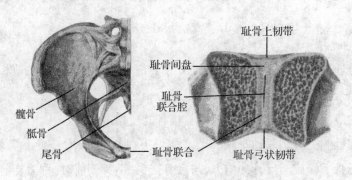

图1-41 耻骨联合

2. 髋骨与骶骨的连结

髋骨与骶骨的连结由骶髂关节和韧带连结而成(图1-42)。

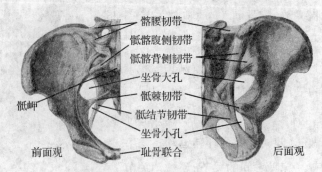

图1-42 骨盆韧带(骶髂关节)

(1) 骶髂关节 骶髂关节由骶骨和髂骨的耳状面紧密对合而成。关节囊紧张,周围有坚强韧带牢固连结,活动度极小,十分稳固。

(2) 韧带　骨盆的韧带在骶髂关节前、后面分别有骶髂腹、背侧韧带,能防止骶骨向前方滑动。连结骶骨和腰椎的有髂腰韧带。从骶、尾骨连结至坐骨的有骶棘韧带和骶结节韧带,骶棘韧带从骶、尾骨侧缘连至坐骨棘,骶结节韧带从骶、尾骨侧缘连至坐骨结节。骶棘韧带和骶结节韧带与坐骨大切迹、坐骨小切迹分别围成坐骨大孔、坐骨小孔,孔内有血管、神经通过。

3. 骨盆整体观

(1) 骨盆的分部　骨盆由骶骨、尾骨和两侧的髋骨以及连结它们的关节、韧带构成。分大骨盆和小骨盆两部分。大、小骨盆的分界称界线,界线由骶骨岬、弓状线和耻骨梳、耻骨结节、耻骨嵴、耻骨联合的上缘围成。界线之上为大骨盆,界线之下为小骨盆。通常所说的骨盆是指小骨盆。小骨盆上口即骨盆入口,由界线围成;骨盆下口即骨盆出口,由尾骨、骶结节韧带、坐骨结节和耻骨弓围成。两侧坐骨支与耻骨下支连成耻骨弓。下口的前部,左、右耻骨下支之间的夹角称耻骨下角。男性耻骨下角的角度较小,为 70°～75°;女性的较大,为 90°～100°。骨盆上、下口之间的腔称骨盆腔,腔内有直肠、膀胱和部分生殖器官。人体直立时,骨盆呈现前倾位,小骨盆上口平面与水平面呈现 60°夹角。

(2) 骨盆的功能　骨盆具有支持躯体、传递重力与保护腹、盆腔器官及缓冲震动的功能。并可协调躯干与下肢的运动,以增大下肢运动的幅度。女性骨盆还是胎儿娩出的产道。成年女性骨盆与分娩有关,因此男、女性骨盆存在明显差异(见图 1-43、表 1-3)。

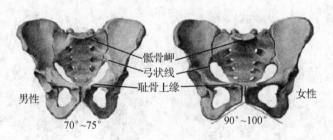

图 1-43　骨盆的性差

表 1-3　男、女性骨盆的差异

	女性	男性
骨盆全形	矮而宽阔	高而狭窄
小骨盆上口	较大、呈圆形	较小、呈心形
小骨盆腔	低而阔、呈圆柱形	高而窄、呈漏斗形
小骨盆下口	较大	较小
骶骨	宽短、弯曲度小	狭长、弯曲度大
骶骨岬	突起不明显	突起明显
耻骨下角	钝角(90°～100°)	锐角(70°～75°)

(二)自由下肢骨的连结

1. 髋关节

髋关节由髋臼与股骨头构成(图1-44)。其结构特点是:①股骨头相对于髋臼较小;②髋臼深,髋臼周缘有髋臼唇,可加深髋臼,髋臼可容纳股骨头2/3。所以,髋关节稳固性好;③关节囊厚而坚韧,股骨颈前面全部包在关节囊内,后面的股骨颈内侧2/3被关节囊包围,外侧1/3在关节囊外,故股骨颈骨折有囊内、囊外骨折之分;④关节囊周围有许多强劲的韧带加强,其前方的髂股韧带最强,上端附着于髂前下棘,下端附着于转子间线,能增强关节囊的前部,限制大腿过伸,对维持人体直立姿势有重要作用。⑤关节囊的后下部较前部薄弱,所以髋关节脱位时,股骨头多脱向后下方。⑥关节囊内有股骨头韧带,起自股骨头凹,止于髋臼横韧带,内含营养股骨头的血管。

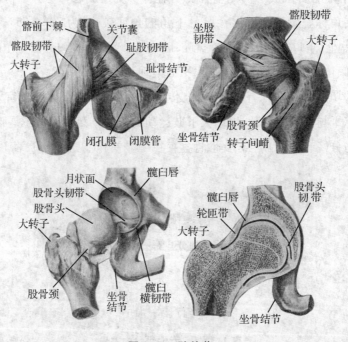

图1-44 髋关节

髋关节是球窝关节。可做屈、伸、收、展、旋转、环转及水平屈伸运动,与肩关节相似,但其运动幅度比肩关节小,稳固性较大。

2. 膝关节

膝关节由股骨下端内、外侧髁,胫骨上端内、外侧髁和髌骨构成,是人体最大、结构最复杂的关节(图1-45)。关节囊较宽大松弛。其辅助结构很多,有5种韧带、2个半月板和滑膜囊、滑膜襞等。

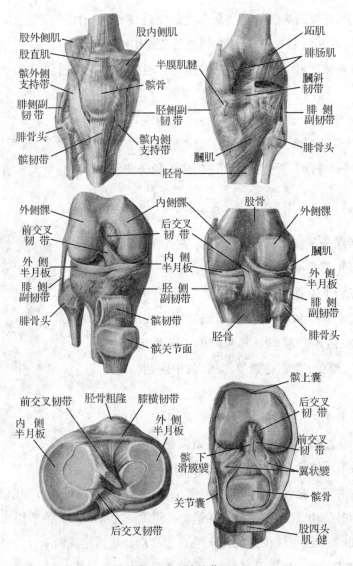

图 1-45　膝关节

前方有髌韧带,是股四头肌肌腱包绕髌骨后向下延续的部分,止于胫骨粗隆;内、外侧分别有胫侧副韧带、腓侧副韧带,能在两侧加强膝关节;关节囊内有前、后交叉韧带,可防止胫骨前、后移位。

关节囊内,在股骨与胫骨的关节面之间还垫有内、外侧半月板。内侧半月板较大,呈"C"形;外侧半月板较小,近似"O"形。半月板周围较厚,内缘游离、较薄,上面凹陷、下壁平坦,使两骨关节面更相适应,可减少运动时的震动和摩擦,加强了膝关节的稳定性和运动的灵活性。半月板不是固定的,可随着膝关节的运动而移动;当急骤地伸小腿并强力地旋转时(如踢足球),半月板退让不及,可发生半月板挤伤,甚至破裂。以内侧半月板损伤多见。

膝关节周围有许多滑膜囊,是膝关节囊的滑膜层突出关节腔外的部分,最大的是髌上囊,位于髌骨的上方、股四头肌肌腱与股骨之间,有保护肌腱的作用。在髌骨下方中线两侧有翼状的滑膜襞,有充填关节腔内空隙、垫稳关节的作用。

膝关节属滑车椭圆形关节,可做屈、伸运动。当膝关节在半屈位时,小腿还可做小幅度旋转运动。

3. 小腿骨的连结

胫、腓两骨上端由腓骨头关节面和胫骨的腓骨关节面构成胫腓关节;两骨体之间有骨间膜相连;下端由腓骨外踝与胫骨的腓切迹形成了胫腓韧带联合。胫骨与腓骨之间连结牢固,活动性极小。

4. 足关节

足关节包括踝关节、跗骨间关节、跗跖关节、跖趾关节、趾骨间关节等(图1-46)。

(1) 踝关节 小腿骨与距骨的连结,又称距小腿关节。由胫骨下端关节面和内、外踝关节面共同形成一叉状关节窝,关节头由距骨滑车及其两侧的关节面形成。关节囊前、后部较松弛,两侧有韧带加强,其中内侧韧带尤为强厚。

踝关节属于滑车关节。可绕冠状轴做跖屈(足尖向下)、背屈(足尖向上)运动。跖屈时还可做内翻、外翻运动。跖屈时踝关节不够稳定,易发生踝关节扭伤。

(2) 跗骨间关节 是各跗骨间的关节,包括距跟关节、距跟舟关节和跟骰关节等。前两关节与踝关节同时活动,能做内翻和外翻运动。距跟舟关节和跟骰关节构成跗横关节,横过跗骨的中份,它的关节线呈横位的"S"形,临床上常沿此线做足离断术。

(3) 跗跖关节 由3块楔骨、骰骨与5块跖骨底构成,属于微动、平面关节。

(4) 跖趾关节 由跖骨头和近节趾骨底构成,可做轻微的屈、伸、收、展运动。

(5) 趾骨间关节 由相邻的两节趾骨的底与滑车构成,可做屈、伸运动。

5. 足弓

足弓在足底部,跗骨和跖骨借关节、韧带和肌肉的连结,形成一个凸向上的弓形结构,称足弓(图1-47)。加固足弓的韧带有跖长韧带和跟舟足底韧带(跳跃韧带)等。

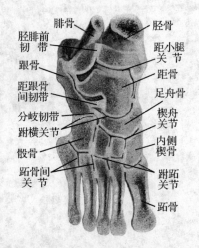

图1-46 足关节

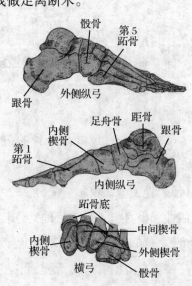

图1-47 足弓

足弓分外侧足弓、内侧足弓和横弓三部分。内侧足弓由跟骨、距骨、足舟骨、3块楔骨和第1、2、3跖骨构成,此弓较高,有较大的弹性,称为弹性足弓;外侧足弓由跟骨、骰骨和第4、5跖骨构成,此弓较矮,有维持自立的作用,称支撑足弓;横弓由骰骨和3块楔骨和跖骨构成。站立时足骨仅以跟结节和第1、第5跖骨头三点着地,使体质量从距小腿关节经距骨向前后分散到跟骨结节和第1、第5跖骨头。足弓既可保证直立时稳固,又能使跳跃时有弹性、行走时能缓冲震荡,还能保护足底血管、神经免受压迫。

足弓的维持,除靠上述骨连接和韧带外,小腿肌和足底肌也有加强足弓的作用。如维持足弓的组织过度劳损、先天发育不良或骨折损伤等,均可导致足弓塌陷,形成扁平足。主动锻炼足部肌肉,加强肌力,可发挥足弓的良好性能。

第三节 肌 学

▶▶ 一、概述

人体肌肉可分为骨骼肌、心肌、平滑肌三类。运动系统的肌肉均为骨骼肌,属横纹肌,因其受人的意识支配,故亦称随意肌。骨骼肌是运动系统的动力部分,全身约600多块,每块肌均为一个器官,都具有一定的形态结构、丰富的血液供应和神经支配,并执行一定的功能。

(一)肌的形态与构造

骨骼肌的形态多种多样,按外形可分为长肌、短肌、扁肌和轮匝肌(图1-48)。长肌呈梭形或带状,主要分布于四肢,收缩时可产生较大幅度的运动。短肌短小,主要分布于躯干部深层,收缩时运动幅度较小。扁肌扁薄宽阔,多分布于胸、腹壁,收缩时除运动躯干外,还有保护和支持体腔器官等作用。轮匝肌呈环形,分布于孔、裂的周围,收缩时可关闭孔裂。

肌由肌腹和肌腱构成。肌腹主要由肌纤维构成,具有收缩和舒张的功能,是肌的主要部分。骨骼肌纤维分为红肌纤维、白肌纤维和中间型纤维3种,红肌纤维呈暗红色,主要靠有氧氧化提供能量,因其收缩缓慢而持久,又称慢纤维;白肌纤维呈淡红色,主要靠无氧酵解提供能量,因其收缩快,持续时间短,又称快纤维;中间型纤维的结构与功能特点介于前两者之间。肌腱主要由平行的胶原纤维束构成,呈银白色,非常坚韧,一般位于肌的两端,一端连于肌腹,另一端附着于骨。肌腱无收缩功能,只起力的传递作用。长肌的腱多呈条索状,扁肌的腱呈薄膜状,称腱膜。

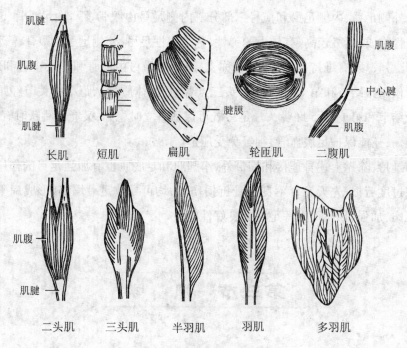

图 1-48 肌的各种形态

(二) 肌的起止、作用和配布

骨骼肌一般以两端附着于骨面上，中间越过一个或几个关节。肌收缩时，一骨的位置相对固定，另一骨受肌的牵引而发生位置的移动。肌在固定骨上的附着点称起点，在移动骨上的附着点称止点。通常把接近身体正中矢状面或四肢近侧端的附着点看作是起点，把远离身体正中矢状面或四肢远侧端的附着点看作是止点。肌收缩时，一般是止点向起点靠拢而产生运动（图1-49）。

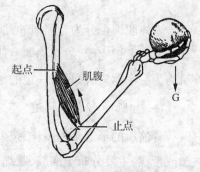

图 1-49 肌的起止点

肌有两种作用。一是静力作用，肌具有一定张力而使身体保持一定姿势，取得相对平衡，如站立、体操中的造型动作等。另一种是动力作用，使人体完成各种动作，如行走、跑跳等。

骨骼肌大多配布在关节周围，与关节的运动轴密切相关。即在每个运动轴的两侧，配布有作用相反的两群肌，这两组作用相反的肌互称为拮抗肌。如肘关节前面的屈肌和后面的伸肌互为拮抗。通常完成一个动作，有数块肌参加，这些作用相同的肌称协同肌。如屈肘关节的动作，由肘关节前方的屈肌共同收缩完成。拮抗肌、协同肌在神经系统的统一调节下互相协调、互相配合，完成各种动作。

(三) 肌的辅助结构

肌的辅助结构有筋膜、滑膜囊和腱鞘等(图1-50),它们由肌周围的结缔组织转化而来,有保护和辅助肌活动的作用。

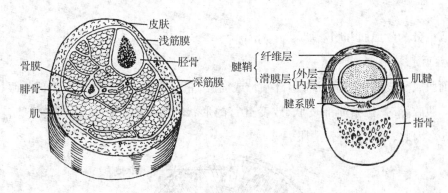

图1-50 肌的辅助结构

1. 筋膜

筋膜分浅筋膜和深筋膜两种。浅筋膜位于皮下,又称皮下筋膜,由疏松结缔组织构成。浅筋膜内含脂肪、血管和神经等,对肌肉有保护作用,并有助于维持体温。深筋膜位于浅筋膜深面,又称固有筋膜,由致密结缔组织构成。深筋膜包裹肌肉或肌群,形成各块肌肉或各层肌肉的肌鞘,约束肌肉的牵引方向,并可以成为肌肉的附加支撑点,利于增强肌肉收缩时的力量。在四肢,深筋膜插入肌群之间并附于骨,形成肌间隔,并与骨膜构成骨筋膜鞘,分隔肌群;而在腕、踝部,深筋膜增厚形成支持带,支持约束深部的肌腱;另外,深筋膜包绕血管和神经,形成血管神经鞘。深筋膜形成的各鞘管,在病理情况下,可限制炎症的扩散。

2. 滑膜囊

滑膜囊为扁形封闭的结缔组织小囊,内含有滑液。滑膜囊多位于肌或韧带和骨面接触处,可减少两者间的摩擦。

3. 腱鞘

腱鞘是包在长肌腱外面的鞘管。腕、踝、手指、足趾部的一些长肌腱,活动性大,腱鞘包套在这些长肌腱的表面,可使腱固定于一定的位置,减少运动时与骨面的摩擦。腱鞘分内、外两部分。外部是深筋膜增厚而成的纤维层(又称腱纤维鞘),对肌腱起滑车和约束作用。内部为双层套管状的滑膜层(又称腱滑膜鞘),其外层紧贴在纤维层内面或骨面,其内层包被在腱的表面,两层的移行部称腱系膜,供应腱的血管、神经由此通过。两层滑膜层相互移行构成腱鞘腔,内含有少量滑液,能使腱在鞘内自由滑动。

二、头颈肌

(一) 头肌

头肌可分为颅面肌和咀嚼肌。

1. 颅面肌

颅面肌属于皮肌,位置较浅,起自颅骨或筋膜,止于皮肤,主要集中于面部的眼、耳、鼻、口周围。肌收缩时,拉紧面部皮肤,改变五官的形状和外观,产生喜、怒、哀、乐等各种表情(图1-51),因此,又称之为表情肌。

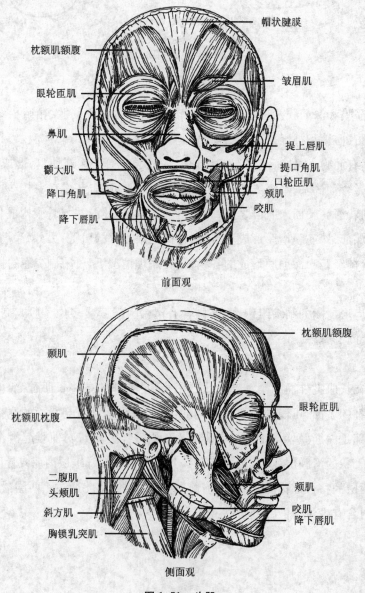

图 1-51 头肌

(1) 颅顶肌　阔而薄,左、右各有一块枕额肌,它由两个肌腹和中间的帽状腱膜构成。前方的肌腹位于额部皮下,称额腹,后方的肌腹位于枕部皮下,称枕腹。帽状腱膜借浅筋膜与颅顶皮肤紧密结合,故此肌收缩可牵拉头皮移动,额腹还能提眉,使额部皮肤出现皱纹。

(2) 眼轮匝肌　位于眼裂周围,呈扁椭圆形,分眶部、睑部、泪囊部。睑部纤维收缩可眨眼,与眶部纤维共同收缩使眼裂闭合。泪囊部纤维可扩大泪囊,使囊内产生负压,以利于泪液的引流。

(3) 口周围肌　人类口周围肌在结构上高度分化,形成复杂的肌群,包括辐射状肌和环形肌。辐射状肌分别位于口唇的上、下方,能提上唇、降下唇或拉口角向上、向下或向外。在面颊深部有一对颊肌,此肌紧贴口腔侧壁,可以外拉口,使唇、颊紧贴牙齿,帮助咀嚼和吸吮,与口轮匝肌共同作用,能做吹口哨的动作,故又称吹奏肌。环绕口裂的环形肌称口轮匝肌,收缩时能使口裂紧闭。

2. 咀嚼肌

咀嚼肌包括咬肌、颞肌、翼内肌和翼外肌(图1-52)。

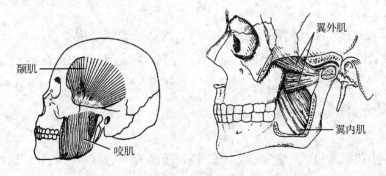

图1-52　咀嚼肌

(1) 咬肌　位于下颌支外面,呈四边形。起自颧弓下缘内面,止于咬肌粗隆。收缩时上提下颌骨。

(2) 颞肌　位于颞窝,呈扇形。起自颞窝,止于冠突。收缩时上提下颌骨。

(3) 翼外肌　位于颞下窝内,起自蝶骨大翼的下面和翼突外侧板,止于下颌颈前面。双侧收缩时牵拉下颌髁突和关节盘向前以协助张口;单侧收缩时,使下颌骨移向对侧。

(4) 翼内肌　位于翼外肌下方,起自翼突,止于翼肌粗隆。收缩时协助上提下颌骨,若与翼外肌协同可使下颌骨做研磨动作。

(二) 颈肌

颈肌可依其所在位置分为颈浅肌和颈外侧肌、颈前肌、颈深肌。

1. 颈浅肌和颈外侧肌

颈浅肌和颈外侧肌包括颈阔肌和胸锁乳突肌。

(1) 颈阔肌　位于颈部浅筋膜中,薄而宽阔,属皮肌(图1-53)。起自胸大肌和三角肌上部表面的筋膜,向上内止于口角、下颌骨下缘及面部皮肤。作用:拉口角及下颌向下,做惊讶、恐怖表情,并使颈部皮肤出现皱褶。手术切开此肌缝合时应注意将断端对合,以免术后形成瘢痕。

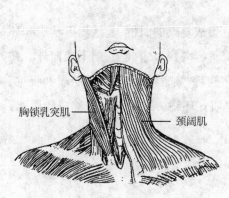

图1-53　颈浅肌

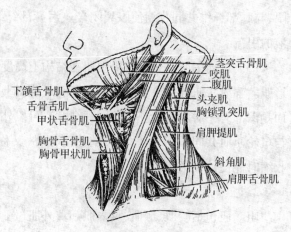

图1-54　颈肌(侧面)

(2) 胸锁乳突肌　位于颈部两侧,粗壮强劲,大部被颈阔肌所覆盖(图1-54)。起自胸骨柄前面和锁骨胸骨端,止于颞骨乳突。作用:一侧肌收缩使头向同侧倾斜,面部转向对侧;两侧同时收缩可使头后仰。该肌最主要的作用是维持头的正常端正姿势以及使头在水平方向上从一侧到另一侧的运动。

2. 颈前肌

(1) 舌骨上肌群　包括二腹肌、茎突舌骨肌、下颌舌骨肌和颏舌骨肌(图1-55)。位于颅底、下颌骨与舌骨之间,参与组成口腔底。

(2) 舌骨下肌群　包括胸骨舌骨肌、胸骨甲状肌、甲状舌骨肌和肩胛舌骨肌(图1-54)。均位于颈前部正中线两侧、舌骨下方,覆盖于喉、气管和甲状腺的前方。

3. 颈深肌

(1) 外侧群　位于脊柱颈段的两侧,有前、中和后斜角肌(图1-56)。各肌均起自颈椎横突,其中前、中斜角肌止于第1肋,后斜角肌止于第2肋。前、中斜角肌与第1肋围成斜角肌间隙,臂丛和锁骨下动脉由此经过进入腋窝。一侧肌收缩,使颈侧屈;两侧肌同时收缩可上提第1、2肋助深吸气。

(2) 内侧群　位于脊柱颈段的前方,有头长肌和颈长肌等(图1-56),合称椎前肌。椎前肌能屈头、屈颈。

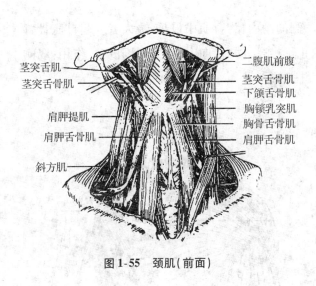

图 1-55 颈肌(前面)

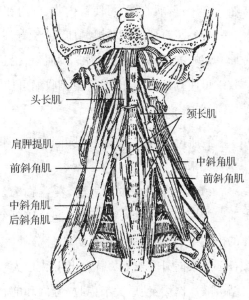

图 1-56 颈深肌群

三、躯干肌

躯干肌包括背肌、胸肌、膈、腹肌和盆底肌。

(一) 背肌

背肌位于躯干背面,主要有斜方肌、背阔肌和竖脊肌(图 1-57)。

(1) 斜方肌 位于项部和背上部的浅层,为三角形的扁肌,左右两侧合在一起呈斜方形。起自上项线、枕外隆凸、项韧带、第 7 颈椎和全部胸椎的棘突,止于锁骨的外侧、肩峰和肩胛冈。作用:上部肌束收缩,可上提肩胛骨,并使其下角外旋;下部肌束收缩,可下降肩胛骨;全肌收缩,牵拉肩胛骨向脊柱靠拢。如果肩胛骨固定,两侧斜方肌同时收缩,可使头后仰。斜方肌瘫痪时,产生"塌肩"。

(2) 背阔肌 位于背的下半部和胸部的后外侧部。以腱膜起自下 6 个胸椎的棘突、全部腰椎的棘突、骶正中嵴及髂嵴后部等处,肌束向外上方集中,以扁腱止于肱骨小节间

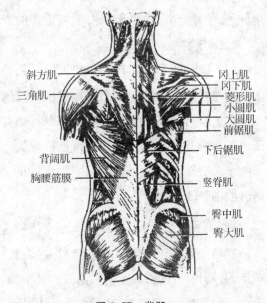

图 1-57 背肌

嵴。作用:该肌收缩,可使臂内收、旋内和后伸。

(3) 竖脊肌　又称骶棘肌,位于脊柱两侧的沟内,为背肌中最长、最大者。起自骶骨背面和髂嵴的后部,向上分为3群肌束,沿途止于椎骨、肋骨,向上可达颞骨乳突。作用:双侧收缩可使脊柱后伸和仰头,单侧收缩可使脊柱侧屈。

(二) 胸肌

胸肌可分为胸上肢肌和胸固有肌(图1-58)。

1. 胸上肢肌

(1) 胸大肌　位置表浅,覆盖胸廓前壁的大部,呈扇形,宽而厚。起自锁骨的内侧半、胸骨和第1—6肋软骨等处。各部肌束向外聚合,以扁腱止于肱骨大结节嵴。作用:使肩关节内收、旋内和前屈。如上肢固定则可上提躯干,也可上提肋骨以助吸气。

(2) 胸小肌　位于胸大肌深面,呈三角形,起自第3—5肋骨,止于肩胛骨

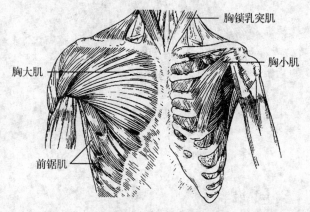

图1-58　胸肌

的喙突。作用:收缩时拉肩胛骨向前下方。当肩胛骨固定时,可上提肋骨以助吸气。

(3) 前锯肌　位于胸廓侧壁,以数个肌齿起自上8根或9根肋骨,肌束斜向内后上方,止于肩胛骨的内侧缘和下角。作用:收缩时拉肩胛骨向前紧贴胸廓;下部肌束可使肩胛骨下角旋外,助臂上举;肩胛骨固定时,可上提肋骨助深吸气。

2. 胸固有肌

(1) 肋间外肌　位于各肋间隙的浅层,共11对。起自上位肋骨下缘,肌束斜向前下,止于下位肋骨的上缘。作用:收缩时提肋助吸气。

(2) 肋间内肌　位于肋间外肌深面,也有11对。起自下位肋骨上缘,肌束斜向内上,止于上位肋骨下缘。作用:收缩时降肋助呼气。

(3) 肋间最内肌　位于最内面,肋间的中部,其纤维方向与肋间内肌一致。作用:收缩时降肋助呼气。

(三) 膈

膈位于胸、腹腔之间,为呈穹隆形的扁肌(图1-59)。起自倾斜的胸廓下口周缘和腰椎前面,分胸骨部、肋部和腰部三部分。其中胸骨部起自剑突后方,肋部起自两侧下6根肋的内面,腰部以两个膈脚起自腰椎,肌束从周缘起点向中央汇合于中心腱。

膈上有3个大的裂孔。①主动脉裂孔,位于第12胸椎体前方,由两侧的膈脚、后方的脊

柱和前方的膈围成,有主动脉和胸导管通过;②食管裂孔,位于主动脉裂孔的左前上方,平第10胸椎水平,有食管和迷走神经通过;③腔静脉孔,位于主动脉裂孔右前上方,平第8胸椎水平,有下腔静脉通过。

膈为主要的呼吸肌。收缩时,膈穹隆下降,胸腔容积扩大,吸气;舒张时,膈穹隆复位,胸腔容积变小,呼气。膈与腹肌同时收缩,可增加腹内压,协助排便、咳嗽、呕吐和分娩等活动。

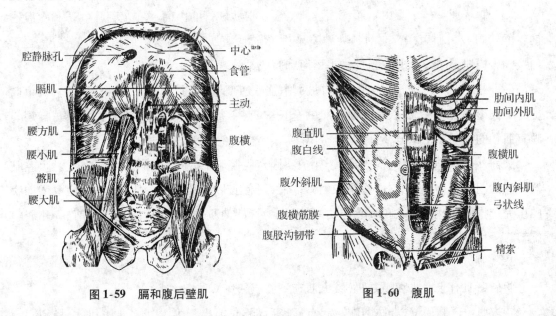

图 1-59　膈和腹后壁肌　　　　　图 1-60　腹肌

（四）腹肌

腹肌可分为前外侧群和后群。

1. 前外侧群

前外侧群主要包括腹外斜肌、腹内斜肌、腹横肌和腹直肌等（图 1-60）。

（1）腹外斜肌　位于腹前外侧壁的浅层,通常以 8 个肌齿起自下 8 根肋的外面及下缘,肌束向前下方斜行,至腹前壁移行为腱膜,再经腹直肌前面,参与腹直肌鞘前层的构成,在腹正中线上与对侧腱膜会合形成白线;腱膜的下缘卷曲增厚形成腹股沟韧带,连于髂前上棘和耻骨结节之间。该韧带内侧端的部分纤维向后外扩展附着于耻骨梳的部分,称腔隙韧带（陷窝韧带）;向外侧延伸的部分,称耻骨梳韧带,两者都是腹股沟疝修补术时用来加强腹股沟管壁的重要结构。在耻骨结节外上方,腹外斜肌腱膜上形成一三角形裂口,称腹股沟管浅（皮下）环（图 1-61）。

（2）腹内斜肌　起自腹股沟韧带上缘的

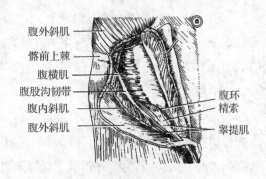

图 1-61　腹前外侧肌

外1/2、髂嵴前2/3及胸腰筋膜，肌束呈扇形展开，至腹直肌外侧缘移行为腱膜，然后分为前、后两层包裹腹直肌，参与构成腹直肌鞘的前层及后层，终于白线。腹内斜肌下部肌束行向前下，越过精索（女性为子宫圆韧带）前面，延为腱膜，与腹横肌的腱膜会合形成腹股沟镰或称联合腱，止于耻骨梳。腹内斜肌的最下部发出一些细散的肌束，包绕精索和睾丸，称提睾肌，收缩时可上提睾丸。

（3）腹横肌 位于腹内斜肌深面。起自下6根肋软骨的内面、胸腰筋膜、髂嵴和腹股沟韧带的外侧1/3，肌束横行向前延为腱膜，腱膜经过腹直肌后面参与组成腹直肌鞘后层，止于白线。腹横肌最下部分亦参与构成提睾肌和腹股沟镰。

（4）腹直肌 位于腹前壁正中线的两侧，居腹直肌鞘中，上宽下窄，起自耻骨嵴，肌束向上止于剑突和第5—7肋软骨前面。肌的全长被3~4条横行的腱划分成几个肌腹，腱划与腹直肌鞘的前层紧密结合，后面完全游离。

腹前外侧肌群的作用：构成腹壁，保护和固定腹腔脏器，维持腹内压。腹内压对腹腔脏器位置的固定有重要意义，这些肌张力减弱时，可使腹腔脏器下垂。肌收缩时，除可增加腹内压完成排便、分娩、呕吐和咳嗽等功能外，作为背部伸肌的拮抗肌，能使脊柱前屈、侧屈与旋转，还可降肋助呼气。

2. 后群

腹后壁肌有腰大肌和腰方肌（腰大肌在下肢肌叙述）。

腰方肌位于腹后壁、脊柱两侧。起自髂嵴后部，向上止于第12肋。收缩时下降和固定第12肋，并使脊柱侧屈。

3. 腹部肌的肌间结构

（1）腹直肌鞘 由腹前外侧壁3块扁肌的腱膜构成，包绕腹直肌。鞘分前、后两层，前层由腹外斜肌腱膜与腹内斜肌腱膜的前层愈合而成；后层由腹内斜肌腱膜的后层与腹横肌腱膜愈合而成。在脐下4~5 cm处3块扁肌的腱膜全部转到腹直肌的前面构成腹直肌鞘的前层，使后层缺如。因此，腹直肌鞘的后层由于腱膜中断而形成一凸向上方的弧形分界线，称弓状线（或称半环线），此线以下腹直肌后面与腹横筋膜相贴（图1-62）。

（2）白线 位于腹前壁正中线上，为左、右腹直肌鞘之间的分隔，由两侧3层扁肌腱膜的纤维交织而成，上方起自剑突，下方止于耻骨联合。白线坚韧而少血管，上宽下窄。在白线的中点有疏松的瘢痕组织区即脐环，为腹壁的一个薄弱点，易发生脐疝。

（3）腹股沟管 位于腹前外侧壁的下部、腹股沟韧带内侧半的上方，为男性精索或女性子宫圆韧带所通过的一条肌和腱之间的裂隙，由外上斜向内下，长约4.5 cm（图1-61）。分为两口和四壁。内口称腹股沟管深（腹）环，位于腹股沟韧带中点上方约1.5 cm处，为腹横筋膜向外的突出口，其内侧有腹壁下动脉通过。外口即腹股沟管浅（皮下）环。管有四个壁：前壁为腹外斜肌腱膜和腹内斜肌，后壁为腹横筋膜和腹股沟镰，上壁为腹内斜肌和腹横肌的弓状下缘,下壁为腹股沟韧带。

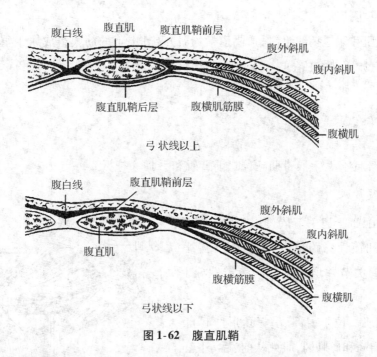

图1-62 腹直肌鞘

(4) 腹股沟(海氏)三角 位于腹前壁下部,由腹直肌外侧缘、腹股沟韧带和腹壁下动脉围成。腹股沟管和腹股沟三角都是腹壁下部的薄弱区。

在病理情况下,如腹膜形成的鞘突未闭合,或腹壁肌薄弱、长期腹内压增高等,可致腹腔内容物由薄弱区突出而形成疝。若腹腔内容物经腹股沟管腹环进入腹股沟管,再经皮下环突出,下降入阴囊,称腹股沟斜疝;若腹腔内容物从腹股沟三角处膨出,则称腹股沟直疝。

(五) 盆底肌

盆底肌是指封闭小骨盆下口的诸肌,主要有肛提肌,会阴浅、深横肌,尿道括约肌(尿道阴道括约肌)等。

(1) 肛提肌 为1对宽的扁肌,两侧会合成漏斗状,尖向下,封闭小骨盆下口后部的大部分(图1-63)。起自小骨盆的前、外侧壁后面,止于会阴中心腱、直肠壁、阴道壁和尾骨尖。具有托起盆底,承托盆腔器官,并对肛管、阴道有括约作用。

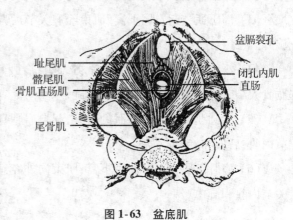

图1-63 盆底肌

肛提肌及其上下的筋膜组成盆膈,有直肠穿过。

(2) 会阴深横肌 位于小骨盆下口的前下部,肌束横行附着于两侧的坐骨支。

(3) 尿道括约肌　位于会阴深横肌的前方,环绕在尿道的周围,女性称尿道阴道括约肌,环绕在尿道、阴道的周围。

会阴深横肌和尿道括约肌(尿道阴道括约肌)及其上下的筋膜组成尿生殖膈,男性有尿道穿过,女性有尿道、阴道穿过。

▶▶ 四、上肢肌

上肢肌按部位分为上肢带肌、臂肌、前臂肌和手肌。

(一) 上肢带肌

上肢带肌配布于肩关节周围,均起自上肢带骨(肩胛骨和锁骨),跨越肩关节,止于肱骨上端,能运动肩关节并增强关节的稳定性(图1-64)。

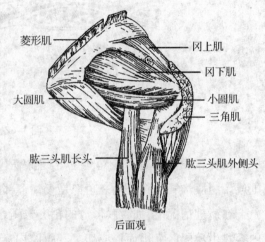

图1-64　上肢带肌

(1) 三角肌　位于肩部,呈三角形。起自锁骨外侧段、肩峰和肩胛冈,肌束从前、后、外三面包绕肩关节,止于肱骨体外侧面的三角肌粗隆。作用:收缩时外展肩关节;前部肌束可协助胸大肌使肩关节屈和旋内,后部肌束与背阔肌、大圆肌一起使肩关节伸和旋外。

(2) 冈上肌　起自冈上窝,肌束经肩关节上方,止于肱骨大结节上部。收缩时外展肩关节。

(3) 冈下肌　起自冈下窝,肌束经肩关节后方,止于肱骨大结节中部。收缩时使肩关节旋外。

(4) 小圆肌　位于冈下肌的下方,起自肩胛骨外侧缘,肌束向外上经肩关节后方,止于肱骨大结节下部。收缩时使肩关节旋外。

(5) 大圆肌　位于小圆肌的下方,起自肩胛骨下角,止于肱骨小结节嵴。收缩时使肩关节内收、后伸和旋内。

(6) 肩胛下肌　起自肩胛下窝,肌束向外经肩关节前方,止于肱骨小结节。收缩时使肩关节内收和旋内。

(二) 臂肌

臂肌覆盖肱骨,形成前、后两群,以内侧和外侧两个肌间隔相隔。前群主要为屈肌,后群为伸肌(图1-65、图1-66)。

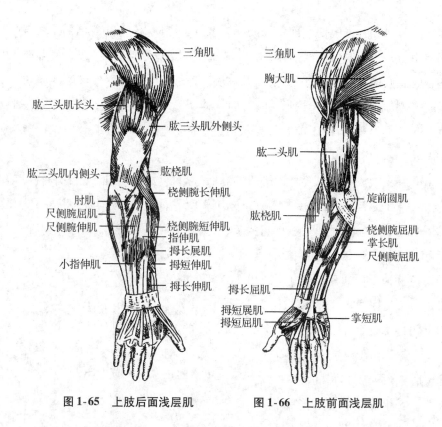

图 1-65　上肢后面浅层肌　　图 1-66　上肢前面浅层肌

（1）肱二头肌　位于臂前皮下，呈梭形，起端有 2 个头，短头在内侧，起自喙突尖；长头以长腱起自肩胛骨盂上结节，穿关节囊下行于结节间沟内。两头于臂下部合成一个肌腹，经肘关节前方，以圆腱止于桡骨粗隆。其中腱内侧部扩展形成肱二头肌腱膜，向内下融合于前臂深筋膜。作用：收缩时屈肘关节；当前臂处于旋前时，能使其旋后；也能轻微屈肩关节。

（2）喙肱肌　位于臂部上 2/3 的前内侧，起自喙突尖，止于肱骨中部内侧面。作用：收缩时协助肩关节屈和内收。

（3）肱肌　位于肱二头肌下半部的深面，起自肱骨下半的前面，止于尺骨粗隆。作用：收缩时屈肘关节。

（4）肱三头肌　位于臂后皮下，起端有 3 个头，长头起自肩胛骨盂下结节，外侧头与内侧头分别起自桡神经沟的外上方和内下方的骨面，止于尺骨鹰嘴。作用：收缩时伸肘关节，长头可使肩关节后伸和内收。

（三）前臂肌

1. 前群

前群位于前臂前面和尺侧，共 9 块肌，分 4 层排列。

（1）第 1 层　有 5 块肌（图 1-66），由桡侧向尺侧依次为：①肱桡肌，位于前臂桡侧最浅面，构成肘窝外侧壁。起自肱骨外侧髁上方，止于桡骨茎突。收缩时屈肘关节。其他四肌以屈肌总腱共同起自肱骨内上髁和前臂深筋膜。②旋前圆肌,位于前臂前面上部皮下,止于桡骨体外侧面中份。收缩时使前臂旋前,并屈肘关节。③桡侧腕屈肌,位于旋前圆肌内侧,止于第2掌骨底掌侧面。收缩时屈肘、屈腕,并协助桡侧腕伸肌使手外展。④掌长肌,位于桡侧腕屈肌的内侧,肌腹小呈细长梭形,而腱细长,连于掌腱膜。作用为固定手掌皮肤和筋膜,屈腕关节。⑤尺侧腕屈肌,位于前臂浅层最内侧,止于豌豆骨。收缩时屈腕;与尺侧腕伸肌一起使手内收。

(2) 第2层 指浅屈肌位于上述诸肌的深面。起自肱骨内上髁、尺骨和桡骨前面,肌束向下移行为4条肌腱,经腕管和手掌分别进入第2—5指屈肌腱鞘,每一腱再分为2脚,止于中节指骨体的两侧。收缩时屈近侧指间关节、掌指关节和腕关节。

(3) 第3层 有2块肌(图1-67),即桡侧的拇长屈肌和尺侧的指深屈肌。①拇长屈肌位于指深屈肌的外侧。起自桡骨上端前面和邻近的骨间膜,向下止于拇指远节指骨底掌面。收缩时屈拇指指间关节和掌指关节。②指深屈肌位于指浅屈肌深面。起自尺骨前面和前臂骨间膜前面,向下移行为4条肌腱,经指浅屈肌和屈肌支持带的深面分别进入第2—5指屈肌腱鞘,在鞘内穿经指浅屈肌腱两脚之间,止于远节指骨底的掌面。收缩时屈远侧指间关节、近侧指间关节、掌指关节和腕关节。

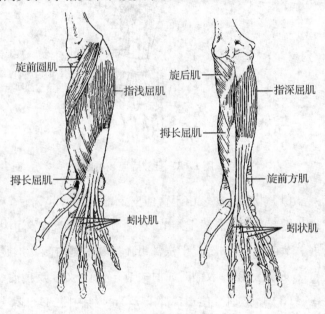

图1-67 前臂肌(深层)

(4) 第4层 旋前方肌位于尺、桡骨远侧端前面,起自尺骨体前面,止于桡骨体远侧1/4的前面。收缩时使前臂旋前。

2. 后群

后群共10块肌,分浅、深两层排列。

(1) 浅层 有5块肌(图1-65),以伸肌总腱起自肱骨外上髁及邻近的深筋膜,自桡侧向尺侧依次为:①桡侧腕长伸肌,部分被肱桡肌所覆盖,肌腹在前臂近、中1/3交界处移行为扁腱,止于第2掌骨底背面的桡侧。作用:收缩时伸腕关节,也可与桡侧腕屈肌协同使腕外展。②桡侧腕短伸肌,位于桡侧腕长伸肌的后内侧,较短。止于第3掌骨底。收缩时伸腕关节,也可与桡侧腕屈肌协同使腕外展。③指伸肌,肌腹向下移行为4条腱,穿过伸肌支持带深面一独立的伸肌总鞘,然后至手背,分别到达第2—5指。在掌骨头附近,4条腱之间借腱间结合相连,各腱到达指背时向两侧扩展为扁的指背腱膜,止于各指中节和远节指骨底。收缩时伸第2—5指、掌指关节和腕关节。④小指伸肌,位于指伸肌内侧并常与其相连,较细小。肌腱移行为指背腱膜,止于小指中节和远节指骨底。收缩时伸小指。⑤尺侧腕伸肌,止于第5掌骨底。收缩时伸腕,与尺侧腕屈肌协同可使腕内收。

(2) 深层　包括5块肌(图1-65、图1-67),除旋后肌起自尺骨近侧外,其他4块肌均起自尺骨、桡骨和前臂骨间膜。由上外向下内依次为:①旋后肌,止于桡骨近端1/3前面。收缩时使前臂旋后。②拇长展肌,止于第1掌骨底和大多角骨。收缩时外展拇指。③拇短伸肌,止于拇指近节指骨底。收缩时伸拇腕掌关节和掌指关节。④拇长伸肌,止于拇指远节指骨底。收缩时伸拇指腕掌关节、掌指关节和指骨间关节。⑤示指伸肌,止于示指指背腱膜。收缩时协助伸示指和伸腕。

(四) 手肌

手肌集中配布于手的掌面,均较短小,主要运动手指,分外侧群(鱼际肌)、内侧群(小鱼际肌)和中间群3群(图1-68)。

1. 外侧群

外侧群较为发达,在手掌拇指侧形成一隆起,称鱼际肌,共4块肌,分浅、深两层排列。浅层外侧为拇短展肌,内侧为拇短屈肌;深层外侧为拇对掌肌,内侧为拇收肌。收缩时使拇指做外展、屈、对掌和内收等动作。

2. 内侧群

内侧群在手掌小指侧形成一隆起,称小鱼际肌,共3块肌,也分浅、深两层排列。浅层内侧为小指展肌,外侧为小指短屈肌,小指对掌肌则在上两肌的深面。收缩时使小指做外展、屈和对掌等动作。

3. 中间群

中间群位于掌心,包括7块骨间肌(图1-69)和4块蚓状肌。

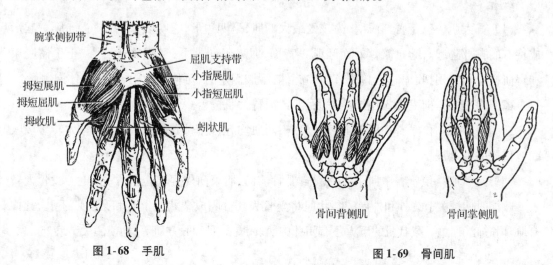

图1-68　手肌　　　　　　　图1-69　骨间肌

(1) 骨间肌　分为骨间掌侧肌和骨间背侧肌。骨间掌侧肌3块,位于第2—5掌骨间隙内,起自掌骨,分别经第2指的尺侧、第4—5指的桡侧,止于指背腱膜。收缩时使第2、4、5指向中指靠拢(内收)。骨间背侧肌4块,位于4个骨间隙的背侧,各有两头起自相邻骨面,分别止于第2指的桡侧、第3指的桡侧及尺侧、第4指尺侧的指背腱膜,收缩时以中指为中心外展第2、3、4指。由于骨间肌止于第2—5指指背腱膜,故能协同蚓状肌屈掌指关节和伸指间关节。

(2) 蚓状肌　为4条细束状小肌,各自起自指深屈肌腱桡侧,经掌指关节的桡侧至第2—5指的背面,止于指背腱膜,作用为屈掌指关节、伸指间关节。

▶▶ 五、下肢肌

下肢肌分为髋肌、大腿肌、小腿肌和足肌。由于下肢的主要功能是维持直立姿势、行走和支持体质量,故下肢肌比上肢肌粗壮。

(一) 髋肌

髋肌主要起自骨盆的内面和外面,跨过髋关节,止于股骨上部,按其所在的部位和作用,可分为前、后两群。

1. 前群

(1) 髂腰肌　由腰大肌和髂肌组成。腰大肌起自全部腰椎体侧面和横突,髂肌起于髂窝,两肌会合后向下经腹股沟韧带深面,止于股骨小转子。作用:收缩时使髋关节前屈和旋外;下肢固定时,可使躯干前屈(如仰卧起坐时)。

(2) 阔筋膜张肌　位于大腿上部前外侧,起自髂前上棘,肌腹在阔筋膜两层之间,向下移行于髂胫束,后者止于胫骨外侧髁。作用:收缩时屈髋关节,并使阔筋膜紧张。

2. 后群

(1) 臀大肌　位于臀部浅层,为该区最大的肌,呈四边形,它与表面的脂肪、筋膜一起形成特有的臀部隆起。起自髂骨外面和骶骨背面,肌束斜向外下,经髋关节后方,止于髂胫束和臀肌粗隆。作用:收缩时使髋关节伸和旋外;下肢固定时,可伸直躯干,防止身体向前倾。

(2) 臀中肌　前上2/3位于皮下,后1/3被臀大肌覆盖。

(3) 臀小肌　位于臀中肌深面,呈扇形。两肌均起自髂骨翼外面,止于股骨大转子。收缩时使髋关节外展。

(4) 梨状肌　位于臀中肌下方。起自骶骨前面,肌束向外穿出坐骨大孔,止于股骨大转子。收缩时使髋关节旋外和外展。梨状肌将坐骨大孔分隔成梨状肌上孔和梨状肌下孔,孔内有血管和神经通过。梨状肌的下方还有闭孔内肌、闭孔外肌和股方肌等,均使髋关节旋外。

(二) 大腿肌

大腿肌分为前群、内侧群和后群。

1. 前群

前群包括缝匠肌和股四头肌(图1-70)。

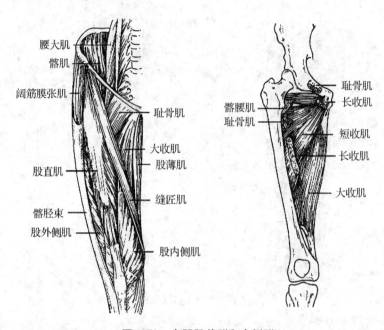

图1-70 大腿肌前群和内侧群

(1) 缝匠肌 位于大腿前、内侧面皮下,呈细带状,为全身最长的肌。起自髂前上棘,斜向内下方,止于胫骨上端内侧面。作用:收缩时屈髋、屈膝关节,并使已屈的膝关节旋内。

(2) 股四头肌 位于大腿前、外侧面皮下,是全身体积最大的肌。起端有4个头:即股直肌(起自髂前下棘)、股外侧肌、股内侧肌和股中间肌(分别起自股骨粗线和股骨体前面),四头向下会合成一强大肌腱,附着于髌骨的前面和两侧面,再向下移行为髌韧带,止于胫骨粗隆。作用:收缩时伸膝关节;股直肌可协助屈髋关节。

2. 内侧群

内侧群共5块肌(图1-70),包括股薄肌,位于最内侧、最浅层,其余4块肌分3层排列,浅层外上为耻骨肌,内下为长收肌;中层为短收肌,深层为大收肌。均起自耻骨支、坐骨支和坐骨结节,除股薄肌止于胫骨上端内侧面外,其余各肌均止于股骨粗线。收缩时使髋关节内收并略旋外。大收肌抵止腱与股骨之间形成收肌腱裂孔,通过下肢的大血管。

3. 后群

后群包括位于大腿后外侧的股二头肌、内侧浅层的半腱肌和深层的半膜肌(图1-71),均跨越髋、膝两个关节,使伸髋和屈膝结合起来,常称"腘绳肌"。①股二头肌:长头起自坐骨结节,短头起自股骨粗线,止于腓骨头;②半腱肌:起自坐骨结节,在股中点稍下方移行为一长腱,止于胫骨上端内侧面;③半膜肌:起端呈膜状,几乎占肌长度的一半,起自坐骨结节,止于胫骨内侧髁后面。三肌收缩时均可屈膝关节、伸髋关节;当半屈膝时,股二头肌可使小腿旋外,而半腱肌和半膜肌可使之旋内。

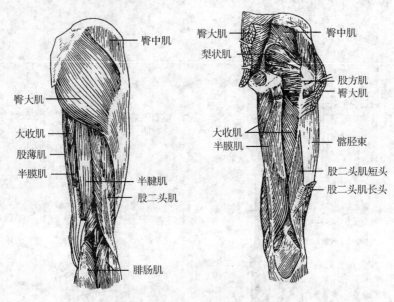

图 1-71　大腿肌后群

（三）小腿肌

小腿肌位于胫、腓骨周围,分为前群、后群和外侧群。

1. 前群

前群位于小腿前面,由内侧向外侧依次为胫骨前肌、足拇长伸肌和趾长伸肌(图 1-72)。

（1）胫骨前肌　位于小腿前外侧皮下。起自胫骨外侧髁、胫骨体近端的外侧面及附近骨间膜,在小腿下 1/3 处移行为长腱,向下穿过上、下伸肌支持带深面,止于内侧楔骨内侧面和第 1 跖骨底。作用:收缩时伸踝关节(背屈)和使足内翻。

（2）足拇长伸肌　位于胫骨前肌和趾长伸肌之间,部分在它们的深面。起自腓骨内侧面中段及邻近的骨间膜,肌束行向远端移行为肌腱,穿过伸肌上、下支持带深面,止于拇趾远节趾骨底背面。收缩时伸拇趾和使足背屈。

（3）趾长伸肌　位于小腿前外侧皮下。起自胫骨外侧髁、腓骨近侧端及邻近的骨间膜,向下经过伸肌上、下支持带的深面至足背分为 4 腱,到第 2—5 趾形成趾背腱膜,止于中节、远节趾骨底。作用:收缩时伸第 2—5 趾,并使足背屈。

2. 外侧群

外侧群位于腓骨外侧,包括浅层的腓骨长肌和深层的腓骨短肌(图 1-72)。两肌均起自腓骨外侧面，肌腱经外踝后方达足底，短肌腱止于第5跖骨粗隆；长肌腱绕至足底，止于内侧楔骨和第1跖骨底。作用：收缩时使足外翻和跖屈，与胫骨前肌腱共同形成"腱弓"，对维持足横弓和调节足的内、外翻有重要作用。

3. 后群

后群分浅、深两层（图1-73）。

（1）浅层：小腿三头肌位于小腿后面皮下，浅层的两个头，称腓肠肌，形成小腿"肚"，起自股骨内、外侧髁的后面。深层的一头，称比目鱼肌，起自腓骨后面的上部和比目鱼肌线，两肌约在小腿中点处移行为跟腱，止于跟骨结节。作用：收缩时屈踝关节和屈膝关节；在站立时，能固定踝、膝关节，以防止身体向前倾斜。

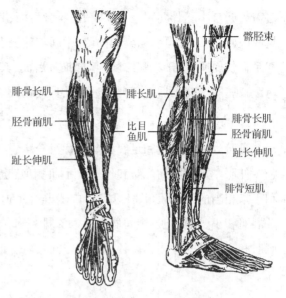

图1-72 小腿肌前群和外侧群

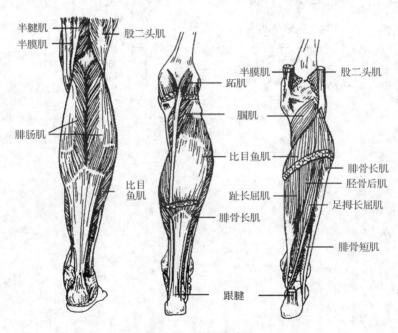

图1-73 小腿肌后群

（2）深层：主要有3块，由内侧向外侧依次为：①趾长屈肌，位于胫侧，起自胫骨后面，经内踝后方、屈肌支持带的深面，进入足底，然后分为4条腱，止于第2—5趾的远节趾骨底。收缩时屈踝关节和屈第2—5趾。②胫骨后肌，位于足拇长屈肌和趾长屈肌之间，并被两者覆盖。起自小腿骨间膜上 2/3 及胫、腓骨后面,其长腱经内踝后方、屈肌支持带的深面,进入足底内侧,止于足舟骨粗隆和内侧、中间与外侧楔骨的下面。收缩时屈踝关节,并使足内翻。③足拇长屈肌,位于小腿腓侧,起自腓骨后面,其长腱经内踝后方、屈肌支持带深面至足底,与趾长屈肌腱交叉后止于拇趾远节趾骨底跖面。收缩时屈踝关节和屈拇趾。

(四)足肌

足肌分为足背肌和足底肌。足背肌较薄弱,包括伸拇趾的足拇短伸肌和伸第 2—4 趾的趾短伸肌。足底肌的配布和作用与手肌相似,也分为内侧群、外侧群和中间群,但无与拇指和小指相当的对掌肌(图1-74)。内侧群有足拇展肌、足拇短屈肌和足拇收肌;外侧群有小趾展肌和小趾短屈肌;中间群由浅入深排列有趾短屈肌、足底方肌、4 条蚓状肌、3 块骨间足底肌和 4 块骨间背侧肌。各肌的作用同其名。足底肌的主要作用在于维持足弓。

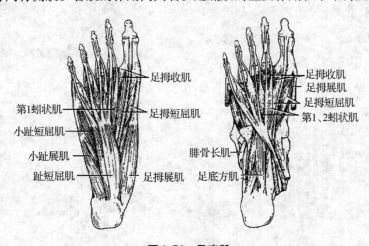

图 1-74 足底肌

第二章

消化系统

消化系统由消化管和消化腺两部分组成(图2-1)。消化管包括口腔、咽、食管、胃、小肠(十二指肠、空肠、回肠)和大肠(盲肠、阑尾、结肠、直肠、肛管)。临床上通常把从口腔到十二指肠的消化管,称上消化道;把从空肠到肛管的消化管,称下消化道。消化腺主要包括唾液腺、肝、胰及消化管壁内的小腺体。

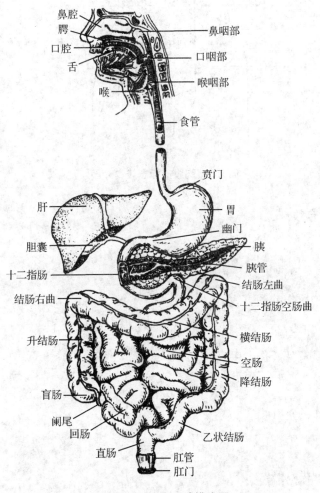

图2-1 消化系统模式图

消化系统的主要功能是消化食物,吸收营养物质,排出食物残渣。

通常把消化、呼吸、泌尿和生殖4个系统的器官合称为内脏。内脏器官绝大部分位于胸、腹和盆腔内,为便于描述内脏器官的位置和体表投影,通常在胸、腹部体表确定若干标志线和分区(图2-2)。

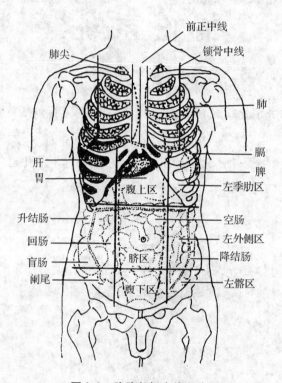

图 2-2　胸腹部标志线和分区

▶▶ 一、胸部的标志线

(一) 前正中线
经人体前面正中所作的垂直线。

(二) 胸骨线
经胸骨外侧缘最宽处所作的垂直线。

(三) 锁骨中线
经锁骨中点所作的垂直线。

(四) 腋前线
经腋前襞所作的垂直线。

(五) 腋后线

经腋后襞所作的垂直线。

(六) 腋中线

通过腋前线和腋后线的中点所作的垂直线。

(七) 肩胛线

经肩胛骨下角所作的垂直线。

(八) 后正中线

经人体后面正中所作的垂直线。

二、腹部的分区

在腹部前面作两条横线和两条纵线，将腹部分成9个区。两条横线分别是通过两侧肋弓最低点的连线和两侧髂结节的连线，两条纵线分别是通过两侧腹股沟韧带中点所作的垂直线。9个区分别是：左、右季肋区，腹上区，左、右腹外侧区，脐区，左、右腹股沟区（髂区），耻区（腹下区）。

临床上，有时通过脐作一条垂直线和一条水平线，将腹部分为右上腹、左上腹、右下腹、左下腹4个区。

第一节 消化管

一、口腔

口腔是消化管的起始部，前经口裂与外界相通，后经咽峡与咽相通。口腔前壁为唇，侧壁为颊，上壁为腭，下壁为口腔底。口腔以牙弓为界分为前外侧方的口腔前庭和后内侧方的固有口腔。上、下牙咬合时，两者经最后磨牙后方的间隙相通。当患者牙关紧闭时，可经此处插管急救给药或注入营养物质。

(一) 口唇与颊

口唇分为上唇和下唇。两侧上、下唇结合处称口角。上、下唇围成口裂。上唇两侧借鼻唇沟与颊分界。在上唇前正中有一纵行浅沟,称为人中。对昏迷患者进行急救时,可在此处进行指压或针刺。

颊位于口腔两侧,上颌第2磨牙相对处的颊黏膜上有腮腺管的开口。

(二)腭

腭分隔鼻腔和口腔,由前2/3的硬腭和后1/3的软腭两部分组成(图2-3)。硬腭以骨腭为基础,表面覆以黏膜,软腭由骨骼肌和黏膜构成,是硬腭向后延伸的部分。其后缘游离,中央有一向下的突起,称腭垂。自腭垂向两侧各形成两条皱襞。前方一对延至舌根,称腭舌弓;后方一对延至咽侧壁,称腭咽弓。两弓之间为扁桃体窝,容纳腭扁桃体。腭垂、左、右腭舌弓及舌根共同围成咽峡,是口腔与咽的分界和通道。

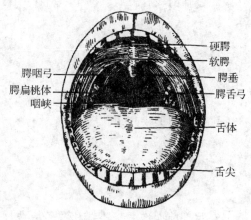

图2-3 口腔与咽峡

(三)舌

舌位于口腔底,具有咀嚼、吞咽和搅拌食物、感受味觉及辅助发音等功能。

1. 舌

舌有上、下两面。上面称舌背,其上可见"V"形的界沟,将舌分为前2/3的舌体和后1/3的舌根(图2-4)。舌体的前端称舌尖。

2. 舌黏膜

舌黏膜呈淡红色,被覆于舌的表面(图2-4)。

舌背黏膜上有许多小突起,称舌乳头。根据其形状和功能不同可分为3种:①丝状乳头:数量最多,如丝绒状,具有一般感觉功能。②菌状乳头:鲜红色,呈圆点状,散在于丝状乳头之间。③轮廓乳头:最大,排列界沟前方,乳头中央隆起,周围有环状沟。菌状乳头和轮廓乳头内含有味觉感受器,即味蕾,能感受甜、酸、苦、咸等味觉刺激。在舌根部的黏膜内,有许多由淋巴组织聚集而成的突起,称舌扁桃体。

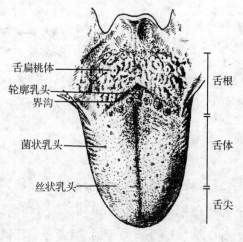

图2-4 舌(背面)

舌下面的黏膜光滑,在中线处有连于口腔底的黏膜皱襞,称舌系带。舌系带根部两侧的口腔底上有一对圆形凸起,称舌下阜,是下颌下腺管和舌下腺大管的开口处。由舌下阜向后外侧延续形成的皱襞,称舌下襞,舌下腺位于其深面,舌下腺小管开口于其表面(图2-5)。

3. 舌肌

舌肌为骨骼肌,分舌内肌和舌外肌两种(图2-6)。舌内肌的起止点均在舌内,其肌纤维分纵行、横行和垂直3种,其收缩时可改变舌的形状。舌外肌起自舌外止于舌内,共有4对,收缩时可改变舌的位置,其中颏舌肌在临床上较重要,该肌起自下颌体的内面,肌纤维呈扇形进入舌内。两侧颏舌肌同时收缩时,舌伸向前下方(即伸舌);一侧收缩时,舌尖偏向对侧。

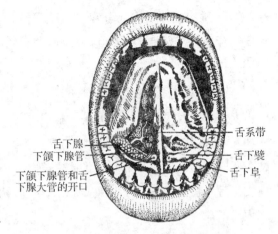

图2-5 口腔底与舌下面(右侧黏膜剥离)

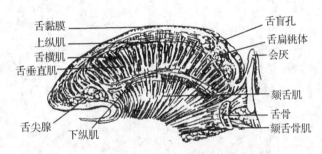

图2-6 舌正中矢切面

(四)牙

牙是人体内最坚硬的器官,镶嵌于上、下颌骨的牙槽内。牙具有切割、研磨食物和辅助发音的功能。

1. 牙的形态

牙在外形上分为牙冠、牙颈和牙根三部分(图2-7)。暴露于口腔内的称牙冠,嵌于牙槽内的称牙根,牙冠与牙根之间部分称牙颈。牙冠内有与其外形相似的牙冠腔。牙根的尖端有牙尖孔经牙根管与牙冠腔相通。牙根管和牙冠腔合称为牙髓腔。

2. 牙的构造

牙由牙质、釉质、牙骨质和牙髓构成(图

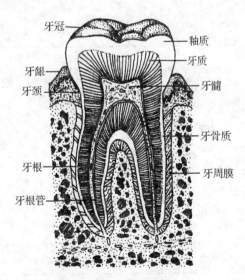

图2-7 牙的构造

2-7)。牙质构成牙的大部分;釉质覆于牙冠的牙质表面;在牙颈和牙根的牙质外面包有牙骨质。牙髓位于牙髓腔中,由神经、血管和结缔组织等构成。龋齿、炎症刺激牙髓,常可引起剧烈疼痛。

3. 牙的分类、名称、排列和萌出

人一生中有两套牙。第1套牙称乳牙,一般在出生后6—7个月开始萌出,3岁左右出齐。乳牙共20个,分为切牙、尖牙和磨牙3类(图2-8)。6—13岁期间,乳牙陆续脱落,长出第2套恒牙。恒牙中的第1磨牙首先长出,12—14岁大部分恒牙出齐。第3磨牙萌出最晚,到成年后才长出,称迟牙(智牙)。有人甚至终生不出迟牙(表2-1)。因此,恒牙数为28~32个均属正常。

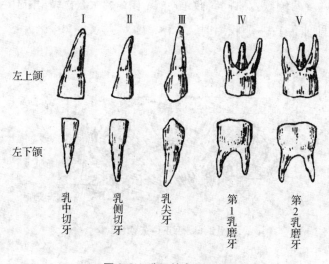

图 2-8 乳牙的名称和符号

表 2-1 牙的萌出和脱落年龄

乳牙			恒牙	
名称	萌出年龄/(个月)	脱落年龄/岁	名称	萌出年龄/岁
乳中切牙	6—7	6	中切牙	6—7
乳侧切牙	6—10	8	侧切牙	7—9
乳尖牙	16—20	12	尖牙	9—12
第1乳磨牙	12—16	10	第1前磨牙	10—12
第2乳磨牙	20—30	11—12	第2前磨牙	10—12
			第1磨牙	6—7
			第2磨牙	11—14
			第3磨牙	18—28

恒牙可分为切牙、尖牙、前磨牙和磨牙4类(图2-9)。

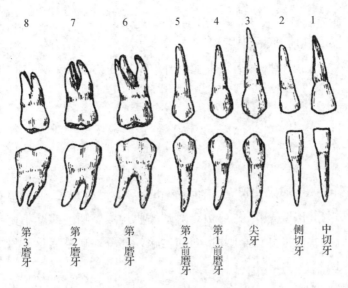

图 2-9 恒牙的名称和符号

乳牙在上、下颌的左、右侧各有 5 个,恒牙则各有 8 个,临床上为了记录牙的位置,常以本人的方位为准,以"十"表示左、右侧及上、下颌牙的位置,并以罗马数字 Ⅰ—Ⅴ 表示乳牙(图 2-8),用阿拉伯数字 1—8 表示恒牙(图 2-9)。如 |Ⅴ 表示左上颌第 2 乳磨牙,7| 表示右上颌第 2 磨牙。

4. 牙周组织

牙周组织由牙周膜、牙槽骨和牙龈构成,对牙起保护、固定和支持的作用。牙周膜,即牙槽骨膜,是介于牙根和牙槽骨之间的致密结缔组织,有固定牙根、缓冲咀嚼时的压力等作用。牙龈是口腔黏膜的一部分,包被牙颈,血管丰富,颜色红润,并与牙周膜紧密相连。

(五) 口腔腺

口腔腺又称唾液腺,具有分泌唾液、清洁口腔和消化食物等功能。除唇腺、颊腺等小腺体外,主要有下列 3 对大唾液腺(图 2-10)。

1. 腮腺

腮腺是最大的一对唾液腺,呈不规则的三角形,位于耳廓的前下方。前缘有腮腺管穿出。腮腺管在颧弓下方约 1 横指处,通过咬肌表面,穿颊肌,开口于平对上颌第 2 磨牙的颊黏膜处。

2. 下颌下腺

下颌下腺位于下颌体内面,其导管开口于舌下阜。

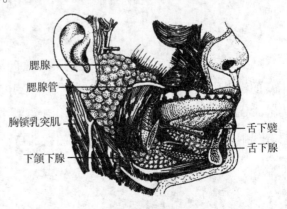

图 2-10 唾液腺

3. 舌下腺

舌下腺最小,位于口腔底舌下襞深面。舌下腺导管有大、小两种,舌下腺小管约有 10 条,开口于舌下襞表面;舌下腺大管有 1 条,开口于舌下阜。

二、咽

咽为前后略扁的漏斗形肌性管道,位于颈椎的前方,上起颅底,下于第 6 颈椎体下缘移行为食管。咽的后壁和侧壁完整,主要由 3 对咽缩肌构成。咽的前壁不完整,分别与鼻腔、口腔和喉腔相遇,因而,咽被分为鼻咽、口咽和喉咽三部分。咽是消化道与呼吸道的共同通道(图 2-11、图 2-12)。

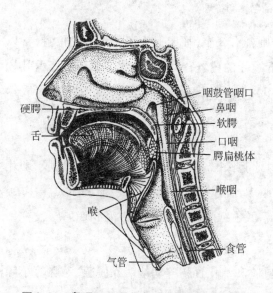

图 2-11 鼻咽、口咽和喉咽的正中矢状切面

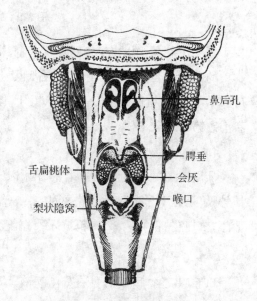

图 2-12 咽(后面观)

(一) 鼻咽

鼻咽位于鼻腔的后方,介于颅底与软腭之间。前经鼻后孔与鼻腔相通,后壁黏膜下有丰富的淋巴组织,称咽扁桃体。侧壁正对下鼻甲后方 1.5 cm 处有咽鼓管咽口,借咽鼓管通鼓室。咽鼓管咽口的前、上、后方有明显的半环形隆起,称咽鼓管圆枕,是咽鼓管吹张术时寻找咽鼓管咽口的标志。在咽鼓管圆枕的后上方有一凹陷,称咽隐窝,是鼻咽癌的好发部位。

(二) 口咽

口咽位于口腔的后方,在软腭与会厌上缘之间,上通鼻咽,下通喉咽,前经咽峡通口腔。

口咽的外侧壁上可见扁桃体窝及窝内的腭扁桃体。

腭扁桃体是由淋巴组织为主构成的卵圆形的结构,表面覆有黏膜。黏膜内陷形成 10~20 个小凹,称扁桃体小窝。扁桃体小窝可有脓液及食物残渣积存(图 2-3、图 2-11)。

舌扁桃体、腭扁桃体和咽扁桃体等共同围成的结构称咽淋巴环,是呼吸道和消化道的重要防御装置。

(三)喉咽

喉咽位于喉的后方,会厌上缘至第 6 颈椎体下缘平面之间。喉咽前经喉口通喉腔,向下移行为食管。喉咽是咽腔中最狭窄的部分,喉口两侧各有一陷凹,称梨状隐窝,是异物易于滞留的部位。

三、食管

(一)食管的位置、形态和分部

食管为一前后扁窄的肌性管道,上端在第 6 颈椎体下缘起于咽,下行于脊柱的前方,穿过膈的食管裂孔,于第 11 胸椎左侧与胃连接,全长约 25 cm。按其行程可分为三部分:颈部较短,长约 5 cm,从起始端至胸骨颈静脉切迹平面之间,前与气管相贴,后与脊柱相邻,两侧有颈部大血管。胸部较长,为 18~20 cm,位于颈静脉切迹平面至食管裂孔之间,前方自上而下依次有气管、左主支气管和心包。腹部最短,长 1~2 cm,位于食管裂孔至贲门之间(图 2-13)。

(二)食管的狭窄

食管全长有 3 个生理性狭窄:第 1 狭窄在食管的起始处,距中切牙约 15 cm;第 2 狭窄在食管与左主支气管相交叉处,距中切牙约 25 cm;第 3 狭窄在食管穿过膈的食管裂孔处,距中切牙约 40 cm(图 2-13)。这些狭窄是食物滞留和食管癌的好发部位;在进行食管插管时,也要注意这三处狭窄。

四、胃

胃是消化管中最膨大的部分,上接

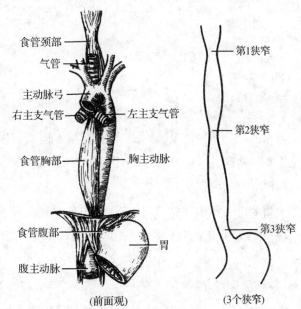

图 2-13 食管

食管,下续十二指肠。成人胃的容量约 1 500 mL,新生儿胃的容量约为 30 mL。胃具有分泌胃液、容纳和初步消化食物及内分泌等功能。

(一) 形态和分部

1. 胃的形态

胃有上下两缘、前后两壁和入出两口。胃的上缘凹陷,朝向右上方,称胃小弯。其最低处形成一切迹,称角切迹。它是胃体与幽门部在胃小弯的分界。胃的下缘隆凸,朝向左下方,称胃大弯。胃的入口称贲门,上接食管;出口称幽门,下续十二指肠(图 2-14)。胃小弯近幽门处是胃溃疡好发部位。

2. 胃的分部

胃分贲门部、胃底、胃体和幽门部四部分。贲门部位于贲门的附近;贲门平面以上凸起的部分称胃底;胃中间的大部分称胃体;幽门部位于角切迹与幽门之间,临床上常称此部为胃窦。在幽门部大弯侧有一不甚明显的浅沟,将幽门部分为右侧的幽门管和左侧的幽门窦(图 2-14)。

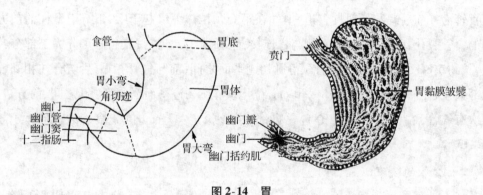

图 2-14 胃

(二) 位置和毗邻

1. 胃的位置

胃的位置常因体型、体位和充盈程度不同而有较大变化。在中等充盈的状态下,大部分位于左季肋区,小部分位于腹上区(图 2-15)。

2. 胃的毗邻

胃的毗邻在中等充盈状态下,贲门位于第 11 胸椎体左侧,幽门在第 1 腰椎体右侧。胃前壁(图 2-15)右侧邻近肝左叶,左侧邻膈并被左肋弓所遮盖,在剑突下方的胃前壁直接与腹前壁相贴,是临床上的胃触诊部位。胃后壁(图 2-16)与胰、横结肠、左肾上腺和左肾相邻。胃底与膈和脾相贴。

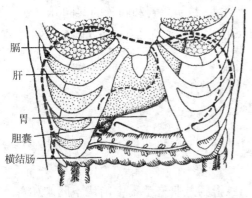
图 2-15 胃前面的毗邻

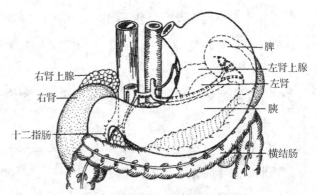
图 2-16 胃后面的毗邻

>> 五、小肠

小肠是消化管中最长的一段,是消化食物和吸收营养的主要场所,并具有内分泌功能。小肠上起幽门,下续盲肠,成人全长 5~7 m,分十二指肠、空肠和回肠三部分。

(一)十二指肠

十二指肠是小肠的起始端,介于胃与空肠之间,成人约 25 cm,呈"C"形环抱胰头,可分为上部、降部、水平部和升部(图 2-17)。

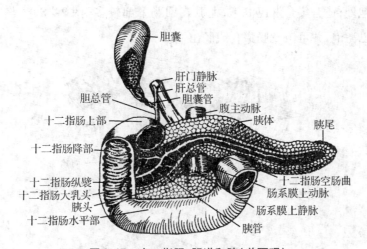
图 2-17 十二指肠、胆道和胰(前面观)

1. 上部

上部在第 1 腰椎体右侧起自胃的幽门,斜向右后方至肝门下方急转向下,移行为降部。上部壁薄腔大,黏膜光滑,又称十二指肠球部。临床上,上部是十二指肠溃疡的好发部位。

2. 降部

降部自肝门下降,至第 3 腰椎水平弯向左侧,续于水平部。降部黏膜皱襞发达,后内侧壁上有十二指肠纵襞。纵襞下端的突起称十二指肠大乳头,是胆总管和胰管的共同开口处。此处,距离中切牙约 75 cm。在大乳头的上方还有十二指肠小乳头,是副胰管的开口。

3. 水平部

水平部自第 3 腰椎右侧,向左横行达第 3 腰椎左侧续于升部。

4. 升部

升部最短,自第 3 腰椎左侧斜向左上方,达第 2 腰椎水平,急转向前下,与空肠相接,转折处形成的弯曲称十二指肠空肠曲。

十二指肠空肠曲被十二指肠悬肌连于腹后壁,十二指肠悬肌是手术中确认空肠起始部的重要标志。

(二) 空肠和回肠

空肠和回肠迂回盘曲于腹腔的中、下部,相互延续呈袢状,称肠袢。空肠和回肠由腹膜包被,借肠系膜连于腹后壁,故活动度较大。

空肠上端起自十二指肠空肠曲,回肠下端连于盲肠。空、回肠之间无明显分界。一般空肠占空、回肠全长近侧的 2/5,位于腹腔的左上部。空肠管径较大,管壁较厚,血管丰富,颜色较红,黏膜环状皱襞密而高,绒毛较多,有散在的孤立淋巴滤泡;回肠占全长的远侧 3/5,位于腹腔右下部。回肠管径较小,肠壁较薄,血管较少,颜色较淡,环状皱襞、绒毛少而低,肠壁除有孤立淋巴滤泡外,还有集合淋巴滤泡,尤其在回肠下部较多(图 2-18)。伤寒杆菌多侵犯回肠的集合淋巴滤泡,并可诱发肠穿孔或肠出血。

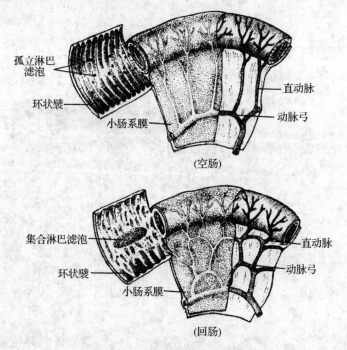

图 2-18　空肠和回肠的比较

六、大肠

大肠起于右髂窝处回肠末端,全长约1.5 m,分盲肠、阑尾、结肠、直肠和肛管五部分。大肠主要有吸收水分、分泌黏液、使食物残渣形成粪便并排出体外等功能。

盲肠、结肠表面具有3种特征性结构:即结肠带、结肠袋和肠脂垂(图2-19)。结肠带有3条,由肠壁的纵行肌增厚形成,沿肠管的纵轴排列。结肠袋是肠管向外形成的袋状突出。肠脂垂为附着在结肠带上的许多脂肪突起。上述特征是手术中区别大、小肠的标志。

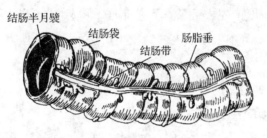

图2-19 结肠的特征

(一)盲肠与阑尾

盲肠是大肠的起始部,长6~8 cm,位于右髂窝内。盲肠下端为盲端,左侧中上部接回肠,向上与升结肠相续。回肠末端与盲肠相连处有上、下两片唇样黏膜皱襞,称回盲瓣。此瓣膜具有控制小肠内容物进入盲肠的速度和防止大肠内容物逆流到回肠的功能。在盲肠的后内侧壁回盲瓣下方约2 cm处有阑尾的开口(图2-20)。

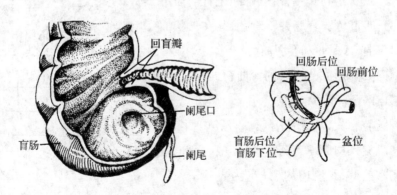

图2-20 盲肠与阑尾

阑尾为一蚓状盲管,一般长6~8 cm。阑尾末端游离,位置变化很大,但根部与盲肠的关系固定,即阑尾根部连接在盲肠的后内侧壁的3条结肠带汇合处,是手术中寻找阑尾的标志。阑尾根部的体表投影通常在脐与右髂前上棘连线的中、外1/3交点处,此处又称McBurney 点(麦氏点)。急性阑尾炎时,此点有明显压痛、反跳痛,具有一定的诊断价值。

(二) 结肠

结肠围绕于小肠周围,起于盲肠,终于直肠。结肠可分升结肠、横结肠、降结肠和乙状结肠四部分。

1. 升结肠

升结肠于右髂窝与盲肠相接,沿右侧腹后壁上升至肝右叶下方,向左转折形成结肠右曲(肝曲),移行于横结肠。

2. 横结肠

横结肠起自结肠右曲,向左横行至脾下方折向下形成结肠左曲(脾曲),续于降结肠。横结肠借系膜连于腹后壁,活动性较大,有时会发生扭转而导致肠梗阻。

3. 降结肠

降结肠起自结肠左曲,沿左侧腹后壁下行,至左侧髂嵴处移行于乙状结肠。升结肠和降结肠均贴于腹后壁,活动度较小。

4. 乙状结肠

乙状结肠于左侧髂嵴处起于降结肠,呈"乙"字形弯曲,沿左髂窝转入盆腔内,至第3骶椎平面续于直肠。乙状结肠借系膜连于左侧盆壁,活动性较大,也会发生扭转而导致肠梗阻。

(三) 直肠

直肠长 10~14 cm,位于小骨盆腔的后部。其上端在第3骶椎前方与乙状结肠相接,沿骶骨和尾骨前面下行,穿过盆膈,移行于肛管。直肠并不直,尤其在矢状面上可见两个明显弯曲,即骶曲和会阴曲(图2-21)。骶曲是直肠在骶骨前面下降形成凸向后的弯曲;会阴曲是直肠绕过尾骨尖形成的凸向前的弯曲。

直肠下段的肠腔膨大,称直肠壶腹。直肠内面有3个由黏膜和环形肌突入构成的直肠横襞,其中大而恒定的一条位于直肠右前壁,距肛门约 7 cm,为直肠镜检的定位标志(图2-22)。临床上,进行直肠镜或乙状结肠镜检查时,须注意直肠的弯曲和直肠横襞,以免造成损伤。

男、女直肠前面的毗邻不同,男性有膀胱、前列腺、输精管壶腹和精囊,女性则有子宫及阴道。直肠指诊可触及这些器官。

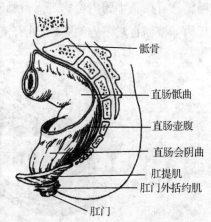

图 2-21 直肠的位置与外形

(四) 肛管

肛管上接直肠,末端终于肛门,长3~4 cm(图2-22)。肛管内面可见6~10条纵行的黏膜皱襞,称肛柱。相邻肛柱下端之间有半月状的黏膜皱襞相连,称肛瓣。肛瓣与其相邻的肛柱下端共同围成肛窦,粪屑易积存在窦内,如发生感染可引起肛窦炎。

肛瓣与肛柱下端共同连成锯齿状的环形线,称齿状线(肛皮线)。此线以上的肛管内衬黏膜,以下被覆皮肤。另外,齿状线的上、下方在动脉供应、静脉回流及神经支配等方面都存在明显差异,了解此点具有重要的临床意义。在肛管的黏膜下和皮下有丰富的静脉丛,病理情况下静脉丛可瘀血曲张,称为痔。发生在齿状线以上的称内痔,齿状线以下的称外痔。

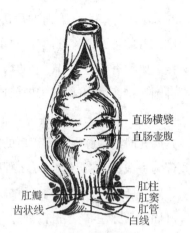

图2-22 直肠和肛管

在齿状线下方约1 cm处的环形区域称肛梳。肛梳下缘有一不明显的环形线,称白线,此线为肛门内、外括约肌的分界。肛门内、外括约肌环绕于肛管周围。肛门内括约肌为平滑肌,由肠壁的环行肌增厚形成,有协助排便的作用;肛门外括约肌为骨骼肌,位于肛门内括约肌周围,可控制排便。若手术时不慎损伤肛门外括约肌,会导致大便失禁。

第二节 消化腺

消化腺包括唾液腺、肝、胰及消化管壁内的小腺体。下面主要叙述肝脏和胰腺。

▶▶ 一、肝

肝是人体最大的腺体,呈红褐色,质软而脆,受外力冲击易破裂而大出血。国人肝的质量,男性为1 230~1 450 g,女性为1 110~1 300 g,占体质量的2%~2.5%。胎儿和新生儿肝的质量及体积相对较大,约占体质量的5%。

肝的血液供应十分丰富,肝是重要的代谢器官,主要有分泌胆汁、参与代谢、贮存糖原、解毒和吞噬防御等功能,此外,在胚胎时期还有造血功能。

(一) 肝的形态

肝呈楔形,可分为上、下两面和前、后两缘。肝的上面又称膈面,隆凸,贴于膈下,借矢状位的镰状韧带分为大而厚的肝右叶和小而薄的肝左叶(图2-23)。膈面的后部无腹膜被覆,称裸区。肝的下面又称脏面,凹凸不平,与腹腔器官邻接。脏面有一近似"H"形的沟。左纵沟的前部有肝圆韧带通过,肝圆韧带向前连于脐,是胎儿时期脐静脉闭锁后的遗迹;左纵沟的后部有静脉韧带,是胎儿时期静脉导管闭锁后的遗迹。右纵沟的前部为一浅窝,称胆囊窝,容纳胆囊;右纵沟的后部为腔静脉沟,有下腔静脉经过。横沟又称肝门,是

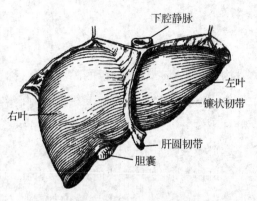

图2-23 肝的前面

肝固有动脉左右支、肝门静脉左右支、肝左右管以及神经和淋巴管出入之处。这些结构被结缔组织包绕,构成肝蒂。肝的脏面借"H"形沟分为4叶:右纵沟的右侧为肝右叶;左纵沟的左侧为肝左叶;左、右纵沟之间在横沟前方的为方叶;横沟后方的为尾状叶(图2-24)。

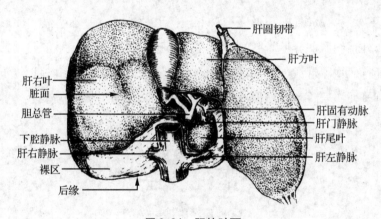

图2-24 肝的脏面

肝前缘(也称下缘)是肝的膈面与脏面的分界线,薄而锐利;肝的后缘厚而钝圆,在近腔静脉沟处有2~3条肝静脉注入下腔静脉,此处称为第2肝门。

(二) 肝的位置和毗邻

肝大部分位于右季肋区和腹上区,小部分位于左季肋区。肝前面大部分被胸廓所掩盖,仅在腹上区的左、右肋弓之间直接与腹前壁接触。

肝的上界与膈穹隆一致,其右侧最高点在右锁骨中线与第5肋的交点处,左侧在左锁骨中线与第5肋间隙的交点处。肝下界,在右侧与右肋弓一致,因此,成人在右肋弓下不能触及肝;在腹上区,肝下缘可低于剑突下约3 cm。3岁以下健康幼儿,由于腹腔的容积较小,而肝体积相对较大,肝下缘常低于右肋弓下1~2 cm,到7岁以后,在右肋弓下已不能触及。

肝的脏面在右叶从前向后分别邻接结肠右曲、十二指肠、右肾和右肾上腺,左叶下面与胃前壁相邻,后上部邻接食管腹部。

(三) 肝的分叶和分段

现代研究证明,肝内有4套管道,形成2个系统(图2-25)。肝门静脉、肝固有动脉及肝管的各级分支或属支均相伴而行,3套管道在肝内的分布基本一致,并由结缔组织囊(Glisson囊)包裹,组成了Glisson系统;另一套是肝静脉系统。

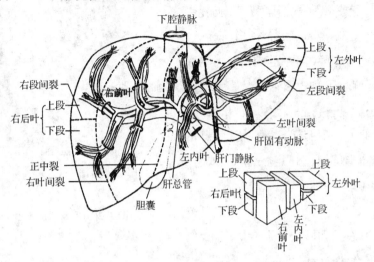

图 2-25　肝段划分

按照Glisson系统在肝内的分支和分布情况,一般将肝分成左、右半肝,5叶,6段(表2-2)。肝脏外科常根据这些分叶、分段来进行定位诊断和进行肝段、肝叶的切除。

表 2-2　肝的分叶和分段

肝	左半肝	左外叶	上段
			下段
		左内叶	
	尾状叶	左段	
		右段	
	右半肝	右前叶	
		右后叶	上段
			下段

(四) 肝外胆道系统

肝外胆道系统是指肝门以外的输送胆汁的管道系统,包括胆囊和输胆管道(肝左管、肝右管、肝总管、胆总管、肝胰壶腹)(图2-26),主要有贮存和输送胆汁的功能。

1. 胆囊

胆囊位于肝下面的胆囊窝内,呈梨形,是贮存和浓缩胆汁的囊状器官,容积为40~60 mL。胆囊上面借结缔组织与肝相连。胆囊分底、体、颈、管四部分(图2-26)。胆囊前端钝圆称胆囊底,于肝下缘突出,并与腹前壁相贴。胆囊底的体表投影在右锁骨中线与右肋弓相交处,当胆囊出现病变时,此投影处常出现明显压痛。中间大部分称胆囊体;胆囊体后端变细,移行为胆囊颈;胆囊颈移行于胆囊管,胆囊管比胆囊颈稍细,长3~4 cm,直径约0.3 cm。

胆囊内面衬有黏膜,其中胆囊底和体的黏膜呈蜂窝状,而胆囊颈和胆囊管的黏膜形成螺旋状皱襞,称螺旋襞,可控制胆汁的进出,胆囊结石易嵌顿于此处。由胆囊管、肝总管和肝的脏面围成的三角形区域,称胆囊三角(Calot三角),是胆囊手术时寻找胆囊动脉的标志。

2. 肝总管

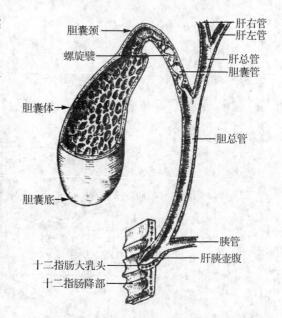

图2-26 胆囊及胆汁排出管道

肝总管由肝左管和肝右管汇合而成,长约3 cm,向右与胆囊管汇合成胆总管。

3. 胆总管

胆总管起自肝总管与胆囊管的汇合处,向下与胰管汇合,长4~8 cm,直径0.6~0.8 cm。胆总管在肝十二指肠韧带内下降,经十二指肠上部的后方,至胰头与十二指肠降部之间与胰管汇合,共同斜穿十二指肠降部的后内侧壁。两者汇合处形成略膨大的肝胰壶腹(Vater壶腹),开口于十二指肠大乳头。肝胰壶腹周围有增厚的环形平滑肌环绕,称肝胰壶腹括约肌(Oddi括约肌)。在胆总管和胰管末段的周围也均有少量平滑肌环绕,分别称胆总管括约肌和胰管括约肌。

平时,肝胰壶腹括约肌保持收缩状态,而胆囊舒张,肝细胞分泌的胆汁经肝左右管、肝总管、胆囊管进入胆囊贮存和浓缩;当人进食时,尤其进高脂肪食物后,由于食物和消化液的刺激,反射性地引起胆囊收缩,肝胰壶腹括约肌舒张,使胆囊内的胆汁经胆囊管、胆总管排入十二指肠,参与食物的消化。胆道可因结石、蛔虫或肿瘤等造成阻塞,使胆汁排出受阻,并引发胆囊炎或阻塞性黄疸等。

胆汁的排出途径如下:

胆汁(肝细胞分泌)→肝左、右管→肝总管→胆囊管→胆囊(贮存、浓缩)→胆囊管→胆总管→肝胰壶腹→十二指肠大乳头→十二指肠。

二、胰

胰是人体第二大消化腺,由内分泌部和外分泌部构成。内分泌部即胰岛,分泌胰岛素等参与调节血糖;外分泌部分泌胰液,在食物消化过程中起重要作用,有分解与消化蛋白质、脂肪和糖类等作用。

胰呈长条形,质软,灰红色,全长 17~20 cm,质量为 82~117 g。位于第 1、2 腰椎水平,横贴于腹后壁的腹膜后方。

胰分头、体、尾三部分,各部间无明显界限(图 2-27)。胰头较膨大,位于第 2 腰椎的右前方,被十二指肠环抱,并向左下方伸出一钩突。胰头后方与胆总管、肝门静脉相邻,因此,胰头癌患者可因胆总管受压而出现梗阻性黄疸;如肿块压迫肝门静脉,可影响其血液回流,出现腹水、脾肿大等症状;也可压迫十二指肠,导致上消化道梗阻。胰体位于胰头和胰尾之间,构成胰的大部分。胰体前面借网膜囊与胃相邻,故胃后壁的溃疡穿孔或癌肿常与胰粘连。胰尾为胰体伸向左上方较细的部分,邻接脾门。

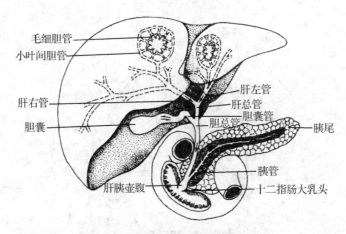

图 2-27 输胆管道和胰腺模式图

胰管是位于胰的实质内运输胰液的管道,贯穿胰的全长。它与胆总管汇合成肝胰壶腹,开口于十二指肠大乳头。此外,在胰管的上方,可有一条副胰管,副胰管开口于十二指肠小乳头。

第三章

呼吸系统

呼吸系统由呼吸道和肺组成(图3-1),具有执行机体与外界气体交换的功能。此外,鼻还兼有嗅觉功能,喉兼有发音功能。呼吸道是传送气体的管道,包括鼻、咽、喉、气管和各级支气管;临床上把鼻、咽和喉称为上呼吸道,把气管、主支气管及各级支气管称为下呼吸道。肺是进行气体交换的器官,由肺内各级支气管、肺泡以及肺间质组成。

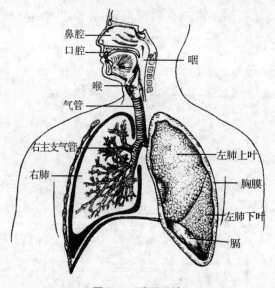

图3-1 呼吸系统

第一节 呼吸道

▶▶ 一、鼻

鼻是呼吸道的起始部,也是嗅觉器官。分为外鼻、鼻腔和鼻旁窦三部分。

(一) 外鼻

外鼻位于面部中央,呈三棱锥形,以骨和软骨为支架,外覆皮肤。外鼻上端位于两眼之间狭窄的部分称鼻根,中部称鼻背,下端称鼻尖。鼻尖两侧呈弧状扩大的部分称鼻翼,呼吸困难时可出现鼻翼翕动。左、右鼻翼下方有鼻孔,向内通鼻腔。从鼻翼外侧延伸至口角有一浅沟,称鼻唇沟,面肌瘫痪时,鼻唇沟可以变浅或消失。

(二) 鼻腔

鼻腔以骨和软骨为基础,内面覆以黏膜和皮肤。鼻腔被鼻中隔分为左、右两腔,向前经鼻孔通外界,向后经鼻后孔通鼻咽。鼻中隔由犁骨、筛骨垂直板和鼻中隔软骨等覆以黏膜构成,常偏向一侧(图3-2)。每侧鼻腔被鼻阈分为鼻前庭和固有鼻腔。鼻阈是鼻内皮肤和黏膜分界的标志。

鼻前庭位于鼻腔前下部,内衬以皮肤,生有鼻毛,可滤过、净化空气,是鼻疖肿的好发部位。

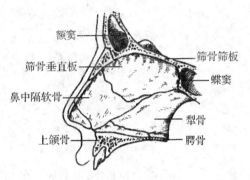

图3-2 鼻中隔

固有鼻腔的外侧壁自上而下有上鼻甲、中鼻甲和下鼻甲(图3-3)。3个鼻甲的下方分别有上鼻道、中鼻道和下鼻道。在上鼻甲的后上方与鼻腔顶之间的凹陷称蝶筛隐窝。上、中鼻道及蝶筛隐窝分别有鼻旁窦的开口。下鼻道有鼻泪管的开口(图3-4)。

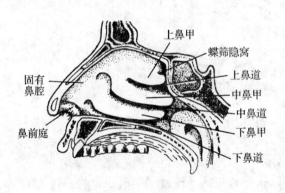

图3-3 鼻腔外侧壁(右侧)

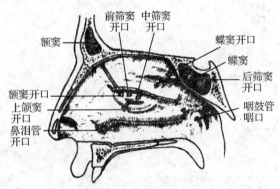

图3-4 鼻旁窦及鼻泪管的开口(鼻甲切除)

鼻黏膜按其生理功能分为嗅区与呼吸区。嗅区位于上鼻甲及其相对应的鼻中隔以上的黏膜,活体呈苍白或淡黄色,含有嗅细胞,为嗅觉感受区。其余大部分的黏膜为呼吸区,活体呈淡红色,内含有丰富的血管、黏液腺和纤毛,对吸入的空气有加温、湿润和净化作用。

鼻中隔前下方黏膜内血管丰富而表浅,外伤或空气干燥易破裂出血,故称易出血区(Little区)。90%的鼻出血发生于此。

（三）鼻旁窦

鼻旁窦由骨性鼻旁窦衬以黏膜构成（图3-5），能温暖、湿润空气，并对发音产生共鸣。

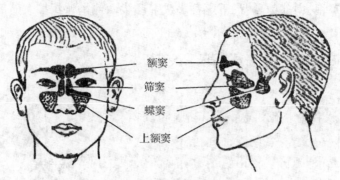

图3-5 鼻旁窦的体表投影

鼻旁窦共4对，即上颌窦、额窦、筛窦和蝶窦，分别位于同名的颅骨内。上颌窦、额窦、筛窦前、中群开口于中鼻道，筛窦后群开口于上鼻道；蝶窦开口于蝶筛隐窝（图3-4）。由于鼻窦黏膜与鼻腔黏膜相延续，故鼻腔炎症易蔓延至鼻旁窦，导致鼻窦炎。上颌窦是鼻旁窦中最大的一对，窦口高于窦腔底部，故炎症脓液引流不畅，炎症不易愈合；且上颌窦底邻近上颌磨牙牙根，此处骨质菲薄，牙根感染常可波及上颌窦，引起牙源性上颌窦炎。因此，临床上鼻窦的炎症中，上颌窦炎最多见。

二、咽

见消化系统。

三、喉

喉位于颈前部正中，相当于第4—6颈椎高度。上通咽，下接气管，前面被舌骨下肌群覆盖，两侧有颈部大血管、神经及甲状腺侧叶。喉以软骨为基础，借软骨关节、韧带和肌肉连结而成。喉既是气体通道，又是发音器官。喉可随吞咽或发音而上下移动。

（一）喉软骨

喉软骨构成喉的支架，包括甲状软骨、环状软骨、会厌软骨各1块和1对杓状软骨（图3-6、图3-7、图3-8）。

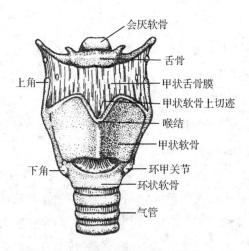

图 3-6 喉的软骨及连结(前面观)

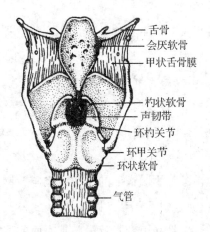

图 3-7 喉的软骨及连结(后面观)

1. 甲状软骨

甲状软骨是喉软骨中最大的一块,位于舌骨下方,由两块甲状软骨板的前缘借前角合成。前角上端向前突出,称喉结,在成年男子尤为明显。甲状软骨板的后缘游离并向上、下发出突起,分别称上角和下角。上角借韧带与舌骨大角相连,下角与环状软骨外侧部构成环甲关节。

2. 环状软骨

环状软骨位于甲状软骨下方,是喉软骨中唯一完整的环形软骨,由前部低窄的环状软骨弓和后部高宽的环状软骨板构成,板上缘两侧及环状软骨的两外侧部有 4 个小的关节面。环状软骨弓平对第 6 颈椎,是颈部的重要标志之一。

3. 会厌软骨

会厌软骨形似树叶,上宽下窄,上端游离,下端借韧带连于喉结内面的后下方。会厌软骨外覆黏膜构成会厌。吞咽时,喉上提,会厌盖住喉口,防止食物误入喉腔。

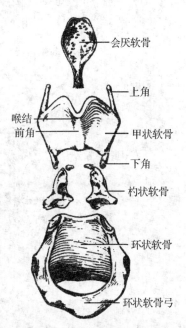

图 3-8 分离的喉的软骨

4. 杓状软骨

杓状软骨位于环状软骨板上缘,形似三棱锥体,可分尖、底和两突。尖向上,底的下面有关节面。由底向前伸出的突起称声带突,有声韧带附着;由底向外侧伸出的突起称肌突,有喉肌附着。

(二)喉的连结

喉的连结(图 3-6、图 3-7)包括喉软骨之间以及喉软骨与舌骨和气管软骨环之间的连结。

1. 环甲关节

环甲关节由甲状软骨下角和环状软骨外侧部关节面构成。甲状软骨借此关节在冠状轴上做前倾和复位运动,使声带紧张或松弛,以调节音调。

2. 环杓关节

环杓关节由环状软骨板上缘和杓状软骨底的关节面构成。杓状软骨借此关节在垂直轴上做旋转运动,使声带突向内、外侧转动,缩小或开大声门裂,以调节音量。

3. 弹性圆锥

弹性圆锥为圆锥形的弹性纤维膜,起自甲状软骨前角的后面,向下、向后止于环状软骨上缘和杓状软骨声带突(图3-9)。此膜上缘游离增厚,紧张于甲状软骨与声带突之间,称声韧带。声韧带和声带肌及覆盖其表面的喉黏膜构成声带。在甲状软骨下缘与环状软骨弓之间,弹性圆锥的纤维增厚,构成环甲正中韧带。当急性喉阻塞时,可在此进行穿刺,建立临时气体通道。

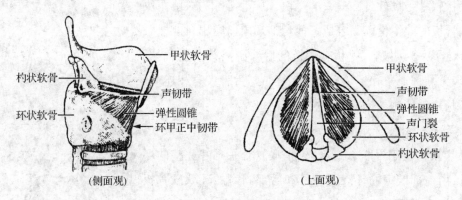

图 3-9　弹性圆锥

4. 甲状舌骨膜

甲状舌骨膜是连于甲状软骨上缘与舌骨之间的结缔组织膜,喉借此膜固定于舌骨上,并随吞咽上下运动。

(三) 喉肌

喉肌属骨骼肌,按功能可分为两群。一群作用于环甲关节,使声带紧张或松弛;另一群作用于环杓关节,使声门裂开大或缩小(图3-10)。因此喉肌的运动可控制调节音调的高低和发音的强弱。

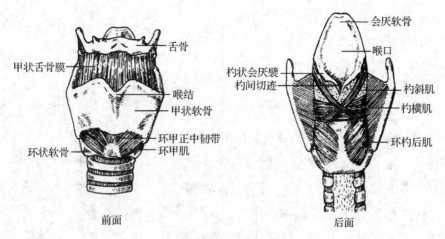

图 3-10 喉肌

(四)喉腔

喉腔上经喉口通喉咽,下通气管。喉腔的入口称喉口,朝向后上方,由会厌上缘、杓状会厌襞和杓间切迹围成。

喉腔侧壁上有两对前、后方走向的黏膜皱襞。上方一对称前庭襞,活体呈粉红色。左、右前庭襞之间的裂隙,称前庭裂。下方一对称声襞,活体颜色较白,左、右声襞的裂隙,称声门裂,是喉腔最狭窄的部位(图 3-11、图 3-12)。

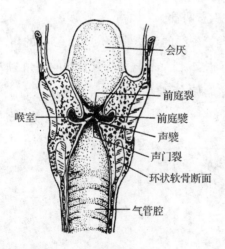

图 3-11 喉腔冠状切面

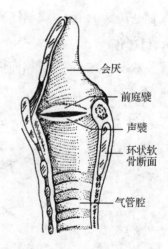

图 3-12 喉的正中矢状切面

喉腔借前庭裂和声门裂分为三部分:①从喉口至前庭裂之间的部分,称喉前庭;②前庭裂和声门裂之间的部分,称喉中间腔,此腔向两侧延伸的隐窝,称喉室;③声门裂至环状软骨下缘之间的部分,称声门下腔,其黏膜下组织疏松,炎症时易引起喉水肿。尤其是婴幼儿喉腔较窄小,常因喉水肿引起喉阻塞,产生呼吸困难等症状。

四、气管和主支气管

(一) 气管

气管位于食管前方,上接环状软骨,经颈部正中下行入胸腔,在胸骨角平面分为左、右主支气管,分叉处称气管杈(图3-13)。此处内面有一向上凸起的半月状嵴,称气管隆嵴,是支气管镜检查时的定位标志。

气管由14~17个"C"形的气管软骨环以及各环之间的平滑肌和结缔组织构成。"C"形的气管软骨环缺口均朝后,由平滑肌和纤维组织膜封闭,构成膜壁。气管根据行程与位置,以胸骨的颈静脉切迹为界,可分为颈部和胸部。气管切开术常选择在气管颈部第3—5气管软骨环处进行。甲状腺的峡部多位于第2—4气管软骨的前面。

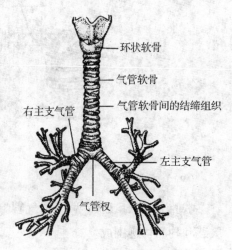

图 3-13　气管和主支气管

(二) 主支气管

主支气管是气管分出的一级支气管,有左、右两管。

左主支气管细而长,平均长4~5 cm,与气管中线的延长线形成35°~36°的角,走行较倾斜,经左肺门入左肺。右主支气管粗而短,平均长2~3 cm,与气管延长线的夹角为22°~25°,走行较陡直,经右肺门入右肺。加之气管隆嵴略偏左侧,故气管内异物易坠入右主支气管。

第二节　肺

一、肺的位置和形态

肺位于胸腔内、膈的上方、纵隔的两侧(图3-14、图3-15)。

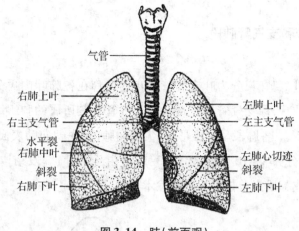

图 3-14 肺（前面观）

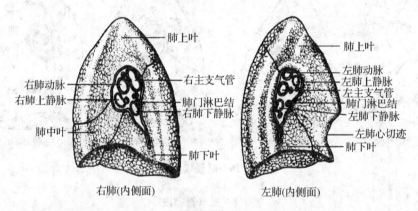

图 3-15 肺

肺表面覆有脏胸膜，光滑湿润。肺质软而轻，呈海绵状富有弹性。婴幼儿的肺呈淡红色，随着年龄的增长，肺的颜色逐渐变为暗红色或深灰色。成人肺质量约等于体质量的 1/50。

肺形似圆锥，有一尖、一底、两面和三缘。肺尖呈钝圆形，经胸廓上口突至颈根部，高出锁骨内侧 1/3 上方 2~3 cm。肺底凹向下，贴于膈上面，故又称膈面。肋面隆凸，邻接肋和肋间隙。内侧面毗邻纵隔，亦称纵隔面，此面中部凹陷，称肺门，是主支气管、肺动脉、肺静脉、淋巴管和神经等出入之处。这些结构被结缔组织包绕，构成肺根。肺的前缘薄锐，左肺前缘下部有心切迹，肺的后缘圆钝，肺的下缘亦较薄锐。

左肺狭长，右肺宽短。左肺有从后上斜向前下的斜裂，将其分为上、下两叶；右肺除有斜裂外，还有一条近似水平方向的水平裂，两裂将右肺分为上、中、下三叶。

二、肺内支气管和支气管肺段

左、右主支气管进入肺门,分为叶支气管。叶支气管在各肺叶内再分为段支气管,并在肺内反复分支,呈树枝状,称支气管树。每一段支气管及其所属的肺组织,称一个支气管肺段,简称肺段(图3-16)。各肺段呈圆锥形,其尖朝向肺门,底朝向肺表面。按照段支气管的分支分布,左、右肺可分为8~10个肺段(表3-1)。由于肺叶、肺段结构和功能的相对独立性,临床上可以肺叶或肺段为单位进行肺切除术。

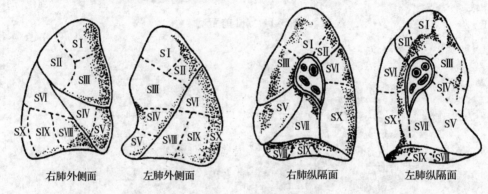

图 3-16 肺段模式图

表 3-1 支气管肺段

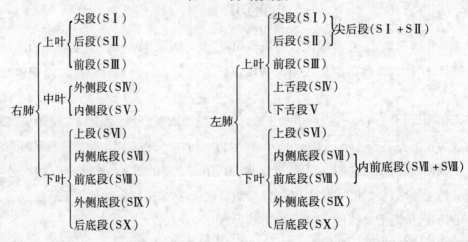

第三节 胸 膜

一、胸膜的概念

胸膜是一层薄而光滑的浆膜,可分脏胸膜与壁胸膜两部分(图3-17)。由脏胸膜与壁胸膜在肺根处相互移行所形成的封闭的潜在性腔隙,称胸膜腔。胸膜腔左右各一,互不相通,腔内呈负压,仅有少量浆液,可减少呼吸时胸膜间的摩擦。

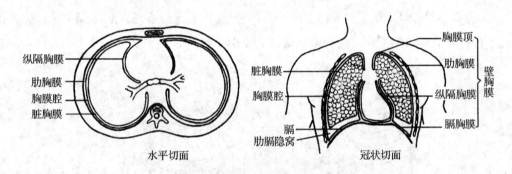

图 3-17　胸膜与胸膜腔示意图

二、胸膜的分部及胸膜隐窝

脏胸膜紧贴肺表面,与肺紧密结合,并伸入肺叶间的裂隙内。壁胸膜因部位不同可分为四部分:①胸膜顶:位于肺尖上方,突出胸廓上口,伸向颈根部,高出锁骨内侧1/3上方2~3cm,针灸或做臂丛麻醉时,勿穿破胸膜顶,以免造成气胸;②肋胸膜:贴附于肋骨与肋间隙内面;③纵隔胸膜:衬于纵隔的两侧,其中部包绕肺根,移行为脏胸膜,并在肺根下方前后两层重叠,连于纵隔与肺内侧面之间的下部,构成肺韧带,是肺手术的标志;④膈胸膜:覆盖于膈的上面。

壁胸膜相互移行转折处的胸膜腔,即使在深吸气时,肺下缘也不能伸入其间,故称胸膜隐窝。其中最为明显的是在肋胸膜和膈胸膜相互转折处的胸膜隐窝,称肋膈隐窝,是胸膜腔的最低部位,胸膜腔积液常积聚于此处。

三、胸膜和肺的体表投影

胸膜的体表投影是指壁胸膜各部互相移行形成的转折线在体表的投影位置,标志着胸膜腔的范围。

(一)胸膜与肺前界的体表投影

胸膜前界是肋胸膜和纵隔胸膜在前部的转折线。两侧均起自胸膜顶,向内下方经胸锁关节后方至第2胸肋关节水平,两侧互相靠拢,在中线附近垂直下行。左侧在第4胸肋关节处斜向外下,沿胸骨左缘外侧2～2.5 cm处下行,至第6肋软骨,移行为左胸膜下界;右侧在第6胸肋关节处右转,移行为右胸膜下界。由于左、右胸膜前界上、下两端相互分开,所以在胸骨后面形成两个无胸膜的三角形间隙,上方的间隙称胸腺区,内有胸腺;下方的间隙称心包区,其内有心和心包。在心包区的左胸肋角处,是临床上进行心包穿刺的安全区。肺的前界几乎与胸膜前界相同。肺尖与胸膜顶的体表投影一致(图3-18、图3-19)。

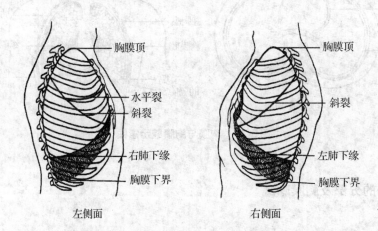

图3-18 胸膜与肺的体表投影

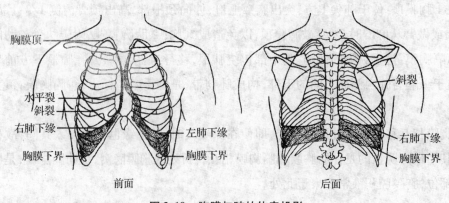

图3-19 胸膜与肺的体表投影

（二）胸膜和肺下界的体表投影

胸膜下界是肋胸膜与膈胸膜的转折线。右侧起自第 6 胸肋关节处，左侧起自第 6 肋软骨距胸骨左缘 2~2.5 cm 处，两侧均斜向外下方，在锁骨中线与第 8 肋相交，腋中线与第 10 肋相交，肩胛线与第 11 肋相交，在脊柱两侧平第 12 胸椎棘突水平。肺下界体表投影比胸膜下界高出约 2 根肋骨，即在锁骨中线与第 6 肋相交，腋中线与第 8 肋相交，肩胛线与第 10 肋相交，在脊柱旁平第 10 胸椎棘突水平（表3-2）。

表 3-2　肺和胸膜下界的体表投影

	锁骨中线	腋中线	肩胛线	后正中线
肺下界	第 6 肋	第 8 肋	第 10 肋	第 10 胸椎棘突
胸膜下界	第 8 肋	第 10 肋	第 11 肋	第 12 胸椎棘突

第四节　纵　隔

纵隔是左、右侧两纵隔胸膜之间所有器官、结构和结缔组织的总称。纵隔的境界：前界为胸骨，后界为脊柱胸段，两侧为纵隔胸膜，上界是胸廓上口，下界为膈（图3-20）。

纵隔通常以胸骨角水平面（平对第 4 胸椎椎体下缘）为界将纵隔分为上纵隔与下纵隔。下纵隔以心包为界，分为前纵隔、中纵隔和后纵隔。

上纵隔内主要有胸腺、头臂静脉、上腔静脉、膈神经、迷走神经、喉返神经、主动脉弓及其 3 条大分支、食管、气管、胸导管和淋巴结等。

前纵隔位于胸骨与心包之间，内有胸腺下部、部分纵隔前淋巴结及疏松结缔组织等。

中纵隔位于心包前、后界之间，内有心包、心脏及其相连的大血管、膈神经、奇静脉末端、心包膈血管及淋巴结等。

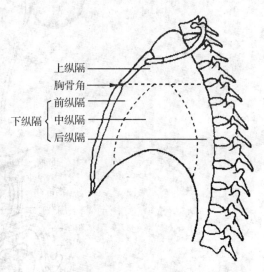

图 3-20　纵隔的分部

后纵隔位于心包与脊柱之间，内有主支气管、食管、胸主动脉、胸导管、奇静脉、半奇静脉、迷走神经、胸交感干和淋巴结等。

第四章

泌尿系统

泌尿系统由肾、输尿管、膀胱及尿道四部分组成。肾是生成尿的器官。肾产生的尿液经输尿管运送至膀胱暂时贮存,当尿液积存到一定量时,在神经的支配下,由尿道排出体外。机体在新陈代谢中所产生的废物(如尿素、尿酸)和多余的水分等,不断经泌尿系统排出体外,对保持内环境的相对稳定和电解质的平衡起着重要的作用。如肾功能发生障碍,代谢产物蓄积于体内,改变了内环境的理化性质,则产生相应的病变,严重时可出现尿毒症,甚至危及生命(图4-1)。

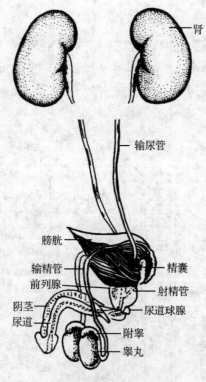

图4-1 男性泌尿生殖系统

第一节 肾

▶▶ 一、肾的形态

肾左右各一,是成对的实质性器官,柔软而光滑,外形呈前后略扁的蚕豆状,血供丰富,新鲜肾呈红褐色。肾平均质量为 130~150 g。肾的大小因人而异,一般女性肾略小于男性。肾可分上、下端,内、外侧缘和前、后面。肾上端宽而薄,下端窄而厚。前面较凸,朝向前外侧;后面较平,紧贴腹后壁。外侧缘凸隆;内侧缘中部凹陷,是肾的血管、淋巴管、神经和肾盂出入的部位,称为肾门。出入肾门的结构被结缔组织包裹成束,形成肾蒂。肾蒂主要结构的排列关系:由前向后依次为肾静脉、肾动脉和肾盂;从上向下依次为肾动脉、肾静脉和肾盂。因下腔静脉位于中线右侧,致使右侧肾蒂较左侧的为短,因而右肾手术比较困难。肾门向肾内凹陷形成的腔隙,称肾窦,内含肾动脉及其分支、肾静脉及其属支、肾小盏、肾大盏、肾盂和脂肪组织。

▶▶ 二、肾的构造

在肾的冠状切面上,可将肾实质分为皮质和髓质两部分(图 4-2)。

肾皮质主要位于浅层,富含血管,新鲜标本为红褐色,肉眼可见密布的细小颗粒(为肾小体)。肾皮质深入肾锥体之间的部分称为肾柱。

肾髓质位于肾实质的深部,色淡,由集合管和乳头管组成。这些管道形成 15~20 个圆锥形的肾锥体。锥体的底部朝向皮质,尖端圆钝、朝向肾窦,称为肾乳头。肾乳头的顶端有许多小孔,称为乳头孔。肾形成的尿液由乳头孔流入肾小盏内。

肾窦内有 7~8 个呈漏斗状的肾小盏。肾小盏包绕肾乳头,承接乳头孔排出的尿液。2~3 个肾小盏合成一个肾大盏。2~3 个肾大盏汇合成

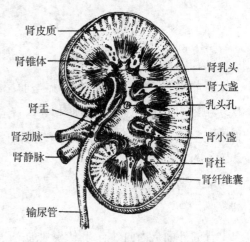

图 4-2 右肾的冠状切面

一个前后扁平、约呈漏斗状的肾盂。肾盂出肾门后,向下弯行,逐渐变细,移行为输尿管。

三、肾的位置

正常成年人的肾,位于腹膜后间隙,脊柱的两侧,紧贴腹后壁的上部(图4-3)。肾的长轴向外下倾斜。肾的高度:左肾上端平第12胸椎上缘,下端平第3腰椎上缘;右肾上端平第12胸椎下缘,下端平第3腰椎下缘,右肾低于左肾约半个椎体。第12肋斜越左肾后方的中部和右肾后方的上部。肾门约平第1腰椎平面,距后正中线约5 cm(图4-4)。肾门在背部的体表投影位于竖脊肌的外侧缘与第12肋之间的夹角处,称为肾区(脊肋角)。肾病患者,叩击此区可引起疼痛。正常情况下肾的位置可随呼吸和体位而上下移动,幅度为2~3 cm。肾的位置因年龄、性别等存在个体差异,一般女性低于男性,儿童低于成人,新生儿位置最低,有时可达髂嵴附近。

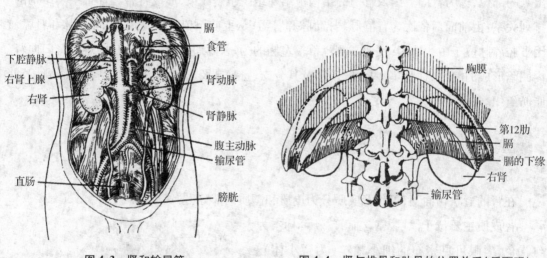

图4-3　肾和输尿管　　　　图4-4　肾与椎骨和肋骨的位置关系(后面观)

肾的毗邻:肾后面上1/3借膈与肋膈隐窝相邻,肾手术时应注意勿伤及胸膜。肾后下2/3与腰大肌、腰方肌和腹横肌相邻。肾前面,右肾邻十二指肠、肝右叶和结肠右曲;左肾邻胃、胰、空肠、脾和结肠左曲。两肾上端均紧邻肾上腺。

四、肾的被膜

肾的外面自内向外有纤维囊、脂肪囊、肾筋膜3层被膜包裹(图4-5)。

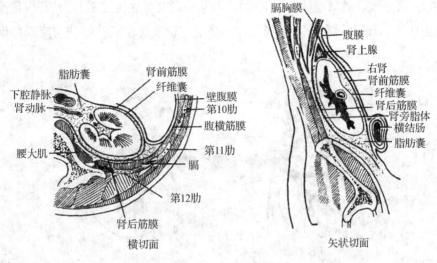

图 4-5 肾的被膜

(一) 纤维囊

纤维囊为贴附于肾实质表面的薄层致密坚韧的结缔组织膜，内含少量弹性纤维。正常情况下，易与肾脏分离，在病理情况下，则与肾脏发生粘连，不易剥离。肾破裂或肾部分切除时，须缝合此膜。

(二) 脂肪囊

脂肪囊为纤维囊外周的脂肪组织。在肾的边缘处脂肪较多，并通过肾门与肾窦内的脂肪组织相连续。脂肪囊对肾起弹性垫的保护作用。

(三) 肾筋膜

肾筋膜位于脂肪囊的外周，由腹膜外组织发育而来。肾筋膜分前、后两层，包被肾和肾上腺。在肾的上方和外侧，两层互相融合。在肾的下方两层分离，其间有输尿管通过。在肾的内侧，前层延至腹主动脉与下腔静脉的前面，与对侧肾筋膜前层相续连，后层与腰大肌筋膜融合。肾筋膜发出许多结缔组织小束，穿过脂肪囊连于纤维囊，因此，这三层结构融合在一起，共同对肾起固定作用。

肾的正常位置靠多种因素来维持，肾被膜、肾血管、肾的毗邻器官、腹内压以及腹膜等对肾均起固定作用。肾的固定装置不健全时，可形成肾下垂(游走肾)。

五、肾段的概念

肾动脉起自腹主动脉，进入肾门之前，多分为前、后两支，由前、后支分出 5 条段动脉。每一段动脉分布的肾实质区域称为肾段。肾段共有 5 个：即上段、上前段、下前段、下段和后段(图4-6)。肾各段动脉之间彼此没有吻合,若某一段动脉血流受阻时,其相应供血区的肾段即可发生坏死。肾段的划分,为肾局限性病变的定位及肾段或肾部分切除术提供了解剖学基础。

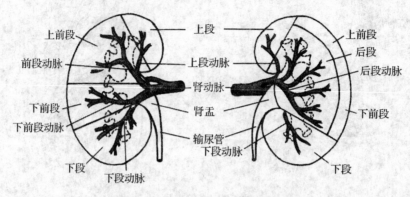

图4-6 肾段动脉和肾段(右侧)模式图

第二节 输尿管

输尿管为细长的肌性管道,左右各一,长度男性平均为 26.5 cm,女性平均为 25.9 cm,管径为 0.5~0.7 cm。上端与肾盂相续,下端终于膀胱。输尿管有较厚的平滑肌层,可做节律性的蠕动,使尿液不断地流入膀胱。

输尿管的行径与分段:输尿管按行径可分为腹段、盆段和壁内段。

(一) 腹段

腹段输尿管自肾盂下端起始后,在腹后壁腹膜的深面,沿腰大肌前面下降,达小骨盆入口处。此处左、右输尿管分别越过左髂总动脉末端和右髂外动脉起始部的前面。

(二) 盆段

盆段从髂血管前方入盆腔,沿盆侧壁向后下行走至膀胱底。在女性,输尿管经过子宫颈的外侧,距子宫颈约 2.0 cm,走在子宫动脉后下方,并与之交叉,这一毗邻关系在妇产科很重要,在子宫切除手术结扎子宫动脉时,要注意勿损伤输尿管。在男性,有输精管越过输尿管下端的前方。

(三) 壁内段

壁内段输尿管自膀胱底的外上角,向内下斜穿膀胱壁,开口于膀胱的输尿管口,长 1.5~2.0 cm。当膀胱充盈时,膀胱内压增高,将壁内段压扁,管腔闭合,可防止膀胱中的尿液反流入输尿管。若壁内段过短或其周围的肌组织发育不良,则可出现尿反流现象。

输尿管全长有3处狭窄:①肾盂与输尿管移行处;②与髂血管交叉处;③壁内段。当尿路结石下降时,易嵌顿于狭窄处。如因结石阻塞,导致输尿管过度扩张,可产生痉挛性收缩并产生绞痛,甚至引起肾积水。

第三节 膀 胱

膀胱是储存尿液的囊状、肌性器官,其形状、大小和位置均随尿液充盈的程度而变化。膀胱的平均容量,一般正常成年人为300~500 mL,最大容量可达800 mL。新生儿的膀胱容量约为成人的1/10。老年人由于膀胱肌肉的张力降低,容积增大。女性膀胱容量较男性为小。

一、膀胱的形态和膀胱壁的构造

(一)膀胱的形态

膀胱空虚时呈三棱锥体形(图4-7、图4-8)。顶端朝向前上,称膀胱尖。底部呈三角形,朝向后下,称膀胱底。尖与底之间的大部分称膀胱体。膀胱下部变细的部分称膀胱颈,有尿道的开口,即尿道内口,并与前列腺相邻。膀胱各部之间没有明显的界限。膀胱充盈时呈卵圆形。

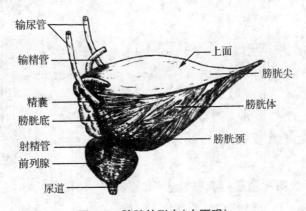

图4-7 膀胱的形态(右面观)

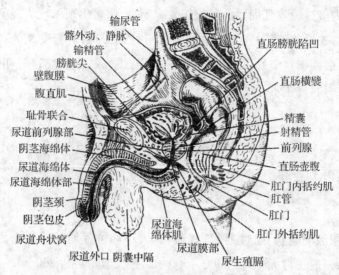

图4-8 男性骨盆正中矢状面

（二）膀胱壁的构造

膀胱壁由外到内由外膜、肌层和黏膜组成，膀胱空虚时，膀胱内面有许多黏膜皱襞；当膀胱充盈时，皱襞可消失。膀胱底的内面，两输尿管口和尿道内口之间的三角形区域，黏膜光滑，无皱襞，称膀胱三角，是肿瘤、结核的好发部位（图4-9）。两输尿管口之间有一横行皱襞，称输尿管间襞，活体呈苍白色，是膀胱镜检查时寻找输尿管口的标志。

二、膀胱的位置和毗邻

成人的膀胱（图4-10、图4-11、图4-12、图4-13）位于小骨盆的前部，其前方有耻骨联合，后方在男性有精囊（腺）、输精管壶腹和直肠，女性后方有子宫和阴道。膀胱颈在男性下邻前列腺，在女性下邻尿生殖膈。膀胱上面有腹膜覆盖，男性邻小肠，女性则有子宫伏于其上。

膀胱空虚时，膀胱尖不超过耻骨联合上缘。膀胱充盈时，膀胱尖即上升至耻骨联合以上，这时腹

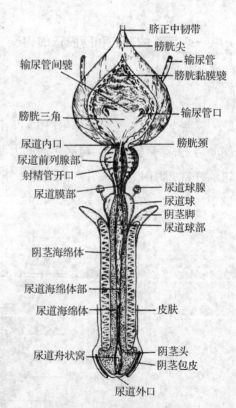

图4-9 膀胱和男性尿道

前壁内折向膀胱的腹膜也随之上移，使膀胱的前下壁直接与腹前壁相贴。此时在耻骨联合上方进行膀胱穿刺或膀胱手术，可避免损伤腹膜和腹膜腔。

新生儿膀胱的位置比成人高，大部分位于腹腔内。随着年龄的增长和盆腔的发育，膀胱

的位置逐渐下降,约在青春期达成人位置。老年人因盆底肌肉松弛,膀胱位置更低。

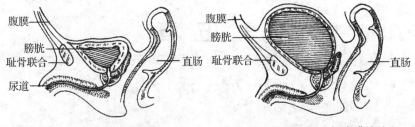

图 4-10　膀胱空虚时的位置　　　图 4-11　膀胱充盈时与腹膜的关系

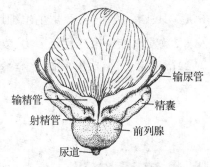
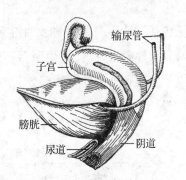

图 4-12　男性膀胱后面的毗邻　　　图 4-13　女性膀胱后面的毗邻

第四节　尿　道

尿道是排尿器官。男性尿道还有排精的功能,详见第五章第一节"男性生殖系统"。

女性尿道较男性尿道短、宽而直,长 3～5 cm,直径 0.6 cm,仅有排尿功能(图 4-14)。女性尿道起于膀胱的尿道内口,经阴道前方行向前下,与阴道前壁紧密相邻,穿尿生殖膈,此处有尿道阴道括约肌环绕,属横纹肌,可随意控制尿道排尿。尿道下端开口于阴道前庭。因女性尿道的后面与阴道相邻,并有短、宽、直和易于扩张等特点,故易引起逆行性尿路感染。

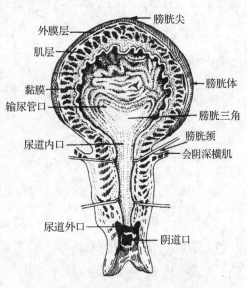

图 4-14　女性膀胱和尿道的额状切面

第五章

生殖系统

生殖系统包括男性生殖系统和女性生殖系统。其主要功能是:产生生殖细胞,繁殖后代,延续种族;分泌性激素,以促进生殖器官的发育,激发和维持第二性征。男、女性生殖系统均可分为内生殖器和外生殖器两部分。内生殖器位于体内,包括生殖腺、输送管道和附属腺体;外生殖器位于体表,主要为性的交接器官。

第一节 男性生殖系统

男性生殖系统包括内生殖器和外生殖器。内生殖器由生殖腺(睾丸)、输送管道(附睾、输精管、射精管、尿道)和附属腺体(精囊、前列腺、尿道球腺)组成。睾丸产生的精子,先贮存于附睾内,当射精时,精子经输精管、射精管和尿道排出。精囊腺、前列腺和尿道球腺的分泌物和输送管道产生的分泌物与精子混合,组成精液。外生殖器包括阴囊和阴茎。

一、内生殖器

(一) 睾丸

睾丸是男性生殖腺,能产生精子和分泌男性激素。

1. 睾丸的位置和形态

睾丸呈扁椭圆形,位于阴囊内,左右各一(图5-1)。表面光滑,分内、外侧面,前、后缘和上、下端。前缘游离;后缘有血管、神经和淋巴管出入,并与附睾和输精管下段(睾丸部)相贴。睾丸随着青

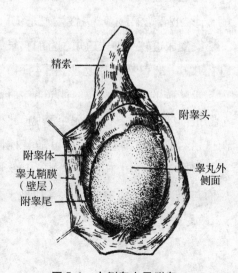

图 5-1 右侧睾丸及附睾

春期发育,迅速生长。老年人的睾丸随着性功能的衰退而萎缩变小。

2. 睾丸的结构

睾丸表面有一层坚厚的纤维膜,称为白膜。沿睾丸后缘白膜增厚,深入睾丸内形成睾丸纵隔。从纵隔发出许多结缔组织小隔,将睾丸实质分成100~250个睾丸小叶。睾丸小叶内含有1~4条盘曲的精曲小管。精曲小管的上皮能产生精子。小管之间的结缔组织内有分泌男性激素的间质细胞。精曲小管结合成精直小管,进入睾丸纵隔交织成的睾丸网。从睾丸网发出12~15条睾丸输出小管,出睾丸后缘的上部连接附睾内的附睾管(图5-2)。

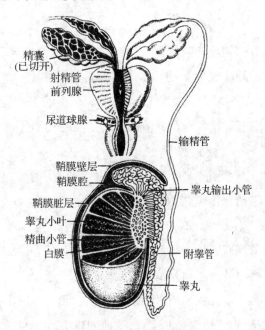

图5-2 睾丸的结构和排精模式图

(二) 附睾

附睾呈新月形,紧贴睾丸的上端和后缘而略偏外侧。上端膨大为附睾头,中部为附睾体,下端为附睾尾。附睾尾向内上弯曲移行为输精管。睾丸输出小管进入附睾后,弯曲盘绕形成膨大的附睾头,而后汇合成一条附睾管,附睾管迂曲盘绕而成附睾体和尾。附睾尾部的附睾管的末端续连输精管。附睾除暂时储存精子外,其分泌的液体供给精子营养,并促进精子进一步成熟。

(三) 输精管和射精管

输精管是附睾管的直接延续,平均长约50 cm,管壁较厚,肌层比较发达而管腔细小。活体触摸时,呈坚实的条索状。输精管行程较长,可分为四部分:①睾丸部:行程较迂曲,位于睾丸后缘,自附睾尾端,沿附睾内侧上行至睾丸上端平面。②精索部(皮下部):介于睾丸上端与腹股沟管皮下环之间,此处输精管易于经皮肤触摸,为输精管结扎的部位。③腹股沟管部:位于腹股沟管内,疝修补术时,注意勿损伤。④盆部:为最长的一段,输精管穿过腹股沟管腹环,向下沿盆侧壁行向后下,经输尿管末端前方至膀胱底的后面,在此两侧逐渐接近并扩大成输精管壶腹。输精管壶腹下端变细,与精囊的排泄管汇合成射精管。射精管长约2 cm,穿前列腺实质,开口于尿道的前列腺部。

精索是一对柔软的圆索状结构,由腹股沟管腹环经腹股沟管延至睾丸上端。精索内有输精管,睾丸动脉和蔓状静脉丛,输精管动、静脉,神经丛,淋巴管和腹膜突出的残余组织等。自皮下环以下,精索表面包有3层被膜,从内向外为精索内筋膜、提睾肌和精索外筋膜。

(四)附属腺体

1. 精囊

精囊又叫精囊腺,为长椭圆形的囊状器官,位于膀胱底的后方、输精管壶腹的外侧,左右各一(图5-3)。其排泄管与输精管壶腹的末端合成射精管。精囊分泌的液体组成精液的一部分。

2. 前列腺

前列腺是不成对的实质性器官,由腺组织和平滑肌组织构成。前列腺上端横径约4 cm,垂直径约3 cm,前后径约2 cm,表面包有筋膜鞘,称为前列腺囊。囊与前列腺之间有前列腺静脉丛。前列腺的分泌物是精液的主要组成部分。

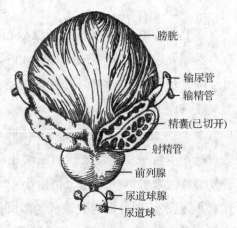

图5-3 精囊、前列腺和尿道球腺

前列腺呈前后稍扁的"栗子"形,上端宽大称为前列腺底,邻接膀胱颈(图5-4)。下端尖细,位于尿生殖膈上,称为前列腺尖。底与尖之间的部分称为前列腺体。体的后面较平坦,在后正中线上有一纵行浅沟,称为前列腺沟,是直肠指诊确认前列腺的标志。男性尿道在腺底近前缘处穿入前列腺,经腺实质前部,由前列腺尖穿出。近底的后缘处,有一对射精管穿入前列腺,开口于尿道前列腺部后壁的精阜上。前列腺的排泄管开口于尿道前列腺部的后壁。

前列腺一般分为5叶:前叶、中叶、后叶和两侧叶。中叶呈楔形,位于尿道与射精管之间(图5-4)。中叶和侧叶增生可压迫尿道,引起排尿困难甚至尿潴留。后叶是前列腺癌的好发部位。

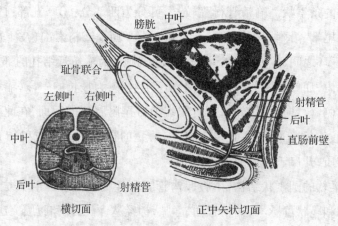

图5-4 前列腺的位置和分叶

前列腺位于膀胱与尿生殖膈之间。前列腺底与膀胱颈、精囊腺和输精管壶腹相邻。前方为耻骨联合,后方为直肠壶腹。直肠指诊时可触及前列腺的后面,向上并可触及输精管壶腹和精囊腺。小儿的前列腺甚小,性成熟期腺组织迅速生长。老年时,腺组织退化萎缩,腺内结缔组织增生,则形成前列腺肥大,以中叶和侧叶常见。

3. 尿道球腺

尿道球腺是一对豌豆大的球形器官,位于会阴深横肌内。腺的排泄管细长,开口于尿道球部。

精液由输精管道的分泌物及附属腺体特别是前列腺和精囊的分泌物组成,内含大量精子,呈乳白色,稍呈碱性,适于精子生存和活动。一次射精 2~5 mL,含精子 3 亿至 5 亿个。

二、外生殖器

(一) 阴囊

阴囊为一皮肤囊袋,位于阴茎的后下方(图 5-5)。阴囊的皮肤薄而柔软,有少量阴毛,色素沉着明显。阴囊壁由皮肤和肉膜组成。肉膜是阴囊的浅筋膜,含有平滑肌纤维。平滑肌可随外界温度变化呈反射性的舒缩,以调节阴囊内的温度,有利于精子的生长发育。肉膜在正中线向深部发出阴囊中隔,将阴囊腔分为左、右两部,分别容纳两侧的睾丸和附睾及精索。

阴囊深面有包被睾丸和精索的被膜,由外向内有:①精索外筋膜:是腹外斜肌腱膜的延续;②提睾肌:来自腹内斜肌和腹横肌,肌束呈襻状,排列稀疏,可反射性地提起睾丸;③精索内筋膜:来自腹横筋膜,较薄弱;④睾丸鞘膜:来源于腹膜,分壁层和脏层。脏层贴在睾丸和附睾的表面,于后缘处脏层返折移行于壁层。两层之间形成鞘膜腔,内有少量浆液,减少睾丸活动时的摩擦。病理情况下可因液体增多,形成鞘膜积液。

(二) 阴茎

阴茎可分为头、体和根三部分(图 5-6)。后端为阴茎根,藏于阴囊和会阴部皮肤的深面,固定于耻骨下支和坐骨支,为固定部。中部为阴茎体,呈圆柱形,以韧带悬于耻骨联合的前下方,为可动部。阴茎前端的膨大部分为阴茎头,头的尖端有呈矢状位较狭窄的尿道外口。头后较细的部分为阴茎颈。

阴茎主要由 2 个阴茎海绵体和 1 个尿道海绵体组成,外面包以筋膜和皮肤。阴茎海绵体为两端细的圆柱体,左、右各一,位于阴茎的背侧。左、右两者紧密结合,向前伸延,尖端变细,嵌入阴茎头底面的凹陷内。阴茎海绵体的后端左、右分离,称为阴茎脚,分别附于两侧的耻骨下支和坐骨支。尿道海绵体位于阴茎海绵体的腹侧,尿道贯穿其全长。中部呈圆柱形,前端膨大为阴茎头,后端膨大称为尿道球,位于两侧阴茎脚之间,固定在尿生殖膈的下面。

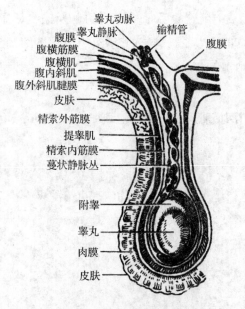

图 5-5　阴囊结构模式图

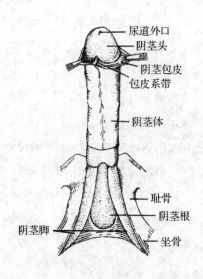

图 5-6　阴茎的外形

每个海绵体的外面都包有一层厚而致密的纤维膜,分别称为阴茎海绵体白膜和尿道海绵体白膜。海绵体内部由许多海绵体小梁和腔隙构成。腔隙是与血管相通的空隙。当腔隙充血时,阴茎即变粗变硬而勃起。3个海绵体外面共同包有浅、深阴茎筋膜和皮肤(图 5-7、图 5-8)。

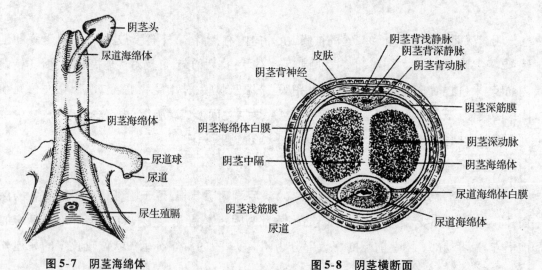

图 5-7　阴茎海绵体　　　　　　　　　图 5-8　阴茎横断面

阴茎的皮肤薄而柔软,富有伸展性,皮下无脂肪组织。皮肤在头和颈处与深层贴附紧密,其余部分则疏松易于游离。阴茎皮肤自颈处向前返折游离,形成包着阴茎头的双层环形皮肤皱襞,称为阴茎包皮。包皮的前端围成包皮口,在阴茎头腹侧中线上,连于尿道外口下端与包皮之间的皮肤皱襞,称为包皮系带。行包皮环切术时,应注意勿伤及包皮系带,以免影响阴茎的正常勃起。

幼儿的包皮较长,包着整个阴茎头,包皮口也小。随着年龄的增长,包皮逐渐退缩,包皮口也逐渐扩大。若包皮盖住尿道外口,但能够上翻露出尿道外口和阴茎头时,称为包皮过长。当包皮口过小,包皮完全包着阴茎头不能翻开时,称为包茎。在这两种情况下,都易因包皮腔内污物的刺激而发生炎症,也可诱发阴茎癌。

三、男性尿道

男性尿道兼行排尿和排精功能。尿道起自膀胱的尿道内口,止于尿道外口。男性成人尿道长 16~22 cm,管径平均为 5~7mm。全长分为三部分:前列腺部、膜部和海绵体部(图4-8、图4-9)。

临床上把前列腺部和膜部称为后尿道,海绵体部称为前尿道。

1. 尿道前列腺部

尿道前列腺部为尿道穿过前列腺的部分,管腔最宽,长约 2.5 cm。后壁上有一纵行隆起,称为尿道嵴。嵴中部隆起的部分称为精阜。精阜中央有小凹陷,称为前列腺小囊。其两侧有细小的射精管口,尿道嵴两侧的尿道黏膜上有许多前列腺排泄管的开口。

2. 尿道膜部

尿道膜部为尿道穿过尿生殖膈的部分,其周围有尿道膜部括约肌环绕,属于横纹肌。膜部管腔狭窄,是三部分中最短的一段,长度平均为 1.2 cm。此段位置比较固定。

3. 尿道海绵体部

尿道海绵体部为尿道穿过尿道海绵体的部分。尿道球内的尿道最宽,称为尿道球部,有尿道球腺开口于此。在阴茎头内的尿道扩大成尿道舟状窝。

尿道在行径中粗细不一,有 3 个狭窄、3 个扩大和 2 个弯曲。3 个狭窄:尿道内口、膜部和尿道外口。3 个扩大:前列腺部、尿道球部和尿道舟状窝。2 个弯曲:一个弯曲为耻骨下弯,在耻骨联合下方 2 cm 处,凹面向上,包括前列腺部、膜部和海绵体部的起始部。此弯曲恒定无变化。另一个弯曲为耻骨前弯,在耻骨联合的前下方,凹面向下,位于阴茎根和体之间。如将阴茎向上提起,此弯曲可以消失。当向男性尿道插入导尿管或器械时,便采取这种位置。

第二节 女性生殖系统

女性生殖系统包括内生殖器和外生殖器(图5-9)。内生殖器由生殖腺(卵巢)和输送管道(输卵管、子宫和阴道)组成。卵巢是产生卵子和分泌女性激素的器官。成熟的卵突破卵巢表面的生殖上皮排至腹膜腔,再经输卵管腹腔口进入输卵管,在管内受精后移至子宫,植入子宫内膜,发育成为胎儿。成熟的胎儿在分娩时,出子宫口,经阴道娩出。外生殖器即女阴。

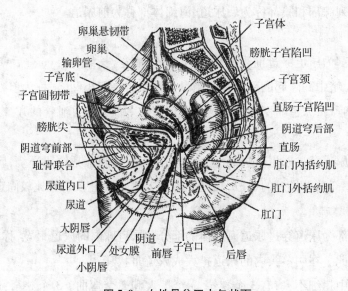

图5-9 女性骨盆正中矢状面

一、内生殖器

(一) 卵巢

卵巢是位于盆腔内成对的实质性器官,呈扁卵圆形,略呈灰红色,分内、外侧面,前、后缘和上、下端(图5-10)。外侧面贴靠盆腔侧壁的卵巢窝(相当于髂内、外动脉的夹角处,窝底有腹膜覆盖)。卵巢的内侧面朝向盆腔,与小肠相邻。上端与输卵管末端相接触,称为输卵管端。下端称为子宫端,借韧带连于子宫。后缘游离,称为独立缘。前缘借系膜连于子宫阔韧带,称为卵巢系膜缘。卵巢前缘中部有血管、神经等出入,称为卵巢门。

成年女子的卵巢大小为4 cm×3 cm×1 cm,质量为5~6 g。卵巢的大小和形状随年龄而有差异。幼女的卵巢表面光滑。性成熟期卵巢最大。此后,由于多次排卵,卵巢表面出现瘢痕,显得凹凸不平。35~40岁卵巢开始缩小,50岁左右随月经停止而逐渐萎缩。

卵巢在盆腔内的位置主要靠韧带来维持。卵巢悬韧带是由腹膜形成的皱襞,它起自盆壁,向下至卵巢上端,韧带内含有卵巢血管、淋巴管、神经丛、结缔组织和平滑肌纤维,是手术中寻找卵巢血管的标志。卵巢固有韧带(又称卵巢子宫索)由结缔组织和平滑肌纤维构成,自卵巢下端连至输卵管与子宫结合处的后下方,表面盖以腹膜,形成一腹膜皱襞。

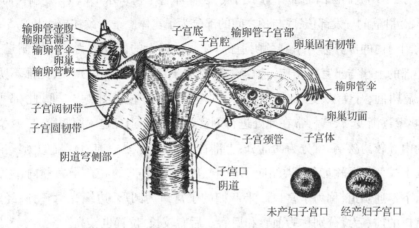

图 5-10 女性内生殖器

(二) 输卵管

输卵管是输送卵子的管道,长 10~12 cm,连于子宫底的两侧(图 5-10)。输卵管由内向外分为四部分:

1. 子宫部

子宫部为位于子宫壁内的一段,直径最细,约 1 cm,以输卵管子宫口通子宫腔。

2. 输卵管峡部

输卵管峡部短而狭窄,壁较厚,血管分布较少,水平向外移行为壶腹部。输卵管结扎术常在此进行。

3. 输卵管壶腹部

输卵管壶腹部较粗而长,壁薄而管腔较大,血供较丰富,约占输卵管全长的 2/3。其行程弯曲,自卵巢下端的高度沿卵巢前缘上行,再弯曲向后包绕卵巢上端,移行为漏斗部。卵一般在壶腹部内受精。

4. 输卵管漏斗部

输卵管漏斗部为输卵管末端膨大的部分,向后下弯曲覆盖在卵巢后缘和内侧面。漏斗末端的中央有输卵管腹腔口,开口于腹膜腔。卵巢排出的卵即由此进入输卵管。输卵管腹腔口周围,输卵管末端的边缘形成许多细长的突起,称为输卵管伞,盖在卵巢的表面。其中一个较大的突起连于卵巢,叫卵巢伞。输卵管伞是识别输卵管的标志。

(三) 子宫

子宫是壁厚、腔小的肌性器官,胎儿在此发育成长(图5-10)。

1. 子宫形态和分部

成年人的子宫犹如前后稍扁、倒置的梨形,长7~8 cm,宽约4 cm,厚2~3 cm。子宫形态分为三部分:上端宽而圆凸的部分为子宫底,在输卵管子宫口水平以上;下端长而狭细的部分为子宫颈,为肿瘤的好发部位;底与颈之间的部分为子宫体。子宫颈在成人长2.5~3.0 cm,其下端插入阴道内的部分称为子宫颈阴道部;在阴道以上的部分称为子宫颈阴道上部。子宫颈阴道上部的上端与子宫体相接,且较狭细,称为子宫峡。在非妊娠期,此部不明显,长仅1 cm;在妊娠期间,子宫峡逐渐伸展变长,形成子宫下段。妊娠末期,此部可延长至7~11 cm,峡壁逐渐变薄,产科常在此处进行剖宫取胎术,可避免进入腹膜腔,减少术后感染。

子宫的内腔较为狭窄,可分为两部分:上部在子宫体内,是一前后较扁的倒三角形,称为子宫腔。其上端两侧通输卵管,尖端向下通子宫颈管。下部的腔在子宫颈内,称为子宫颈管,呈梭形,下口通阴道,称为子宫口。未产妇的子宫口为圆形,边缘光滑整齐;经产妇为横裂状。子宫口的前、后缘分别称为前唇和后唇。后唇较长,位置也较高。

2. 子宫的位置

子宫位于盆腔的中央,在膀胱与直肠之间,下端接阴道,两侧有输卵管和卵巢。子宫底位于小骨盆入口平面以下,朝向前上方。子宫颈的下端在坐骨棘平面的稍上方。当膀胱空虚时,成年人子宫的正常姿势呈轻度的前倾前屈位(图5-11)。前倾是指子宫向前倾斜,子宫的长轴与阴道的长轴形成一个向前开放的钝角,略大于90°。人体直立时,子宫体伏于膀胱上面。前屈是指子宫体与子宫颈不在一条直线上,两者间形成一个向前开放的钝角,约为170°。但子宫有较大的活动性,膀胱和直肠的充盈程度可影响子宫的位置。

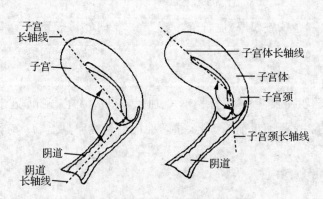

图5-11 子宫前倾、前屈位示意图

3. 子宫的固定装置

子宫有以下主要韧带维持其正常位置（图5-12、图5-13）。

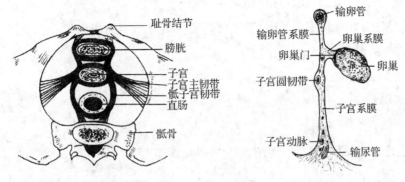

图5-12　子宫的韧带模式图　　图5-13　子宫阔韧带组成示意图

(1) 子宫阔韧带　子宫前后面的腹膜自子宫侧缘向两侧延伸,形成双层腹膜皱襞,称为子宫阔韧带,伸至盆侧壁和盆底,移行为盆腔腹膜壁层。此韧带可限制子宫向两侧移动。子宫阔韧带的上缘游离,包裹输卵管,管外侧端游离,开口于腹膜腔。阔韧带上缘外侧1/3为卵巢悬韧带。阔韧带的前叶覆盖子宫圆韧带,后叶覆盖卵巢和卵巢固有韧带。前、后叶之间的疏松结缔组织内还有血管、神经、淋巴管等。

(2) 子宫圆韧带　为由平滑肌纤维和结缔组织纤维构成的圆索,起于子宫体前面的上外侧,输卵管子宫口的下方,在阔韧带前叶的覆盖下向前外侧弯行,然后经过腹股沟管,止于阴阜和大阴唇的皮下,是维持子宫前倾的主要结构。

(3) 子宫主韧带　位于阔韧带的下方,是从子宫颈两侧缘延至盆侧壁的大量纤维组织束和平滑肌纤维的总称,较强韧。它是维持子宫颈正常位置、防止子宫下垂的重要结构。

(4) 骶子宫韧带　由平滑肌纤维和结缔组织束构成,从子宫颈后面的上外侧,向后弯行绕过直肠的两侧,止于第2、3骶椎前面的筋膜。其表面盖以腹膜形成弧形的直肠子宫襞。此韧带向后上牵引子宫颈,与子宫圆韧带协同,是维持子宫前屈的主要结构。

除上述韧带外,盆膈、尿生殖膈和阴道的承托及周围结缔组织的牵拉等因素对子宫的位置均有固定作用。如果这些固定装置薄弱或受损伤,可导致子宫位置异常,形成不同程度的子宫脱垂。此时子宫口低于坐骨棘平面,严重者子宫颈可脱出阴道。

(四) 阴道

阴道是由黏膜、肌层和外膜组成的肌性管道,富伸展性,连接子宫和外生殖器,它是女性的交接器官,也是排出月经和娩出胎儿的管道。阴道经常处于前后壁相接触的塌陷状态。

阴道的下部较窄,下端以阴道口开口于阴道前庭。在处女,阴道口的周围有处女膜附着,可呈环形、半月形、伞状或筛状。处女膜破裂后,阴道口周围留有处女膜痕。阴道的上端宽阔，包绕子宫颈阴道部。在两者之间形成环形凹陷，称为阴道穹，可分为前部、后部及两个侧部。以阴道穹后部最深，并与直肠子宫陷凹紧密相邻。两者间仅隔以阴道壁和一层腹膜，临床上有较大的实用意义，可经后穹穿刺或引流直肠子宫陷凹内的积液，以诊断或治疗疾病。

阴道的毗邻：前方有膀胱和尿道，后方邻直肠。临床上直肠指诊可触诊直肠子宫陷凹、子宫颈和子宫口的情况。

二、外生殖器

女性外生殖器即女阴，包括以下结构（图 5-14、图 5-15）。

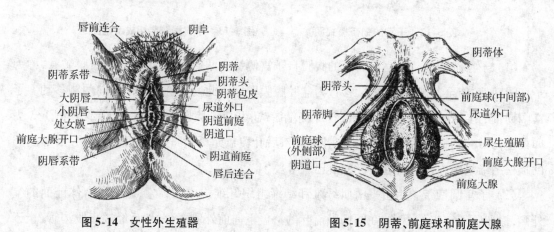

图 5-14　女性外生殖器　　　　图 5-15　阴蒂、前庭球和前庭大腺

（一）阴阜

阴阜是位于耻骨联合前面的皮肤隆起，深面有较多的脂肪组织。性成熟以后，皮肤生有阴毛。

（二）大阴唇

大阴唇是一对纵长隆起的皮肤皱襞。大阴唇的前端和后端左右互相连合，形成唇前连合和唇后连合。

（三）小阴唇

小阴唇位于大阴唇的内侧，为一对薄的皮肤皱襞，表面光滑无毛。两侧小阴唇后端互相会合，形成阴唇系带。小阴唇的前端两侧各形成内外两个小皱襞，外侧的在阴蒂背面与对侧的相连成为阴蒂包皮，内侧的在阴蒂下方与对侧的结合成阴蒂系带，向上连于阴蒂。

（四）阴道前庭

阴道前庭是位于两侧小阴唇之间的裂隙，有 4 个开口。前部有尿道外口，后部有阴道口。在小阴唇与处女膜之间的沟内，相当于小阴唇中 1/3 与后 1/3 交界处，左、右各有一个前庭大腺管的开口。

（五）阴蒂

阴蒂由两个阴蒂海绵体组成，相当于男性的阴茎海绵体。以阴蒂脚附着于耻骨下支和坐骨支，向前与对侧者结合成阴蒂体，表面盖以阴蒂包皮。露于表面的为阴蒂头，富有神经末梢，感觉敏锐。

（六）前庭球

前庭球相当于男性的尿道海绵体，分为中间部和两个侧部。侧部位于大阴唇的皮下，较大，其前端细小，后端大而圆钝。中间部细小，位于尿道外口与阴蒂体之间的皮下。

（七）前庭大腺

前庭大腺位于阴道口的两侧，前庭球后端的深面。其形如豌豆，导管向内侧开口于阴道前庭。如因炎症导管阻塞，可形成囊肿。

第三节　乳房和会阴

一、乳房

男性乳房不发育。女性乳房为哺乳器官（图 5-16、图 5-17）。

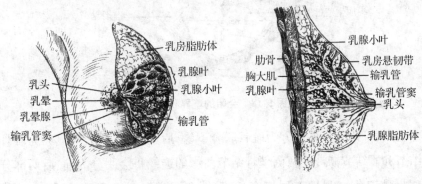

图 5-16　女性乳房　　　图 5-17　女性乳房矢状切面模式图

乳房位于胸前部，胸大肌和胸筋膜的表面。上起自第 2—3 肋，下至第 6—7 肋，内侧至胸骨旁线，外侧可达腋中线。乳头平第 4 肋间隙或第 5 肋。成年女性未产妇的乳房呈半球形，紧张而有弹性。乳房中央有乳头，其顶端有输乳管的开口。乳头周围色素较多的皮肤区,称为乳晕,表面有许多小隆起。其深面为乳晕腺,可分泌脂性物质润滑乳头。乳头和乳晕的皮肤较薄弱,易于损伤。妊娠和哺乳期乳腺增生,乳房明显增大。停止哺乳以后,乳腺萎缩,乳房变小。老年妇女乳房萎缩更加明显。

乳房由皮肤、纤维组织、脂肪组织和乳腺构成。脂肪组织主要位于皮下。纤维组织主要包绕乳腺,或隔嵌入于乳腺叶之间,将腺体分割成15~20个乳腺叶。一个腺叶有一个排泄管,称为输乳管,走向乳头。在近乳头处,输乳管膨大成输乳管窦,其末端变细,开口于乳头。乳腺叶和输乳管均以乳头为中心呈放射状排列。乳腺手术时,应尽量做放射状切口,以减少对乳腺叶和输乳管的损伤。乳腺周围的纤维组织向深面发出小的纤维束连于胸筋膜上。乳腺表面的纤维组织也发出小的纤维束连于皮肤和乳头。乳房上部的纤维束更为发达。这些纤维称为乳房悬韧带,它们对乳腺起固定作用。乳腺癌早期,因韧带受侵,纤维组织增生,韧带缩短,使表面皮肤产生一些凹陷,称酒窝征。至癌症晚期,由于淋巴回流受阻,组织发生水肿,而癌变处与皮肤粘连较紧,尤其是皮肤的毛囊处与深层的粘连更加紧密,使皮肤上出现许多小凹,皮肤呈橘皮样。这些特征有助于乳腺癌的诊断。

▶▶ 二、会阴

会阴是指盆膈以下封闭骨盆下口的所有软组织(图5-18)。盆膈由肛提肌、尾骨肌及其上、下的筋膜构成,盆膈作为盆腔的底,将上方的盆腔与下方的会阴分开。

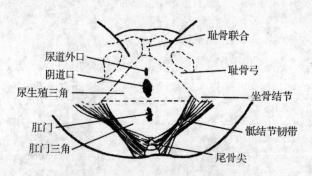

图5-18 会阴的境界和分区

广义会阴:呈菱形,其境界前方为耻骨联合下缘,后方为尾骨尖,两侧界为耻骨下支、坐骨支、坐骨结节和骶结节韧带。两侧坐骨结节前缘的连线将会阴分为前、后两部分,前部为尿生殖区(尿生殖三角),男性有尿道穿过,女性有尿道和阴道穿过;后部为肛区(肛门三角),有肛管通过。

狭义会阴:临床上,常将肛门和外生殖器之间的软组织区域称为会阴,又称狭义会阴。妇女分娩时要保护此区,以免造成撕裂。因此狭义会阴又称产科会阴。

第六章

腹 膜

腹膜是由间皮及少量结缔组织构成的浆膜,薄而光滑,呈半透明状。衬于腹、盆腔壁内表面的腹膜称为壁腹膜;覆盖腹、盆腔脏器表面的部分称为脏腹膜。脏腹膜与壁腹膜互相延续、移行,共同围成不规则的潜在性腔隙,称为腹膜腔(图6-1)。男性腹膜腔为一封闭的腔隙;女性腹膜腔则借输卵管腹腔口经输卵管、子宫、阴道与外界相通。

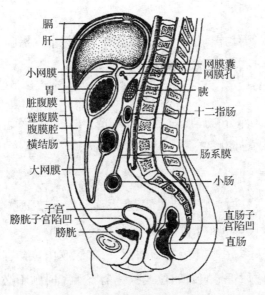

图6-1 腹膜的配布(矢状面)

正常情况下,腹膜产生少量浆液(100~200 mL),起润滑以减少脏器间摩擦的作用。腹膜也有吸收能力,能吸收腹膜腔内的液体和空气等。腹上部腹膜的吸收力较下部强,所以腹部炎症或手术后的病人多采取半卧位,使有害液体流至下腹部,以减缓腹膜对有害物质的吸收。腹膜和腹膜腔内浆液中含有大量巨噬细胞,有防御功能。腹膜还具有很强的修复和再生能力,所分泌浆液中的纤维素有粘连作用,可促进伤口的愈合和炎症的局限。腹膜所形成的韧带、系膜等结构还有固定和支持脏器的作用。总之,腹膜具有分泌、吸收、保护、支持、修复等功能。

一、腹膜与脏器的关系

根据腹、盆腔脏器被腹膜覆盖范围的不同,可将腹、盆腔脏器分为三类,即腹膜内位器官、腹膜间位器官和腹膜外位器官(图6-2、图6-3)。

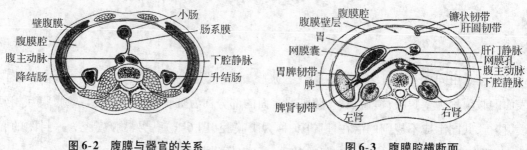

图6-2 腹膜与器官的关系　　　　图6-3 腹膜腔横断面

(一)腹膜内位器官

腹膜内位器官是指各面均被腹膜所覆盖的器官,如胃、十二指肠上部、空肠、回肠、盲肠、阑尾、横结肠、乙状结肠、脾、卵巢、输卵管等。

(二)腹膜间位器官

腹膜间位器官是指大部分被腹膜覆盖,仅少部分未被腹膜覆盖的器官,如肝、胆、升结肠、降结肠、直肠上段、子宫、膀胱等。

(三)腹膜外位器官

腹膜外位器官是指仅一面被腹膜覆盖,其余大部分均不被腹膜覆盖的器官,如肾、肾上腺、输尿管、胰、十二指肠降部和水平部、直肠中下部等。

了解脏器与腹膜的关系,在临床上有重要意义,如腹膜内位器官行手术时,必须通过腹膜腔,而膀胱、子宫、肾、输尿管等腹膜间位或外位器官手术时则不必打开腹膜腔,从而避免腹膜腔的感染或术后粘连。

二、腹膜形成的主要结构

腹膜从腹、盆壁内面移行至脏器表面或从一个脏器移行至另一个脏器表面的过程中,形成网膜、系膜和韧带等结构(图6-4)。这些结构不仅对器官起着连接和固定的作用,也是血管、神经出入脏器的部位。

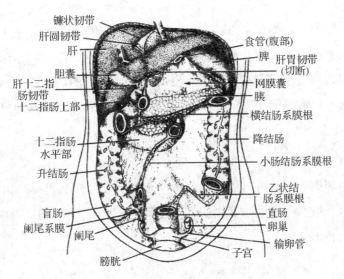

图 6-4 腹膜形成的结构

(一) 网膜及网膜囊

网膜包括小网膜、大网膜及网膜囊等(图6-5)。

1. 小网膜

小网膜是自肝门向下移行至胃小弯和十二指肠上部的双层腹膜结构。其左侧部从肝门连接至胃小弯,称肝胃韧带;其右侧部从肝门连接至十二指肠上部,称肝十二指肠韧带。肝十二指肠韧带内有肝固有动脉、肝门静脉和胆总管通过。上述管道周围伴有淋巴管、神经丛和淋巴结。外伤性肝破裂时,可压迫小网膜右侧部内的上述管道,暂时减少肝的出血量。小网膜右侧游离缘后方有网膜孔。通过网膜孔可进入胃后方的网膜囊。

2. 大网膜

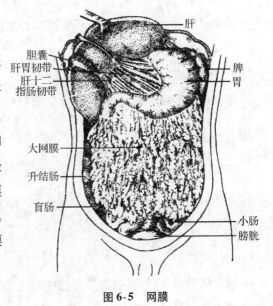

图 6-5 网膜

大网膜是连于胃大弯和横结肠之间的双层腹膜结构,形似围裙,覆盖于空、回肠和横结肠前方。大网膜前叶起于胃大弯,向下下垂一段后,向后返折向上,则形成了大网膜的后叶连于横结肠并叠合成为横结肠的系膜。大网膜内含血管,沿血管分支附近有脂肪沉积并含许多巨噬细胞,后者有重要的防御功能。活体状态下,大网膜的下垂部分常可移动位置。当腹腔内脏器有炎症时,大网膜可移到炎症部位并将炎症部位包围,以限制炎症的扩散。

3. 网膜囊

网膜囊是位于小网膜和胃后方的扁窄间隙,又称小腹膜腔。网膜囊以外的腹膜腔则称大腹膜腔。大、小腹膜腔借网膜孔相通。网膜囊上壁为肝尾状叶及膈下方的腹膜;前壁从上向下依次为小网膜、胃后壁腹膜和大网膜前叶;下壁为大网膜的前、后叶返折部;后壁从下向上依次为大网膜后叶横结肠及其系膜以及覆盖胰、左肾、左肾上腺等处的腹膜;左侧壁为脾、胃脾韧带和脾肾韧带。

(二) 系膜

系膜是壁、脏腹膜相互移行形成的将肠管连至腹后壁的双层腹膜结构。其内含有进出器官的血管、神经、淋巴管、淋巴结和脂肪等。系膜主要有肠系膜、阑尾系膜、横结肠系膜和乙状结肠系膜等(图6-4)。

1. 肠系膜

肠系膜是将空、回肠连于腹后壁的双层腹膜,呈扇形,其与腹后壁腹膜的移行部称小肠系膜根。肠系膜根长约15 cm,自第2腰椎左侧斜向右下,延至右骶髂关节前方。因系膜长而宽阔,因此,空、回肠的活动性较大,容易发生肠扭转。

2. 阑尾系膜

阑尾系膜是阑尾连于小肠系膜根下方的三角形系膜。阑尾切除时,结扎阑尾系膜及其阑尾动、静脉是关键的步骤之一。

3. 横结肠系膜

横结肠系膜是将横结肠连于腹后壁横行的双层腹膜,其根部起自结肠右曲,止于结肠左曲。

4. 乙状结肠系膜

乙状结肠系膜是将乙状结肠连于左下腹的双层腹膜,其根部附于左髂窝和骨盆左后壁。因该系膜较长,故乙状结肠活动度较大,易发生扭转。

(三) 韧带

1. 镰状韧带

镰状韧带呈矢状位,是腹膜自腹前壁上部移行至膈与肝的膈面之间的双层腹膜皱襞,其游离缘内含有肝圆韧带。

2. 冠状韧带

冠状韧带呈冠状位,连于肝和膈之间,由前、后两层腹膜构成。在左、右两端处,前后层相贴,其余两层分开。前层与镰状韧带相移行。

3. 胃脾韧带

胃脾韧带是连于胃底和脾门之间的双层腹膜结构,内有胃短血管、胃网膜左血管、淋巴管和淋巴结等。

(四)隐窝和陷凹

1. 肝肾隐窝

肝肾隐窝位于肝右叶下面与右肾和结肠右曲之间,为仰卧时腹膜腔最低处,是易于积液的部位。

2. 陷凹

陷凹主要位于盆腔内。男性在膀胱与直肠之间有直肠膀胱陷凹,凹底距肛门约 7.5 cm。女性在膀胱与子宫之间有膀胱子宫陷凹,直肠与子宫之间有直肠子宫陷凹(Douglas 腔),较深,与阴道后穹间仅隔以薄的阴道壁,凹底距肛门约 3.5 cm。站立或半卧位时,男性直肠膀胱陷凹和女性直肠子宫陷凹是腹膜腔最低部位,故积液多沉积于这些陷凹内。

第七章

脉管系统

脉管系统是由一系列密闭而连续的管道构成的,分布于全身各部,包括心血管系统和淋巴系统。心血管系统内流动着血液;淋巴管道内流动着淋巴,淋巴最终将注入心血管系统。

血液和淋巴在脉管系统的流动,主要功能是运输。通过血液和淋巴液的循环流动,不断地把营养物质、氧、激素等运送到身体各器官、组织和细胞;同时又将组织细胞的代谢产物如二氧化碳、尿素等运送至肺、肾、皮肤等排泄器官排出体外,使人体生理活动正常进行。此外,脉管系统还有内分泌功能。

第一节 心血管系统

一、概述

(一) 心血管系统的组成

心血管系统由心和血管组成,血管包括动脉、毛细血管和静脉。

心有左、右心房和左、右心室 4 个腔,左、右心房和左、右心室分别有房间隔和室间隔隔开,同侧的心房和心室之间有房室口相通。左心房和左心室内流动的是含氧较多的鲜红色的动脉血,右心房和右心室内流动的是含二氧化碳较多的暗红色的静脉血。心是血液循环的动力器官,通过节律性的搏动推动血液循环。心脏收缩时,将心室内血液射出到动脉;心脏舒张时,将静脉内的血液吸入到心房。

动脉是运送血液到全身各器官的血管。从心室发出,在行径中不断分支,管径越分越细,最终移行为毛细血管。

毛细血管是连于微动、静脉之间的细小血管,吻合呈网状,分布广泛,管壁极薄,是血液与组织之间进行物质交换的部位。

静脉是起自毛细血管引导血液回流到心房的血管,在行径中逐渐汇合,管径越来越粗。

(二)血液循环

血液由心室射出,依次经动脉、毛细血管和静脉又回到心房,周而复始,不断流动的现象称血液循环。根据血液循环的路径可分体循环和肺循环(图7-1)。

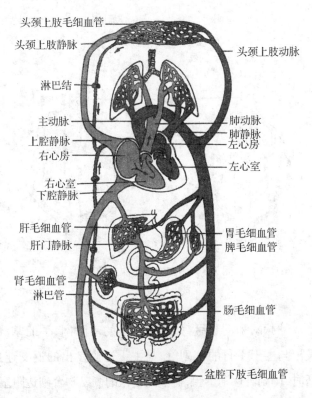

图7-1 脉管系统示意图

体循环(大循环):当心室收缩时,将含氧和营养物质的动脉血由左心室射入主动脉,再沿动脉的各级分支到达毛细血管,血液中的氧和营养物质经毛细血管的管壁进入组织,同时组织中的二氧化碳和其他代谢产物也经毛细血管的管壁进入血液,动脉血便转化为静脉血,再经静脉回流到右心房。右心房的血液经右房室口流进右心室。

肺循环(小循环):心室收缩时,右心室的静脉血,经肺动脉干及其分支到达肺的毛细血管,在此血液中的二氧化碳与肺泡内的氧气经血气屏障进行气体交换,静脉血又转化为动脉血,动脉血再经肺静脉回流到左心房。左心房的血液经左房室口流进左心室。

(三)血管的吻合与侧支循环

人体的血管之间存在着广泛的吻合,以适应各部的功能。按吻合形式分为动脉间吻合、静脉间吻合和动、静脉间吻合(图7-2、图7-3)。

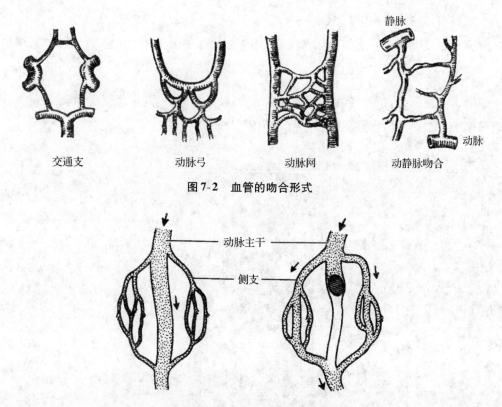

图 7-2 血管的吻合形式

图 7-3 侧支吻合与侧支循环

1. 动脉间吻合

动脉间吻合可形成动脉网和动脉弓，如关节周围的动脉网，手的掌浅弓。此外，有些较大的动脉在行程中发出与主干平行的侧副管，与主干远侧发出的返支连接，形成侧支吻合。当动脉主干发生阻塞时，侧副管逐渐增粗，血液经增粗的侧支吻合到达阻塞以下的主干及其分布区域，使其血液循环获得一定的代偿和恢复。这种通过侧支而建立的血液循环称侧支循环。

2. 静脉间吻合

静脉间吻合比动脉间吻合更多，常见的形式有静脉丛或静脉网。

3. 动、静脉间吻合

动、静脉间吻合一般起到调节局部血流和温度的作用。

二、心

（一）心的位置和外形

心位于胸腔的中纵隔内，约 2/3 在身体中线左侧，1/3 在中线右侧。心的前面大部分被肺和胸膜遮盖，只有前下部一小部分直接邻接胸骨体下半部和左侧第 4—5 肋软骨。故临床上进行心内注射时,为避免损伤肺和胸膜,常在左侧第 4 肋间隙靠胸骨左缘处进针,将药物注射到右心室。心的后面有食管、胸主动脉等结构,上方与出入心的大血管相连,下方有膈(图 7-4)。

心的外形呈倒置的圆锥形。具有一尖、一底、二面、三缘,表面有 3 条沟(图 7-5)。

心尖圆钝、游离,朝向左前下方,由左心室构成,其体表投影在左侧第 5 肋间隙、左锁骨中线内侧 1~2 cm 处。活体在此可触及心尖的搏动。

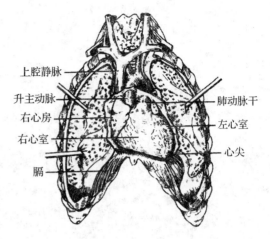

图 7-4 心的位置

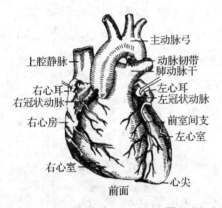
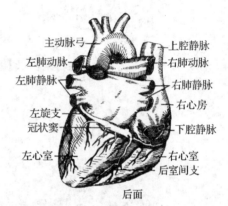

图 7-5 心的外形与血管

心底朝向右后上方,与出入心的大血管相连。

心的前面朝向胸骨体和肋软骨,称胸肋面;下面平坦,与膈相贴,称膈面。

心的表面有一条几乎呈环形的浅沟,称冠状沟,是心房和心室在心表面的分界。心的胸肋面和膈面各有一条自冠状沟向下延至心尖右侧的浅沟,分别称前室间沟和后室间沟,是左、右心室在心表面分界的标志。这三条沟内均有心的血管经过和脂肪组织填充。

(二) 心的体表投影

心在胸前壁的体表投影,一般用下列 4 点及其略向外周凸出的弧形连线表示(图 7-6)。

1. 左上点

左上点在左侧第 2 肋软骨下缘,距胸骨左缘 1.2 cm 处。

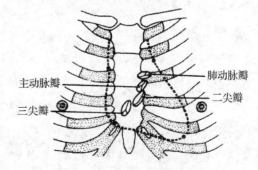

图 7-6 心的体表投影

2. 右上点

右上点在右侧第 3 肋软骨上缘,距胸骨右缘 1.0 cm 处。

3. 右下点

右下点位于右侧第 6 胸肋关节处。

4. 左下点

左下点位于左侧第 5 肋间隙距前正中线 7~9 cm 处(或左侧第 5 肋间隙、左锁骨中线内侧 1~2 cm 处)。

(三) 心腔的结构

1. 右心房

右心房构成心的右上部。其有 3 个入口:上壁的上腔静脉口、下壁的下腔静脉口及下腔静脉口前内侧的冠状窦口,分别引导人体上半身、下半身和心本身的静脉血回流入右心房。右心房的出口是右房室口,通右心室。右心房后内侧壁称房间隔,是分隔左、右心房的结构,其下部有一浅凹,称卵圆窝,是胎儿时期卵圆孔闭合后的遗迹(图 7-7)。房间隔缺损多发生在此处。

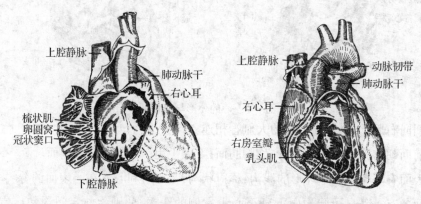

图 7-7 右心房(左)和右心室(右)的腔面

2. 右心室

右心室位于右心房左前下方。其入口即右房室口,口的周围有纤维环,上面附有 3 个三角形的瓣膜,称三尖瓣(右房室瓣),三尖瓣的游离缘借腱索连于乳头肌上(图 7-7)。乳头肌是从心室壁突入心腔的锥状的肌性隆起。当心室收缩时,由于右心室血压的作用,三尖瓣覆盖右房室口,但因乳头肌收缩和腱索的牵拉,瓣膜不致翻转进入右心房,从而使房室口处于封闭状态。因此,纤维环、瓣膜、腱索和乳头肌在功能上是一个整体,称三尖瓣复合体。它们任何一个结构受损,均可影响房室口的关闭。右心室的出口为肺动脉口,通向肺动脉干。肺动脉口周围有纤维环,在纤维环上附着有前、左和右 3 个半月形瓣膜,称肺动脉瓣。

3. 左心房

左心房位于心脏后上部,构成心底的大部分。其有4个入口,即4条肺静脉在左心房的开口(肺静脉口);一个出口,是左房室口,通向左心室(图7-8)。

4. 左心室

左心室位于右心室左后下方。其入口即左房室口,口的周围有纤维环,上面附有2个较大的三角形瓣膜,称二尖瓣(左房室瓣),二尖瓣的游离缘同样借腱索连于乳头肌上(图7-8)。纤维环、瓣膜、腱索和乳头肌在结构和功能上如同右心室的三尖瓣复合体,称二尖瓣复合体。左心室的出口为主动脉口,通向主动脉。主动脉口周围有纤维环,在此纤维环的周围有左、右、后3个半月形瓣膜附着,称主动脉瓣。这三片瓣膜与主动脉壁形成左窦、右窦和后窦,左、右窦分别有左、右冠状动脉的开口。

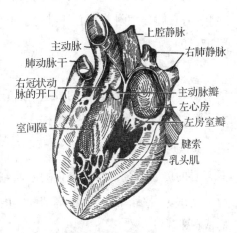

图 7-8　左心房与左心室

分隔左、右心室的结构称室间隔,其大部分由心肌构成,称肌部;上部靠主动脉口下方有一卵圆形较薄的部分,缺乏肌质,称膜部,是室间隔缺损的好发部位。

心恰如一"泵",瓣膜类似泵的闸门,保证了心腔内血液的定向流动。两侧心房与心室分别同步收缩和舒张。当心室收缩时,三尖瓣和二尖瓣关闭,肺动脉瓣和主动脉瓣打开,血液射入肺动脉和主动脉;当心室舒张时,三尖瓣和二尖瓣开放,肺动脉瓣和主动脉瓣关闭,血液由心房流入心室(图7-9)。

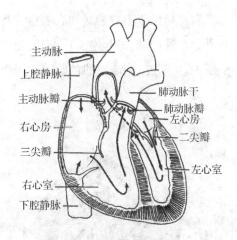

图 7-9　各心腔的血流方向

(四) 心壁的结构

心壁很厚,由内至外为心内膜、心肌膜和心外膜3层构成。

1. 心内膜

心内膜又分内皮、内皮下层和心内膜下层3层。内皮与出入心的血管内皮相连;心内膜下层中有血管、神经、淋巴管和心传导系纤维的分支。心内膜向心腔折叠形成心脏的各种瓣膜。

2. 心肌膜

心肌膜由普通心肌细胞和心纤维骨骼构成。普通心肌细胞构成心房肌和心室肌,心房肌薄,心室肌肥厚。心室肌分内纵、中环和外斜 3 层,其间有疏松结缔组织和丰富的毛细血管。心房肌与心室肌交界处,由致密结缔组织构成,对心脏起支架作用,称心纤维骨骼,包括室间隔膜部,左、右纤维三角和左、右心室的出、入口上的四个纤维环。心房肌和心室肌不直接相连,它们分别附着在心纤维骨骼上,功能上相对独立,因此心房、心室的收缩可分别进行(图7-10)。

3. 心外膜

心外膜是浆膜性心包的脏层,被覆于心肌表面。其外层为间皮,间皮内面是疏松结缔组织,含血管、淋巴管和神经等结构。

(五) 心的传导系统

心的传导系统由特殊分化的心肌细胞构成,能产生兴奋,传导冲动,维持心脏的节律性搏动。由窦房结、结间束、房室结和室内传导系统(包括房室束、左右束支和蒲肯野纤维网)构成(图 7-11)。

1. 窦房结

窦房结位于上腔静脉和右心房交界处,心外膜的深面,呈长梭形。正常情况下,能发出自动节律性冲动,引起左、右心房肌的收缩,并传给房室结,再由房室结及室内传导系统传给心室肌,引起左、右心室肌的收缩。因而窦房结被称为正常起搏点。

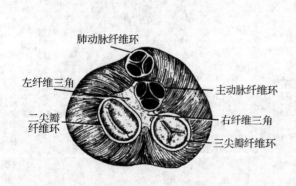

图 7-10 纤维环与纤维三角

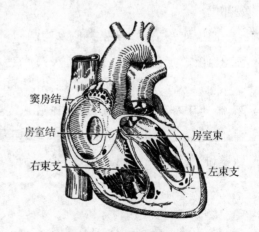

图 7-11 心的传导系统

2. 结间束

Jame 等人通过连续切片的光镜和电镜观察提出心房内存在房间束。解剖学上尚未找到。

3. 房室结

房室结位于冠状窦口与右房室口之间的心内膜深面,呈椭圆形。其作用是将窦房结传来的冲动传向室内传导系统。

4. 心室内传导系统

心室内传导系统起自房室结,能将房室结传来的冲动按先后顺序分别经房室束,左、右束支和蒲肯野(Purkinje)纤维网传给心室肌,引起左、右心室的收缩。

(六)心的血管

1. 心脏的动脉

营养心脏的动脉是左、右冠状动脉(图7-12)。

(1)左冠状动脉的分支与分布　左冠状动脉起自主动脉左窦,经肺动脉干根部左侧,分成前室间支和旋支。前室间支沿前室间沟下行,分布于左心室前壁、右心室前壁小部分、室间隔前2/3等部;旋支沿冠状沟左行,绕心左缘至心膈面,沿途分支分布于左心房和左心室壁等部位。

(2)右冠状动脉的分支与分布　右冠状动脉起自主动脉右窦,经肺动脉根部右侧穿

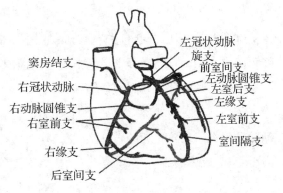

图7-12　心的动脉

出,沿冠状沟向右到达膈面,主干沿后室间沟下行,此处称为后室间支。沿途分支分布于右心房、右心室、室间隔后1/3、左心室膈面的一部分、窦房结和房室结。

2. 心脏的静脉

心脏的静脉主要有心大静脉、心中静脉、心小静脉,这些静脉的血液均汇入冠状窦,再经冠状窦口回流入右心房。此外,在右室前壁有1~4条心前静脉直接注入右心房;位于心壁内还有心最小静脉直接开口于心房或心室腔。

(七)心包

心包是包裹心和出入心的大血管根部的囊状结构,可分为纤维心包和浆膜心包(图7-13)。

1. 纤维心包

纤维心包是坚韧的结缔组织囊,上方与出入心的大血管外膜相续,下方与膈的中心腱紧密相连。

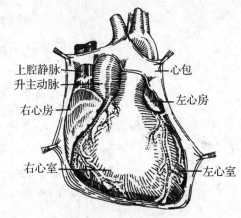

图7-13　心包

2. 浆膜心包

浆膜心包分脏、壁两层。脏层覆于心肌外面,即心外膜;壁层紧贴于纤维心包的内面。脏、壁两层在出入心的大血管根部相互移行,两层之间的腔隙称为心包腔,腔内含有少量浆液,起润滑作用。心包对心具有保护作用,且能限制心脏过度扩张并固定心脏。

▶▶▶ 三、肺循环的血管

肺循环的血管包括肺动脉和肺静脉,是肺的功能性血管,其主要功能是完成气体交换。

(一)肺动脉干

肺动脉干粗而短,起自右心室,向左上方斜行,至主动脉弓下方分为左、右肺动脉,分别经肺门进入左、右两肺,分支最终形成肺泡周围毛细血管网。

在肺动脉的分叉处有一条结缔组织索与主动脉弓相连,称动脉韧带,是胚胎时期的动脉导管闭锁后形成的遗迹。此韧带如未闭合,称为动脉导管未闭。房间隔缺损、室间隔缺损和动脉导管未闭均属先天性心脏病之一,均可使动脉血与静脉血互相混合,导致动脉血含氧量减少,引起机体缺氧。

(二)肺静脉

肺静脉起自肺泡周围毛细血管,逐渐汇合成肺静脉,左、右肺各两条肺静脉,出肺门后,注入左心房。

▶▶▶ 四、体循环的动脉

体循环的动脉的行程和配布有一定的规律:①对称性和节段性分布:如头、颈、躯干、四肢的血管。②一般与其他血管和神经伴行。③安全隐蔽性和短距离分布:多位于身体屈侧、深部、隐蔽部位。④与器官的形态和功能相适应:如胃肠等处的血管弓和关节周围的动脉网(图7-14)。

体循环的动脉主干是主动脉(图7-15),呈拐杖形。起于左心室主动脉口,先行向右上方,再弓形向左后方形成主动脉弓,再沿脊柱左前方下行,穿过膈的主动脉裂孔入腹腔,到第4腰椎下缘平面分为左、右髂总动脉。主动脉按其行程可分为升主动脉、主动脉弓、降主动脉。降主动脉以膈为界又分为胸主动脉和腹主动脉。

升主动脉发出左、右冠状动脉,营养心。

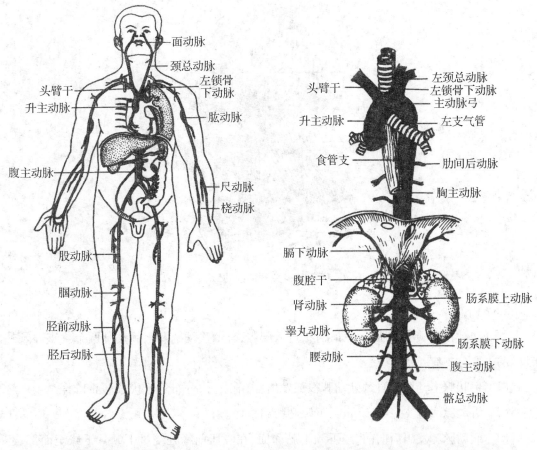

图 7-14　全身动脉分布　　　　图 7-15　主动脉走行及分布

主动脉弓的凸侧有三大分支,从右向左依次为头臂干、左颈总动脉和左锁骨下动脉。头臂干为一粗短动脉干,行向右上方,至右胸锁关节后面,分为右颈总动脉和右锁骨下动脉。在主动脉弓壁内有压力感受器,具有调节血压的作用;在主动脉弓的下方有2~3个粟粒状小体,称主动脉小球,为化学感受器,参与呼吸的调节。

(一) 头颈部的动脉

头颈部的动脉干是左、右颈总动脉,右侧起自头臂干,左侧起自主动脉弓,两者均沿气管和喉的外侧上行,至甲状软骨上缘平面,分为颈内动脉和颈外动脉(图7-16)。

在颈总动脉末端和颈内动脉起始处稍膨大,称颈动脉窦,窦壁内有特殊的压力感受器,能感受血压的变化,也具有调节血压的作用。在颈内、外动脉分叉处的后方,有颈动脉小球,属化学感受器,能感受血液中二氧化碳浓度的变化,可反射性地调节呼吸运动。

1. 颈内动脉

颈内动脉沿咽的外侧上行,经颈动脉管进入颅腔,分布于脑和眼等处。

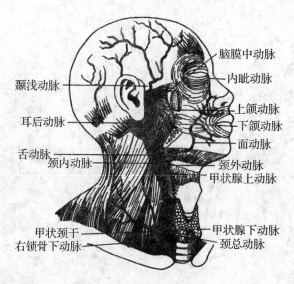

图 7-16 头颈部的动脉

2. 颈外动脉

颈外动脉在胸锁乳突肌的深面上行,进入腮腺,分颞浅动脉和上颌动脉两个终支。颈外动脉的主要分支有:

(1) 甲状腺上动脉 自颈外动脉根部发出,向前下方,分布到甲状腺上部和喉。

(2) 舌动脉 分支分布于舌、舌下腺和腭扁桃体。

(3) 面动脉 发出后向前,经下颌下腺深面,在咬肌前缘处绕过下颌骨下缘至面部,经口角和鼻翼外侧,上行至眼内眦,此处称内眦动脉。面动脉分支分布于面部软组织、下颌下腺等处。面动脉在绕下颌骨下缘与咬肌前缘交界处,位置表浅,为该动脉摸脉点和压迫止血点。

(4) 颞浅动脉 经耳屏前方上行至颞部。分支分布于腮腺和颞、顶、额部的软组织。在耳屏前方其位置表浅,为该动脉摸脉点和压迫止血点。

(5) 上颌动脉 进入面的深部,分支分布于咀嚼肌、上下颌牙齿、鼻腔等处,并发出脑膜中动脉分布于硬脑膜。脑膜中动脉经棘孔入颅,分前、后两支,前支走在翼点的内面,翼点处骨折易损伤该动脉,导致硬膜外血肿。

(二) 锁骨下动脉及上肢的动脉

1. 锁骨下动脉

锁骨下动脉左侧起自主动脉弓,右侧起自头臂干(图 7-17)。两侧锁骨下动脉均从胸锁关节后方斜向外上达颈根部,经胸膜顶前方,弓形向外,至第 1 肋外缘进入腋窝,移行为腋动脉。锁骨下动脉的血液主要营养上肢,也可营养头部和胸壁。当上肢外伤大出血时,可在锁骨中点上方向下,将此动脉压迫向第 1 肋,进行止血。锁骨下动脉的主要分支有:

（1）椎动脉　上行穿过第6-1颈椎横突孔,再经枕骨大孔入颅腔,分支分布于脑和脊髓。

（2）甲状颈干　其主要分支有甲状腺下动脉,分布于甲状腺下部。

（3）胸廓内动脉　沿胸骨外缘1.0 cm处的肋软骨深面下行,穿膈肌后改名为腹壁上动脉。分布于胸前壁、乳房、心包、膈及腹前壁上部。

2. 上肢的动脉（图7-17）

（1）腋动脉　上续锁骨下动脉,走在腋窝内,至臂部移行为肱动脉。腋动脉有数条分支分布于肩、背部和胸外侧壁、乳房等处。

（2）肱动脉　是腋动脉的延续,沿肱二头肌内侧下行,至肘窝内分为桡动脉和尺动脉。在肱二头肌腱内侧可触知其搏动,是测量血压时的听诊部位。前臂及手部外伤出血时,可在肱骨中部将肱动脉压向肱骨止血。

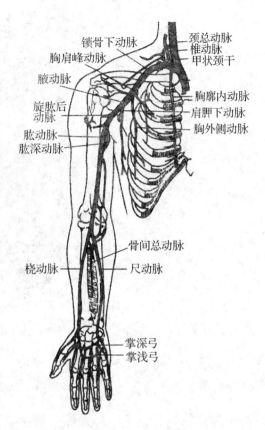

图7-17　上肢的动脉

（3）桡动脉和尺动脉　分别向下行走在前臂的桡侧和尺侧,经腕部到手掌。它们在手掌的终支吻合成掌浅弓和掌深弓。桡动脉在腕上部、桡侧腕屈肌腱的外侧,可触及其搏动,是临床上最常用的切脉部位。

（4）掌浅弓和掌深弓　分别位于指屈肌腱的浅面和深面。两弓分支分布于手掌和手指。

（三）胸部的动脉

胸主动脉是胸部动脉的主干,上续主动脉弓,在第12胸椎高度穿过膈的主动脉裂孔,移行为腹主动脉。沿途分出壁支和脏支(图7-18)。

1. 壁支

壁支主要有肋间后动脉、肋下动脉等,分布于胸壁、腹壁上部等处。

2. 脏支

脏支主要有支气管支、食管支和心包支,分布于支气管与肺、食管和心包。

（四）腹部的动脉

腹主动脉是腹部动脉的主干,沿途发出的分支也有壁支和脏支两类(图7-18)。

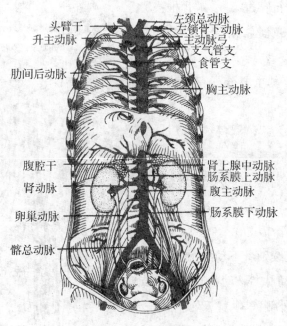

图 7-18 躯干后的动脉

1. 壁支

壁支主要有 4 对腰动脉、膈下动脉等，分布于腹后壁、脊髓及其被膜、膈等处。

2. 脏支

脏支粗大，分布广泛，有成对和不成对的两类。成对的脏支有肾上腺中动脉、肾动脉、睾丸动脉（女性为卵巢动脉）。不成对的脏支有腹腔干、肠系膜上动脉、肠系膜下动脉。

（1）肾动脉　约在第 2 腰椎高度发自腹主动脉，横向两侧，经肾门入肾。

（2）睾丸动脉　细长，在肾动脉起始处稍下方发自腹主动脉，沿腹后壁斜向外下方走行，经腹股沟管入阴囊，分布于睾丸和附睾。在女性此动脉称卵巢动脉，经卵巢悬韧带入盆腔，分布于卵巢和输卵管。

（3）腹腔干　在主动脉裂孔稍下方由腹主动脉前壁发出，为一粗短动脉干，立即分为胃左动脉、肝总动脉和脾动脉三大支。主要分布到胃、肝、胆、胰、脾、十二指肠和食管腹段（图 7-19）。

胃左动脉先向左上方行至贲门，然后沿胃小弯向右走行，与胃右动脉吻合，沿途分支分布于食管、贲门和胃小弯侧胃壁。

肝总动脉由腹腔干分出后，向右行，到十二指肠上部的上方分为肝固有动脉和胃十二指肠动脉。肝固有动脉，在肝十二指肠韧带内上行，到肝门处分为左、右两支入肝的左、右叶。右支在进入肝门前发出胆囊动脉，分布于胆囊。肝固有动脉在起始处还发出胃右动脉，沿胃小弯左行，与胃左动脉吻合，分支分布于胃和十二指肠上部。胃十二指肠动脉沿十二指肠上部的后方下行,在幽门下缘处分为胃网膜右动脉和胰十二指肠上动脉。胃网膜右动脉沿胃大弯向左行,分布于胃大弯和大网膜,并与胃网膜左动脉吻合。胰十二指肠上动脉在胰头与十二指肠降部之间下行,分布于胰头和十二指肠,并与胰十二指肠下动脉吻合。

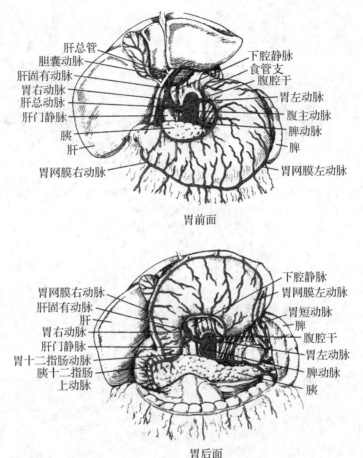

图 7-19 腹腔干及其分支

脾动脉沿胰上缘左行入脾门,大部分血液流入脾。沿途发出许多胰支分布于胰体和胰尾。脾动脉末端还发出胃网膜左动脉和胃短动脉。胃网膜左动脉沿胃大弯向右行,与胃网膜右动脉吻合,沿途分支分布于胃和大网膜;胃短动脉有3~4支,分布于胃底。

(4) 肠系膜上动脉 在腹腔干稍下方起自腹主动脉,向下入小肠系膜根部,斜向右下至右髂窝。主要分支有胰十二指肠下动脉、空肠动脉、回肠动脉、回结肠动脉、右结肠动脉、中结肠动脉,分布于胰、十二指肠与结肠左曲之间的肠管(图7-20)。其中,回结肠动脉有分支分布于阑尾,称阑尾动脉。

(5) 肠系膜下动脉 约平第3腰椎处起自腹主动脉前壁,主要分支有左结肠动脉、乙状结肠动脉和直肠上动脉,分布于降结肠、乙状结肠和直肠上部(图7-21)。

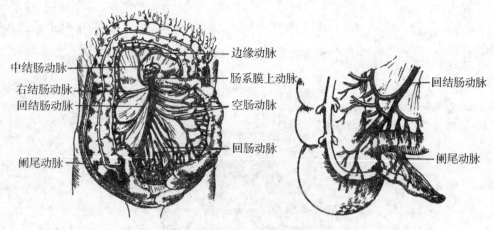

图 7-20 肠系膜上动脉及其分支

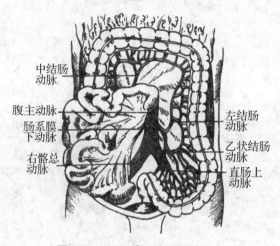

图 7-21 肠系膜下动脉及其分支

(五) 盆部的动脉

腹主动脉在第 4 腰椎处分为左、右髂总动脉，沿腰大肌斜向外下，至骶髂关节处分为髂内动脉和髂外动脉。

1. 髂内动脉

髂内动脉为一短干，沿骨盆侧壁进入骨盆腔，发出脏支与壁支（图 7-22、图 7-23）。

(1) 壁支　有以下分支：①闭孔动脉：穿闭孔出盆腔，分布于大腿内侧群肌和髋关节。②臀上动脉和臀下动脉：分别穿梨状肌上、下孔出盆腔，分布于臀部诸肌。

(2) 脏支　有以下分支：①直肠下动脉：分布于直肠下部，并与直肠上动脉和肛动脉的分支在直肠和肛管周围形成吻合。②女性的子宫动脉：沿盆腔侧壁向内下进入子宫阔韧带，在距子宫颈外侧约 2 cm 处，越输尿管前方，沿子宫的侧缘上达子宫底，分布于子宫、卵巢、阴道和输卵管。在行子宫切除术结扎子宫动脉时，应尽量靠近子宫壁，以避免损伤输尿管。③阴部内动脉:从梨状肌下孔出盆腔,进入会阴深部,分支分布于肛区及外生殖器。分布于肛区的分支叫肛动脉。

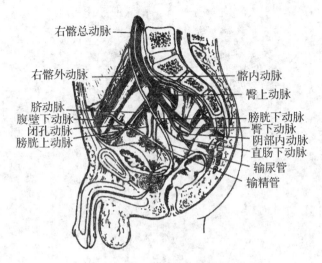

图 7-22 男性盆腔的动脉

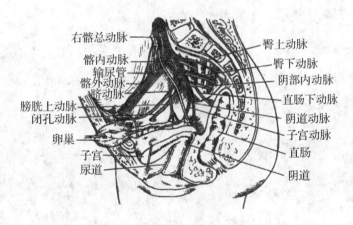

图 7-23 女性盆腔的动脉

2. 髂外动脉

髂外动脉沿腰大肌继续下行,经腹股沟韧带中点稍内侧的后方,进入大腿前部,移行为股动脉。髂外动脉在腹股沟韧带上方发出腹壁下动脉,分布于腹直肌,并与腹壁上动脉吻合。

(六) 下肢的动脉

1. 股动脉

股动脉上续髂外动脉,下行经股三角,再转向后下至腘窝,移行为腘动脉。在腹股沟韧带中点稍内侧下方可触及其搏动。当下肢大出血时,可压迫该动脉进行止血。股动脉的主要分支为股深动脉,分布于大腿肌和髋关节(图 7-24)。

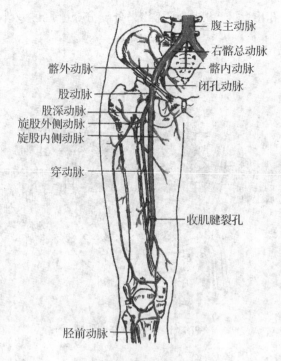

图 7-24　盆部及大腿的动脉

2. 腘动脉

腘动脉在腘窝深部下行,分支分布于膝关节和周围诸肌。腘动脉在腘窝下角处,分为胫前动脉和胫后动脉(图 7-25)。

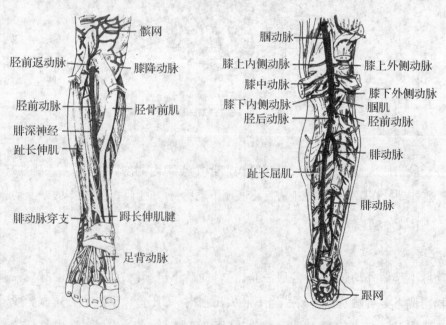

图 7-25　小腿前面(左)和后面(右)的动脉

3. 胫后动脉

胫后动脉沿小腿后群肌浅、深层之间下行,经内踝后方入足底,分为足底内侧动脉和足底外侧动脉。胫后动脉的分支分布于小腿后群肌及外侧群肌,足底内、外侧动脉分布于足底和足趾(图7-25)。

4. 胫前动脉

胫前动脉从腘动脉分出后,穿小腿骨间膜至小腿前面,再沿小腿前群肌之间下行至足背,移行为足背动脉。胫前动脉沿途分布于小腿前群肌(图7-25)。

5. 足背动脉

足背动脉是胫前动脉的延续,分布于足背及足底。在踝关节前方,内、外踝连线的中点处易触及其搏动,足背部出血时可在该处进行压迫止血。

五、体循环的静脉

静脉是导血回心的血管,它始于毛细血管,不断接纳属支,管径逐级增大,最后注入心房。静脉与动脉相比,静脉有如下特征:①管壁薄、管腔大、数量多、血流慢、压力低。②静脉管壁内面有半月形向心开放的静脉瓣,尤以四肢浅静脉的静脉瓣多(图7-26),可防止血液逆流,但大静脉、肝门静脉和头颈部的静脉一般没有静脉瓣。③分浅静脉和深静脉,浅静脉位于皮下,透过皮肤可以看见,又称皮下静脉,最后注入深静脉,临床上常用来注射、输液或采血;深静脉多与同名动脉伴行,收纳血液的范围即是伴行动脉的分布范围。④静脉之间有丰富的吻合,形成静脉网或静脉丛。

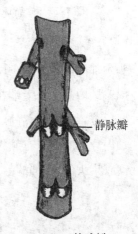

图7-26 静脉瓣

体循环的静脉分为上腔静脉系、下腔静脉系和心静脉系。心静脉系已在心的血管中叙述(图7-27)。

(一)上腔静脉系

收集头颈、上肢和胸部(心脏除外)和脐以上的腹前外侧壁的静脉血。上腔静脉由左、右头臂静脉汇合而成,沿升主动脉右侧下降,注入右心房(图7-28)。

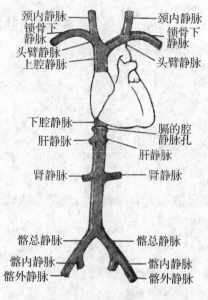
图 7-27 体循环的大静脉

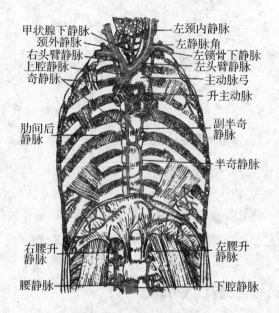
图 7-28 上腔静脉及其分支

1. 头颈部的静脉

头颈部静脉主要是颈内静脉和颈外静脉（图 7-29、图 7-30）。

（1）颈内静脉 上端在颈静脉孔处续于乙状窦，沿颈内动脉和颈总动脉外侧下行，至胸锁关节后方，与锁骨下静脉汇合成头臂静脉。汇合处的夹角称静脉角。

颈内静脉的属支有颅内支和颅外支。颅内支通过硬脑膜窦收集脑、视器等处的静脉血。颅外支收集头面、颈部的静脉血，重要的属支有面静脉。

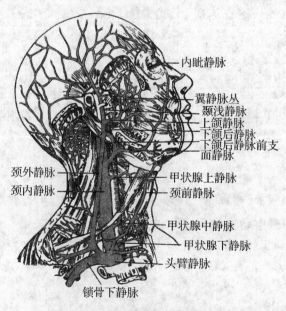
图 7-29 头颈部的静脉

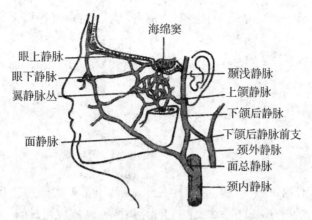

图 7-30　面静脉及其分支

面静脉起于内眦静脉,与面动脉伴行,下行注入颈内静脉。面静脉收集面前部软组织的静脉血。面静脉借内眦静脉、眼静脉与颅内海绵窦相通,面静脉在口角上方一般无静脉瓣,故血液可逆流。面部尤其是鼻根至两侧口角之间的三角区,称危险三角,如发生化脓性感染,切忌挤压。挤压则可使细菌进入血管,细菌进入血管后可逆行经内眦静脉、眼静脉进入海绵窦,导致颅内感染。

(2) 颈外静脉　是颈部最大的浅静脉,收集颅外和面部的静脉血。主干在下颌角平面起始于腮腺的下方,沿胸锁乳突肌表面斜向后下,在锁骨中点上方约 2 cm 处注入锁骨下静脉。颈外静脉位置表浅且恒定,故临床儿科常在此进行静脉穿刺。

2. 锁骨下静脉

外侧与腋静脉相连,内侧在胸锁关节后方与颈内静脉汇合成头臂静脉。

3. 上肢的静脉

分深、浅静脉两类。深静脉与同名动脉伴行,最后合成腋静脉。浅静脉有 3 条,较为恒定,即头静脉、贵要静脉和肘正中静脉(图 7-31)。

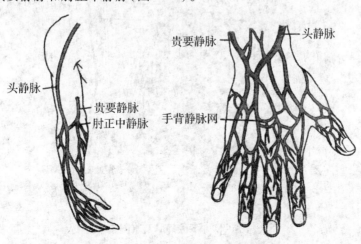

图 7-31　上肢的浅静脉及手背静脉网

(1) 头静脉　起于手背静脉网的桡侧,沿前臂桡侧和臂的外侧面上行,至三角肌与胸大肌之间注入腋静脉。

(2) 贵要静脉　起于手背静脉网的尺侧,沿前臂尺侧和臂的内侧面上行,到臂中部,注入肱静脉。

(3) 肘正中静脉　位于肘窝前方皮下,连接头静脉和贵要静脉。此静脉变异较多,临床上常用此静脉抽血、输液、注射。

4. 胸部的静脉(图7-28)

(1) 奇静脉　起自右腰升静脉,沿脊柱右侧上行,至第4胸椎高度弯向前,越右肺根上方注入上腔静脉。主要收集右肋间后静脉、半奇静脉、食管静脉和右支气管静脉的血液。

(2) 半奇静脉　起自左腰升静脉,沿脊柱左侧上行入胸腔,至第9胸椎高度,向右横过脊柱前面,注入奇静脉。它收集左侧下部肋间后静脉和副半奇静脉的血液。

(3) 副半奇静脉　收纳左侧中、上部肋间后静脉血液及左支气管静脉血,形成一条纵干沿胸椎体左侧下行,注入半奇静脉。

(4) 椎静脉丛　位于椎管内和脊柱的周围,纵贯脊柱全长,并且向上与颅内硬脑膜窦相交通。收集脊髓、脊膜、椎骨和邻近肌的血液,分别注入椎静脉、肋间后静脉、腰静脉和盆腔静脉丛。因此,椎静脉丛是沟通上、下腔静脉系的重要通路。

(二) 下腔静脉系

收集下肢、盆部和腹部的静脉血。由左、右髂总静脉汇合而成,在腹主动脉右侧沿脊柱上升,经肝的后方,穿膈的腔静脉孔后注入右心房(图7-32)。

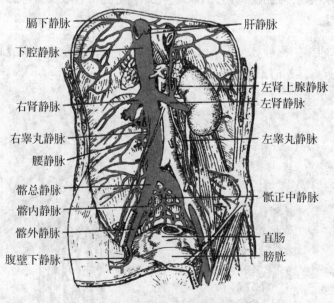

图7-32　下腔静脉及其属支

1. 盆部的静脉

盆部的静脉主干为髂总静脉,在骶髂关节前方,由髂内静脉和髂外静脉合成。

(1) 髂内静脉 沿小骨盆侧壁内面伴同名动脉上行。其属支都与同名动脉的脏支与壁支相伴行,收集盆部和会阴等处的静脉血。

(2) 髂外静脉 在腹股沟韧带深面续于股静脉,伴同名动脉上行,主要收集下肢及腹前外侧壁下部的静脉血。

2. 下肢的静脉

下肢的静脉也分深、浅静脉两类。深静脉与同名动脉伴行,向上延续为股静脉。浅静脉包括大隐静脉和小隐静脉(图 7-33)。

(1) 大隐静脉 起自足背静脉网内侧部,经内踝前方沿小腿及股内侧面上行。在腹股沟韧带的下方,注入股静脉。临床上常在内踝前上方进行大隐静脉穿刺或静脉切开术。

(2) 小隐静脉 起自足背静脉网外侧部,经外踝后方上行,注入腘静脉。

3. 腹部的静脉

其主干为下腔静脉,下腔静脉的属支分壁支和脏支两类。壁支与同名的动脉伴行。脏支有肾静脉、睾丸静脉(女性为卵巢静脉)、肝静脉。此外腹部较重要的静脉还有肝门静脉。

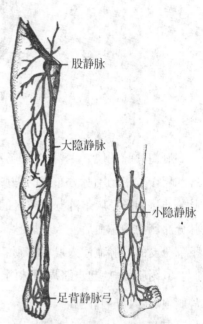

图 7-33 下肢浅静脉

(1) 肾静脉 与同名动脉伴行,注入下腔静脉。

(2) 睾丸静脉 起自睾丸和附睾,在精索内形成蔓状静脉丛,此丛向上逐渐汇合成一条。右侧注入下腔静脉,左侧则以直角注入左肾静脉。睾丸静脉管径细、行程长,血液回流不畅,易发生静脉曲张,以左侧尤为多见。在女性,该静脉称卵巢静脉,其汇入部位与男性相同。

(3) 肝静脉 一般有肝左、中、右静脉 3 条,包埋于肝实质内,收纳肝脏的血液,直接注入下腔静脉。

(4) 肝门静脉 是一条粗短的静脉干(图 7-34),血液经肝门注入肝脏。收集腹腔内除肝以外所有不成对器官[如食管下段、胃、小肠、大肠(直肠下段除外)、胰、脾及胆囊]的静脉血。肝门静脉始端与末端均为毛细血管,且一般无静脉瓣,所以当肝门静脉压力升高时,其内血液可以发生逆流。

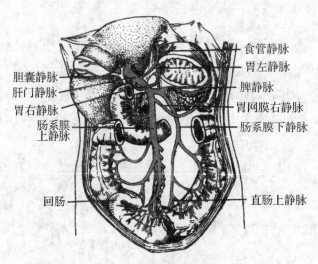

图 7-34　肝门静脉及其属支

肝门静脉的属支主要有：①肠系膜上静脉：伴同名动脉的右侧上行，收集同名动脉分布区和胃十二指肠动脉分布区的静脉血。②脾静脉：起于脾门，与同名动脉伴行，收集同名动脉分布区和肠系膜下静脉分布区的静脉血。③肠系膜下静脉：与同名动脉伴行，收集同名动脉分布区的静脉血后注入脾静脉。④胃左静脉：与同名动脉伴行，在贲门处接受食管静脉丛下部分支的静脉血注入肝门静脉。⑤胃右静脉：与同名动脉伴行，在幽门附近注入肝门静脉。⑥附脐静脉：起自脐周静脉网，沿肝圆韧带上行，注入肝门静脉。⑦胆囊静脉：收集胆囊静脉血，注入肝门静脉。

肝门静脉与上、下腔静脉之间主要有3处吻合（图7-35）：即经食管静脉丛与上腔静脉系的吻合；经直肠静脉丛与下腔静脉系的吻合；通过脐周静脉网分别与上、下腔静脉系的吻合。

正常情况下，上述吻合处的静脉细小，血流量少，静脉血分别流向所属静脉系。当肝门静脉回流受阻时（如肝硬化等），血流不能畅流入肝，血液则通过上述静脉丛形成侧支循环，流入上、下腔静脉。随着血流量的增多，吻合部位的小静脉变得粗大弯曲，于是在食管下端及胃底、直肠黏膜和脐周出现静脉曲张，甚至破裂，引起呕血和便血等。亦可导致脾和胃肠壁的静脉瘀血，出现脾肿大和腹水等。

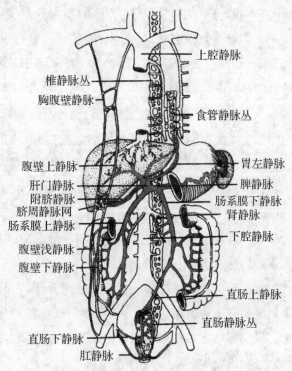

图 7-35　肝门静脉及其侧支循环

第二节 淋巴系统

▶▶ 一、概述

淋巴系统由淋巴管道、淋巴组织和淋巴器官组成。淋巴管道内流动着的液体称淋巴。淋巴组织和淋巴器官主要由淋巴细胞构成（图7-36）。

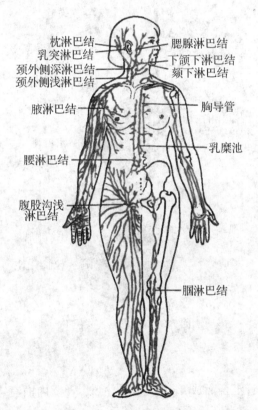

图7-36 淋巴系模式图A

淋巴为无色透明的液体。当血液流动到毛细血管时，部分液体经毛细血管滤出，进入组织间隙，形成组织液。组织液与细胞进行物质交换后，大部分在毛细血管静脉端被重吸收入静脉；小部分渗入毛细淋巴管，成为淋巴。淋巴在淋巴管道内向心流动，最后注入静脉。

淋巴系统不仅能协助静脉进行体液回流，而且淋巴器官和淋巴组织还具有产生淋巴细胞、过滤淋巴液、参与免疫反应等功能。

二、淋巴管道

按淋巴回流的顺序,淋巴管道可分为毛细淋巴管、淋巴管、淋巴干和淋巴导管。

（一）毛细淋巴管

毛细淋巴管是淋巴管道的起始部分,以膨大的盲端起于组织间隙,彼此吻合成网。其管壁由单层内皮细胞构成,基膜不完整,通透性大于毛细血管,组织液中一些不易透过毛细血管壁的大分子物质,如蛋白质、细菌、癌细胞、异物等易进入毛细淋巴管内。毛细淋巴管分布较广,几乎遍及全身(图7-37)。

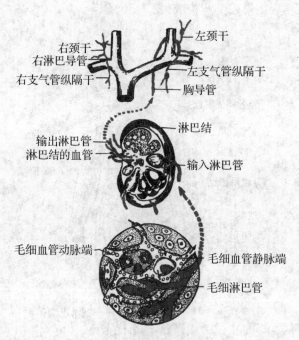

图7-37　淋巴系模式图 B

（二）淋巴管

淋巴管由毛细淋巴管汇合而成,结构与静脉相似,管壁内面有丰富的瓣膜,以保证淋巴向心流动。淋巴管分浅、深两种,浅淋巴管位于皮下,深淋巴管与深部的神经、血管伴行,两者间借吻合支广泛交通。淋巴管在向心的行程中要穿过一个或多个淋巴结。

（三）淋巴干

全身各部的浅、深淋巴管通过一系列的淋巴结后,最后汇合成9条淋巴干:左、右颈干,左、右支气管纵隔干,左、右锁骨下干,左、右腰干和1条肠干。

（四）淋巴导管

9条淋巴干最后汇成2条淋巴导管，即胸导管和右淋巴导管，分别注入左、右静脉角（图7-38）。

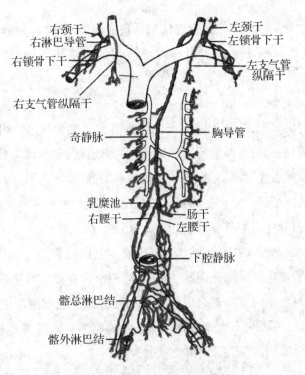

图7-38　胸导管和右淋巴导管

1. 胸导管

胸导管粗而长，是全身最大的淋巴管道，由左、右腰干和肠干在第一腰椎前方汇合而成。汇合处也是其起始处，较膨大，称乳糜池。胸导管由此向上经膈的主动脉裂孔进入胸腔上行，在颈根部注入左静脉角。胸导管的末端还接受左颈干、左锁骨下干和左支气管纵隔干注入的淋巴。胸导管收集下半身及左上半身的淋巴。

2. 右淋巴导管

右淋巴导管为一短干，由右颈干、右锁骨下干和右支气管纵隔干汇合而成，注入右静脉角。右淋巴导管收集右上半身的淋巴。

▶▶ 三、淋巴器官

淋巴器官主要有淋巴结、脾和胸腺。

（一）淋巴结

1. 淋巴结

（1）淋巴结的形态结构　淋巴结形如豆子,灰红色,质软,大小不一,一侧凸隆,有数条输入淋巴管进入,另一侧凹陷,称淋巴结门,是神经、血管和1~2条输出淋巴管等结构进出的门户。

（2）淋巴结的主要功能　①产生淋巴细胞的造血功能；②参与细胞免疫和体液免疫；③滤过淋巴,皮质淋巴窦及髓窦可通过机械性滤过和巨噬细胞吞噬,清除淋巴中的异物及病菌。

2. 全身主要的淋巴结群

淋巴结常沿血管聚集成群,并收纳一定部位或器官回流的淋巴。当人体某处发生病变时,该处的异物、细菌、癌细胞可经淋巴管到达相应的淋巴结,引起该局部淋巴结肿大。因此了解淋巴结的位置及其引流范围,可推测和寻找病变的部位。

（1）头颈部的淋巴结群　重要的有：①下颌下淋巴结：位于下颌下腺附近,收纳面部和口腔的淋巴管,其输出管注入颈外侧深淋巴结。②颈外侧浅淋巴结：位于胸锁乳突肌表面,沿颈外静脉排列,收纳耳后部、枕部和颈浅部淋巴管。其输出管注入颈外侧深淋巴结。③颈外侧深淋巴结：位于胸锁乳突肌深面,沿颈内静脉排列。它直接或间接收纳头颈部各淋巴结的输出管,颈外侧深淋巴结的输出管合成颈干。颈外侧深淋巴结中位于锁骨上方的几个淋巴结称锁骨上淋巴结（图7-39）。胃癌、食管癌患者的癌细胞常经胸导管转移,再经左颈干逆流到左锁骨上淋巴结,引起左锁骨上淋巴结肿大。

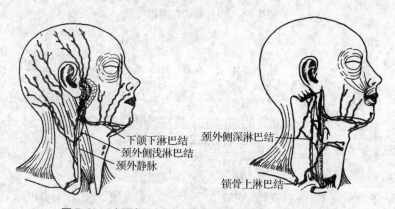

图7-39　头颈部(左)和颈深部(右)的淋巴管和淋巴结

（2）上肢的淋巴结群　主要有腋淋巴结群,位于腋窝内,15~20个,按位置可分5群：外侧淋巴结、胸肌淋巴结、肩胛下淋巴结、中央淋巴结、尖淋巴结（图7-40）。腋淋巴结收纳上肢、胸壁和乳房等处的淋巴管。其输出管组成锁骨下干。

（3）胸部的淋巴结群　主要有支气管肺门淋巴结,又称肺门淋巴结,位于肺门及主支气管的周围,收纳肺表面和肺内的淋巴管。其输出管组成支气管纵隔干(图7-41)。

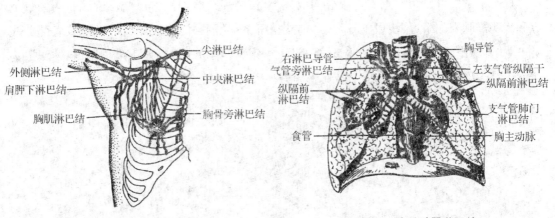

图7-40　腋淋巴结和胸骨旁淋巴结　　　　　图7-41　胸腔脏器淋巴结

（4）腹部的淋巴结群　主要有腰淋巴结,排列在腹主动脉和下腔静脉周围,收纳髂总淋巴结的输出淋巴管,以及腹后壁淋巴管和腹腔内成对脏器的淋巴管。其输出管汇合成左、右腰干,注入乳糜池。还有腹腔淋巴结、肠系膜上淋巴结、肠系膜下淋巴结,分别位于同名动脉起始部的周围,收集腹腔内消化器官的淋巴,其输出管汇合成肠干,也注入乳糜池（图7-42）。

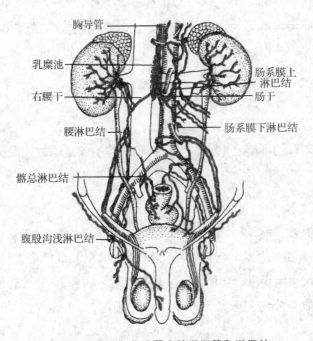

图7-42　腹腔和盆腔器官的淋巴管和淋巴结

(5) 盆部的淋巴结　主要有髂外淋巴结、髂内淋巴结及髂总淋巴结,沿同名动脉排列,收纳同名动脉分布区的淋巴管(图7-42)。

(6) 下肢的淋巴结　主要有腹股沟浅、深淋巴结。腹股沟浅淋巴结位于腹股沟韧带下方和大隐静脉末端附近,浅居皮下,收纳前腹壁下部、会阴、外生殖器、臀部及下肢大部分浅淋巴管,其输出管注入腹股沟深淋巴结。腹股沟深淋巴结位于股静脉上端周围,收纳腹股沟浅淋巴结输出管及下肢的深淋巴管,其输出管注入髂外淋巴结(图7-43)。

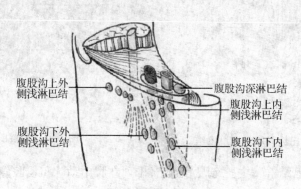

图7-43　腹股沟的淋巴结

(二) 脾

1. 位置、形态

脾位于左季肋区,与第9—11肋相对,正常情况下在左肋弓下缘不能触及。脾呈红褐色,质软而脆,暴力打击脾区易导致脾破裂引起大出血。脾分膈、脏两面,上、下两缘。膈面凸隆,脏面凹陷,中央称脾门,是脾的血管、神经等结构出入的门户。脾上缘锐利,有2~3个脾切迹,在脾肿大时,是触诊脾的标志(图7-44)。

2. 脾的功能

①滤血:巨噬细胞能清除血中的细菌、异物及衰老的血细胞。②造血:脾可产生淋巴细胞。③储血:脾窦丰富,约可储血40 mL。④免疫:机体受到抗原的刺激,可引起脾内T、B细胞的免疫应答。

(三) 胸腺

胸腺位于上纵隔的前部,呈上窄下宽的锥体形,分为不对称的左、右两叶,色灰红,质软(图7-45)。胸腺在新生儿及幼儿时期相对较大,随年龄增长逐渐增大,至青春期达顶点,重达25~40 g。随后胸腺组织逐渐萎缩、退化,被脂肪组织代替,称胸腺剩件。

胸腺的主要功能是分泌胸腺素和产生T淋巴细胞,对人体免疫功能的建立具有重要意义。

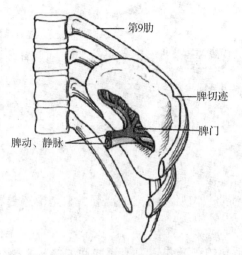
图 7-44 脾的形态位置

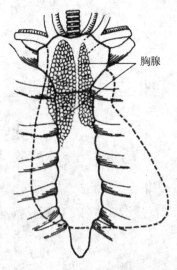
图 7-45 胸腺的形态和位置

第八章

感 觉 器

感觉器是指机体内专门感受特定刺激的器官,如视器、前庭蜗器等。它是由感受器和附属器所构成的。

感受器是指能接受机体内、外环境各种不同的刺激并转为神经冲动的结构。感受器接受刺激后,经过感觉神经传入中枢神经系统,到达大脑,产生相应的感觉。

感受器分一般感受器和特殊感受器两种。

一般感受器:由感觉神经末梢构成,广泛分布于全身各部,如皮肤内的触觉、压觉、痛觉、温度觉感受器,关节、肌肉、肌腱内的本体觉感受器和内脏、心血管等处的化学、压力感受器等。

特殊感受器:由感觉细胞构成,仅存在于头部的某些器官内,如眼、耳、鼻、舌等器官的视觉、听觉、嗅觉和味觉感受器等。

第一节 眼

眼是感受可见光刺激的器官,又称视器,由眼球和眼副器两部分组成(图8-1)。

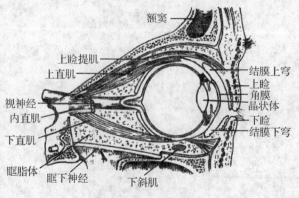

图8-1 眼(矢状面)

一、眼球

眼球位于眼眶内,借筋膜连于眶壁,其后部经视神经与脑相连。眼球略呈球形,具有屈光成像和感受光刺激的功能,是眼的主要部分。眼球由眼球壁和眼球内容物组成(图8-2)。

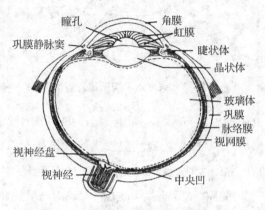

图8-2 眼球的构造(右侧水平切面)

(一) 眼球壁

眼球壁包括3层结构,由外向内依次为眼球纤维膜、眼球血管膜和视网膜。

1. 眼球纤维膜

眼球纤维膜为眼球壁的外层,由致密结缔组织构成,厚而坚韧,具有维持眼球的形态和保护眼球内容物的作用。纤维膜分角膜和巩膜两部分。

(1) 角膜 占纤维膜的前1/6,无色透明,是光线进入眼球首先要通过的结构。角膜略向前凸,具有屈光作用。角膜内无血管,但有丰富的感觉神经末梢,对触觉和痛觉敏感。

(2) 巩膜 占纤维膜的后5/6,乳白色,不透明。

在巩膜与角膜交界处的深部有一环形的小管,称巩膜静脉窦,是房水回流的通道。

2. 眼球血管膜

眼球血管膜为眼球壁的中层,由疏松结缔组织构成,含有丰富的血管和色素细胞,呈棕黑色。血管膜由前向后分为虹膜、睫状体和脉络膜三部分。

(1) 虹膜 为血管膜的最前部,位于角膜的后方,呈圆盘状,中央有一圆孔,称瞳孔。光线经瞳孔进入眼球内。虹膜内有两种排列方向不同的平滑肌:一种呈环形,环绕在瞳孔周围,收缩时可使瞳孔缩小,称瞳孔括约肌;另一种呈辐射状,收缩时可使瞳孔开大,称瞳孔开大肌。瞳孔的开大或缩小,可调节进入眼球内光线的多少(图8-3)。

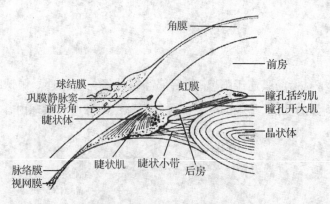

图 8-3　眼球水平切面局部放大

（2）睫状体　位于虹膜的外后方，是血管膜最肥厚的部分。睫状体的前部有许多向内突出呈放射状排列的皱襞，称睫状突。由睫状突发出睫状小带与晶状体的周缘相连。睫状体内有平滑肌，称睫状肌，收缩时可使睫状体向前内移位（图 8-3）。

（3）脉络膜　为血管膜后部的大部分，薄而柔软。外面与巩膜疏松相连，因脉络膜内含丰富的血管和色素细胞，故有营养眼球壁和吸收眼内散射光线的作用。

3. 视网膜

视网膜为眼球壁的内层，贴附于血管膜内面。视网膜可分为两部分：位于虹膜和睫状体内面的部分无感光作用，称视网膜盲部；位于脉络膜内面的部分有感光作用，称视网膜视部。

在视网膜视部的内面，与视神经相对应的部位有一圆盘状隆起，称视神经盘。此处无感光作用，称生理性盲点。在视神经盘颞侧 3.5 mm 处的稍下方，有一黄色小区，称黄斑，其中央凹陷，称中央凹，是视觉最敏锐的部位（图 8-4）。

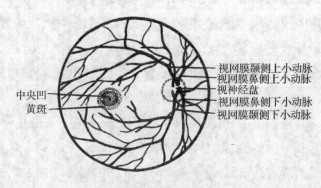

图 8-4　右眼眼底

视网膜视部的组织结构分内、外两层。外层为色素上皮层，内层为神经层，两层之间连接疏松。如两层之间发生分离，则产生"视网膜剥离症"。

（1）色素上皮层　由单层色素上皮细胞组成。色素上皮细胞能吸收光线，有保护感光细胞免受过强光线刺激的作用。

（2）神经层　含有3层细胞，由外向内依次为视细胞、双极细胞和节细胞（图8-5）。视细胞是感光细胞，即视觉感受器，分视锥细胞和视杆细胞两种。视锥细胞可感受强光和分辨颜色，视杆细胞仅感受弱光，不能辨色。双极细胞是连接感光细胞和节细胞之间的双极神经元。节细胞为多极神经元，其树突与双极细胞形成突触，轴突沿视网膜内面向视神经盘集中，出眼球壁后组成视神经。

（二）眼球内容物

眼球内容物包括房水、晶状体和玻璃体。这些结构无色透明都具有屈光作用，它们与角膜共同组成眼球的屈光系统，能使所视物体在视网膜上清晰成像。

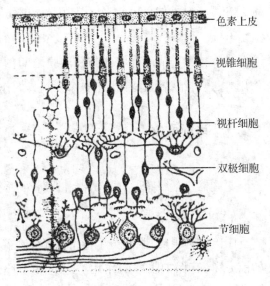

图8-5　视网膜神经细胞示意图

1. 眼房和房水

（1）眼房　为角膜与晶状体间的腔隙，被虹膜分隔成前房和后房。前、后房之间借瞳孔相通。前房的周边部，即虹膜与角膜之间的夹角，称虹膜角膜角，与巩膜静脉窦相邻。

（2）房水　为充满于眼房内的无色透明液体。房水除有屈光作用外，还具有营养角膜和晶状体及维持眼内压的作用。

房水由睫状体产生，从后房经瞳孔流入前房，再经虹膜角膜角渗入巩膜静脉窦，最后汇入眼静脉，此过程称房水循环。若发生虹膜与晶状体粘连或虹膜角膜角狭窄等病变，可造成房水循环障碍，会引起眼内压增高，导致视网膜受压，出现视力减退或失明，临床上称青光眼。

2. 晶状体

晶状体富有弹性，形似双凸透镜的透明体。位于虹膜的后方，玻璃体的前部。晶状体内无血管和神经，表面包有晶状体囊。晶状体的周缘借一些放射状的纤维与睫状突相连，这些纤维称睫状小带。

在眼球的屈光系统中，晶状体是唯一可调节的屈光装置。其屈光度可随睫状肌的舒缩而变化。看近物时，睫状肌收缩，晶状体向前内移位，靠近晶状体，睫状小带松弛，晶状体因自身弹性而变厚，表面曲率加大，屈光度增大。反之，看远物时，睫状肌舒张，晶状体向后外移位，睫状小带拉紧，向周围牵引晶状体，使晶状体变薄，表面曲率变小，屈光度减小。总之，所视物体无论远近，通过睫状体和睫状肌对晶状体的调节，总能确保在视网膜上清晰成像。

老年人晶状体弹性下降,看近物时,晶状体屈光度不能相应增大,导致视物不清,称老视,俗称老花眼。晶状体可因年老、代谢障碍、创伤等原因而变混浊,称白内障。

3. 玻璃体

玻璃体为充满于晶状体与视网膜之间的胶状物,周围包有玻璃体囊。玻璃体除有屈光作用外,还有维持眼球形状和支撑视网膜的作用。

二、眼副器

眼副器包括眼睑、结膜、泪器和眼球外肌等,对眼球起保护、支持和运动作用。

(一) 眼睑

眼睑俗称眼皮,眼睑分上睑和下睑,遮盖于眼球的前方,具有保护眼球的作用。上睑和下睑之间的裂隙称睑裂。睑裂的内、外侧角分别称内眦和外眦。眼睑的边缘称睑缘,睑缘上有向外生长的睫毛。睫毛根部的皮脂腺称睑缘腺。当睑缘腺发炎时,可局部红肿,称"麦粒肿"。上、下睑缘在靠近内眦处,各有一小孔,称泪点,是上、下泪小管的入口。

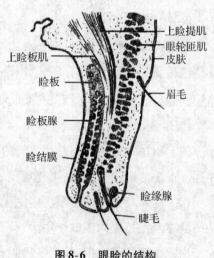

图 8-6 眼睑的结构

眼睑的组织结构分 5 层(图 8-6),由外向内依次称为:①皮肤,薄而柔软。②皮下组织,较疏松,易发生水肿。③肌层,主要为眼轮匝肌,收缩时使睑裂闭合。④睑板,呈半月形,由致密结缔组织构成,硬如软骨,对眼睑有支撑作用。在睑板内有许多睑板腺,其腺管开口于睑缘,可分泌油脂性液体,有润滑眼睑和防止泪液外溢的作用。当睑板腺导管阻塞时,可形成睑板腺囊肿,又称"霰粒肿"。⑤睑结膜,为一层较薄的黏膜,贴附于睑板的内面。

(二) 结膜

结膜为一层富含血管、薄而透明的黏膜。衬贴在眼睑内面的部分称睑结膜,覆盖在巩膜前面的部分称球结膜。上、下睑的睑结膜与球结膜返折移行处,分别形成结膜上穹和结膜下穹(图 8-7)。当睑裂闭合时,各部分结膜共同围成的囊状腔隙,称结膜囊。结膜炎和沙眼是结膜常见的疾病。

(三) 泪器

泪器包括泪腺和泪道(图 8-8)。

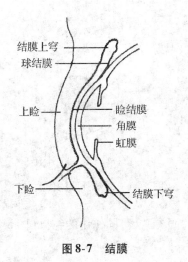

图 8-7 结膜

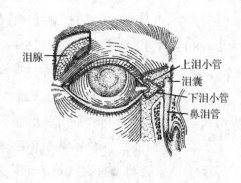

图 8-8 泪器(右侧)

1. 泪腺

泪腺位于眼球外上方的泪腺窝内,其排泄管开口于结膜上穹外侧部。泪腺分泌泪液,有湿润角膜和冲洗结膜囊内异物的作用。

2. 泪道

泪道包括泪点、泪小管、泪囊和鼻泪管。泪小管上、下各一,位于上、下眼睑内侧部皮下,起于泪点,先分别向上或向下,再转向内侧,开口于泪囊。泪囊位于眶内侧壁前部的泪囊窝内,为一膜性盲囊,其上端为盲端,下端移行为鼻泪管。鼻泪管位于骨性鼻泪管内,为黏膜围成的管道,下端开口于下鼻道前部。

(四)眼球外肌

眼球外肌是配布在眼球周围的骨骼肌,共有7块,即上睑提肌、内直肌、外直肌、上直肌、下直肌、上斜肌和下斜肌(图8-9、图8-10)。前6块均起自视神经管内的总腱环。下斜肌起于眶下壁的前内侧部。

上睑提肌沿眶上壁向前,止于上睑,收缩时上提上睑,开大睑裂。

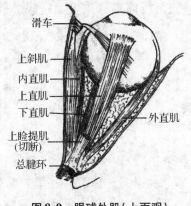

图 8-9 眼球外肌(上面观)

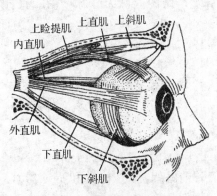

图 8-10 眼球外肌(外侧面观)

余下的6块肌均是运动眼球的。内直肌、外直肌、上直肌和下直肌沿眶的各壁向前，分别止于眼球前部的内侧、外侧、上面和下面，可使眼球转向内侧、外侧、上内方和下内方。上斜肌在上直肌与内直肌之间前行，至眶前部的内上方，以肌腱穿过眶内侧壁前上方的滑车后，转向后外，止于眼球上面的后外侧，收缩时使眼球转向下外方。下斜肌沿眶下壁行向后外，止于眼球下面的后外侧，收缩时使眼球转向上外方。眼球的正常转动，是上述6块运动眼球的肌共同参与、协同作用的结果（图8-11）。

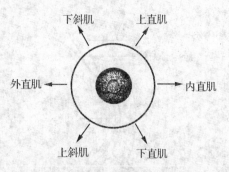

图8-11　眼球外肌的作用（右眼）

三、眼的血管

（一）眼的动脉

分布到眼球和眼副器的动脉主要是眼动脉。眼动脉是颈内动脉在颅内的分支，经视神经管入眶，在眶内分支分布于眼球、泪器和眼球外肌等。其中最重要的分支是视网膜中央动脉。视网膜中央动脉在眼球后方穿入视神经内，随视神经行至视神经盘处，分出4支，即视网膜鼻侧上、下小动脉和视网膜颞侧上、下小动脉，分别行向视网膜的相应方向，营养视网膜内层（图8-4）。在活体用眼底镜可观察这些小动脉的形态，以协助对动脉硬化等疾病进行诊断。

（二）眼的静脉

眼的静脉主要有眼上静脉和眼下静脉，其属支的收集范围与眼动脉分支的分布范围一致，其中包括与视网膜中央动脉及其分支伴行的同名静脉。眼上静脉向后经眶上裂进入颅腔，汇入海绵窦。眼下静脉向后分成两支，一支汇入眼上静脉，另一支经眶下裂入翼腭窝，汇入翼静脉丛。眼的静脉无静脉瓣，并与内眦静脉相吻合，故面部感染可通过眼静脉侵入颅内。

第二节　耳

耳又称前庭蜗器，是位觉和听觉器官。按部位耳分为外耳、中耳和内耳三部分（图8-12）。外耳和中耳是收集和传导声波的结构，内耳有位觉感受器和听觉感受器。

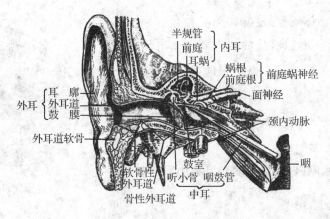

图 8-12 耳的全貌模式图

一、外耳

外耳包括耳廓、外耳道和鼓膜三部分。

(一) 耳廓

耳廓位于头部两侧。主要以弹性软骨为支架,外被皮肤和少量皮下组织。耳廓下部向下垂的部分称耳垂,内无软骨,仅有皮肤和皮下组织,是临床常用的采血部位(图 8-13)。耳廓外侧面中部有外耳门。外耳门前外方的突起,称耳屏。

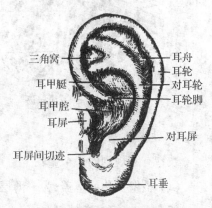

图 8-13 耳廓(左侧)

(二) 外耳道

外耳道长 2~2.5 cm,为外耳门与鼓膜之间的管道。外侧 1/3 以软骨为基础,称软骨部;内侧 2/3 位于颞骨内,称骨部。外耳道是一弯曲的管道,成人检查外耳道和鼓膜时,向后上方牵拉耳廓,可使外耳道变直;婴儿的外耳道较短窄,检查时,则须将耳廓向后下方牵拉。

外耳道的皮肤内含有耵聍腺,可分泌黄褐色的黏稠液体,称耵聍,有保护作用,干燥后形成痂块。外耳道的皮下组织较少,皮肤与骨膜、软骨膜结合紧密。当外耳道发生疖肿时,因皮下组织张力较大,压迫感觉神经末梢,可引起剧烈疼痛。

(三) 鼓膜

鼓膜为椭圆形的半透明薄膜,位于外耳道与鼓室之间(图 8-14)。鼓膜呈倾斜位,与外耳道的下壁构成约 45°角。鼓膜中心向内凹陷,称鼓膜脐。鼓膜的上 1/4 区为松弛部,下

3/4 区为紧张部。活体观察鼓膜时,可见松弛部呈淡红色,紧张部呈灰白色。从鼓膜脐向前下方有三角形的反光区,称光锥。中耳的一些疾患可引起光锥改变或消失。

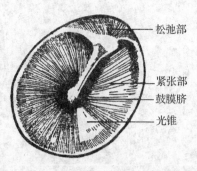

图 8-14 鼓膜

二、中耳

中耳包括鼓室、咽鼓管、乳突窦和乳突小房。

(一) 鼓室

鼓室是颞骨岩部内的一个不规则含气小腔,位于鼓膜与内耳之间。鼓室内有3块听小骨。鼓室内壁和听小骨表面均衬有黏膜,并与咽鼓管和乳突小房等处的黏膜相延续(图8-15、图8-16)。

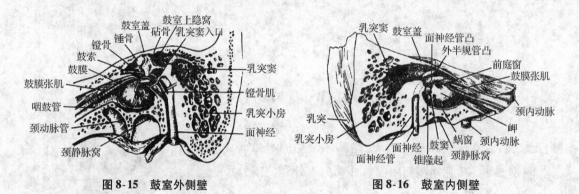

图 8-15 鼓室外侧壁　　　　　图 8-16 鼓室内侧壁

1. 鼓室壁

鼓室有不规则的6个壁:

(1) 上壁　称鼓室盖,为一薄层骨板,鼓室借此与颅中窝分隔。

(2) 下壁　称颈静脉壁,也为一薄层骨板,将鼓室与颈内静脉起始部分隔。

(3) 前壁　称颈动脉壁,与颈动脉管邻近,前壁上部有咽鼓管鼓室口,是咽鼓管在鼓室的开口。

(4) 后壁　称乳突壁,上部有乳突窦的开口,由此口经乳突窦可与乳突小房相通。

(5) 外侧壁　称鼓膜壁,主要由鼓膜构成。

(6) 内侧壁　称迷路壁,即内耳的外侧壁。此壁的后部有两个孔:位于后上方呈卵圆形的,称前庭窗,有镫骨底附着;位于后下方的呈圆形,称蜗窗,被第二鼓膜封闭。在前庭窗的后上方有一弓形的隆起,称面神经管凸,其深部有面神经管,管内有面神经通过。由于此处的面神经管较薄,中耳的炎症或手术易伤及面神经。

2. 听小骨

听小骨由外侧向内侧依次排列有锤骨、砧骨和镫骨(图8-17)。锤骨形似小锤,锤骨柄贴于鼓膜内面。镫骨形如马镫,镫骨底通过韧带连于前庭窗边缘,将前庭窗封闭。砧骨位于锤骨与镫骨之间。听小骨之间以关节相连,共同构成听骨链。当声波振动鼓膜时,通过听骨链的传导,可使镫骨底在前庭窗处振动,从而将声波的振动从鼓膜传递到内耳。

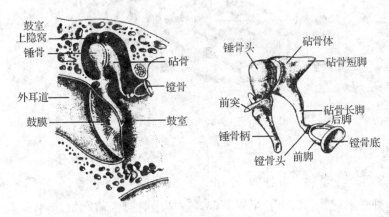

图8-17 听小骨

(二) 咽鼓管

咽鼓管是连通咽与鼓室的管道。管壁内面的黏膜与咽及鼓室的黏膜相续。咽鼓管鼓室口开口于鼓室前壁,咽鼓管咽口开口于鼻咽侧壁。咽口平时处于闭合状态,当吞咽和张大口时才开放。开放时,空气经咽鼓管进入鼓室,以保持鼓膜内、外两侧的气压平衡,有利于鼓膜的振动。

小儿的咽鼓管较短且平直,因此咽部的感染可通过咽鼓管蔓延至鼓室,引起中耳炎。

(三) 乳突小房和乳突窦

乳突小房是颞骨乳突内的许多相互连通的含气小腔。乳突窦是一个介于乳突小房与鼓室之间的腔隙,向前开口于鼓室后壁的上部,向后下与乳突小房相通。乳突小房和乳突窦的壁都衬以黏膜,并与鼓室的黏膜相续,故中耳炎时,可并发乳突窦和乳突小房的炎症。

▶▶ 三、内耳

内耳又称迷路,位于颞骨岩部内。迷路由骨迷路和膜迷路构成。骨迷路是颞骨岩部内的骨性隧道。膜迷路与骨迷路的形态相似,由套在骨迷路内的膜性小管和小囊组成。膜迷路内充满内淋巴,骨迷路与膜迷路之间充满外淋巴,内、外淋巴互不相通。

(一) 骨迷路

骨迷路由后向前分为骨半规管、前庭和耳蜗三部分(图8-18)。它们依次互相连通。

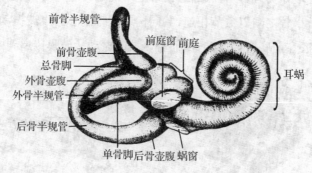

图 8-18 骨迷路

1. 骨半规管

骨半规管为3个半环形小骨性管,互相垂直。根据它们的位置,分别称为前骨半规管、后骨半规管和外骨半规管。每个骨半规管都通过两个骨脚与前庭相连,骨脚与前庭处的膨大,称骨壶腹。

2. 前庭

前庭位于骨半规管与耳蜗之间,是一个不规则的椭圆形小腔。前庭的外侧壁即鼓室的内侧壁,有前庭窗和蜗窗。后壁与骨半规管相通,前壁通向耳蜗。

3. 耳蜗

耳蜗为骨迷路的前部,形似蜗牛壳,由一条蜗螺旋管环绕蜗轴盘绕两圈半形成。耳蜗的尖端称蜗顶,朝向前外侧,蜗底朝向后内侧。耳蜗的圆锥形骨性中轴称蜗轴。它向蜗螺旋管内伸出一条螺旋形骨板,称骨螺旋板(图8-19)。

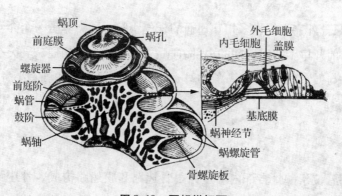

图 8-19 耳蜗纵切面

(二) 膜迷路

膜迷路由后向前也分为三部分，即膜半规管、椭圆囊和球囊、蜗管（图8-20）。

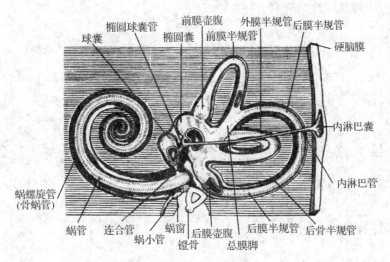

图8-20 膜迷路

1. 膜半规管

膜半规管为套在骨半规管内的3个半环形膜性小管。每个膜半规管在骨壶腹内也相应膨大，称膜壶腹。其壁内有一嵴状隆起，称壶腹嵴，是位觉感受器，能感受旋转变速运动的刺激。

2. 椭圆囊和球囊

椭圆囊和球囊为前庭内的两个膜性小囊。椭圆囊位于后上方，后壁与膜半规管相通。球囊位于前下方，与蜗管相连。两囊之间以细管相连通。两囊壁的内面各有一斑块状隆起，分别称椭圆囊斑和球囊斑，是位觉感受器，能感受直线变速运动的刺激。

3. 蜗管

蜗管为套在蜗螺旋管内的一条三棱形膜性管道，随蜗螺旋管也旋转两圈半。蜗管的横断面呈三角形，有上、下和外侧3个壁。蜗管的外侧壁与蜗螺旋管紧密结合，上壁称前庭膜，下壁称基底膜（图8-21）。在基底膜上有突向蜗管内腔的隆起，随蜗管延伸呈螺旋形，称螺旋器，为听觉感受器。

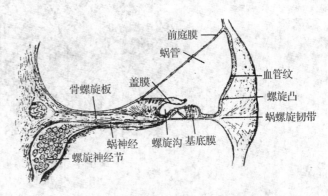

图8-21 蜗管

蜗管和骨螺旋板一起将蜗螺旋管分隔成上、下两部，上部称前庭阶，下部称鼓阶。两部在蜗顶处相通。前庭阶和鼓阶内都充满外淋巴，并分别与前庭窗和蜗窗相通。

声波经耳廓和外耳道传至鼓膜,使鼓膜振动,再经听骨链传至前庭窗,使得前庭阶和鼓阶的外淋巴振动,继而引起蜗管内的内淋巴振动,刺激基底膜上的螺旋器,产生神经冲动。冲动由蜗神经传到脑的听觉中枢,产生听觉。

第三节 皮 肤

皮肤覆盖于全身的表面,是人体最大的器官。皮肤总面积可达 $1.2 \sim 2 \text{ m}^2$,具有保护深层结构、感受刺激、调节体温、排泄废物和吸收等功能。

一、皮肤的结构

皮肤分为表皮和真皮两层(图 8-22)。

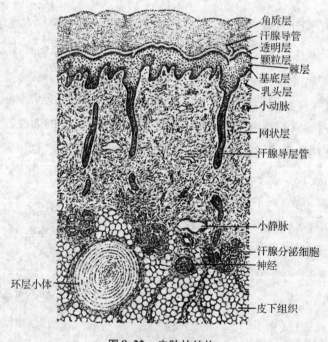

图 8-22 皮肤的结构

(一) 表皮

表皮为皮肤的浅层,由角化的复层扁平上皮构成。其厚度因部位不同差异较大,平均厚度为 1～4 mm。根据上皮细胞的结构特点,从基底到表面可分为 5 层,即基底层、棘层、颗粒层、透明层和角质层。

1. 基底层

基底层位于表皮的最深层,借基膜与深层的真皮相连。基底层是一层排列整齐的矮柱状细胞,细胞较小。此层细胞具有活跃的分裂增殖能力,可不断产生新细胞,并向浅层推移,故基底层又称生发层。基底层细胞中还有黑素细胞,细胞质内常含有黑色素,黑色素能吸收紫外线,可保护深部组织免受辐射损伤。

2. 棘层

棘层由4~10层多边形细胞构成。细胞较大,表现有许多细小的棘状突起。

3. 颗粒层

颗粒层由2~3层梭形细胞构成。细胞质内有许多粗大的透明角质颗粒。

4. 透明层

透明层由多层扁平无核的细胞构成。细胞质呈均质透明状。

5. 角质层

角质层由数层角质细胞构成。角质细胞的细胞质内充满嗜酸性的角质蛋白,对酸、碱和摩擦等有较强的抵抗力。

正常情况下,基底层细胞不断分裂增殖,新生的细胞向浅部推移,依次转化成各层细胞,最后成为皮屑而脱落。

(二)真皮

真皮位于表皮的深面,由致密结缔组织构成,可分为乳头层和网织层两层,两者之间无明显界限。

1. 乳头层

乳头层为真皮的浅层,在表皮基底层的深面。它以许多乳突状的突起突向表皮。乳头层内纤维较少,细胞较多。乳头内有丰富的毛细血管和感受器,如游离的神经末梢、触觉小体等。

2. 网织层

网织层位于乳头层的深面,较厚,与乳头层无明显的分界。此层的结构致密,胶原纤维和弹性纤维丰富并交织成网,细胞较少,使皮肤具有较大的韧性和弹性。网织层内含有许多细小血管、淋巴管和神经,以及毛囊、汗腺、皮脂腺和环层小体等。

皮下组织即浅筋膜,不属于皮肤的组成部分,但其纤维与真皮直接连续。皮下组织由疏松结缔组织构成,纤维束交织成网,含有脂肪组织、较大的血管、淋巴管和神经。常用的皮下注射是将药物注入此层,而皮内注射是将药物注入真皮内。

二、皮肤的附属器

皮肤的附属器包括毛发、皮脂腺、汗腺和指(趾)甲(图8-23)。

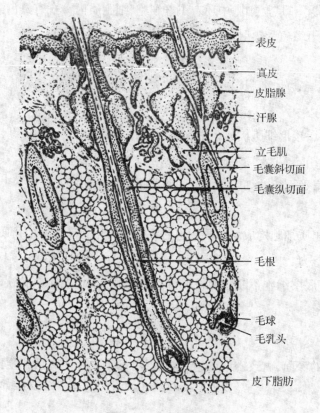

图8-23 皮肤的附属器

(一) 毛发

人体的皮肤除手掌、足底等处外，均有毛发的分布。毛发分毛干和毛根两部分。毛干外露于皮肤的表面；毛根埋于皮肤之内，外包毛囊。毛囊由上皮组织和结缔组织构成，毛囊的下端较膨大，底部凹陷，结缔组织突入其内，形成毛乳头。毛乳头对毛发的生长有重要的作用。毛囊的一侧与真皮之间有一束斜行平滑肌，称竖毛肌。此肌受交感神经支配，收缩时，可使毛发竖立，出现"鸡皮疙瘩"。

(二) 皮脂腺

皮脂腺位于毛囊与竖毛肌之间，其排泄管很短，开口于毛囊上部。分泌物有滋润皮肤和保护毛发的作用。

(三) 汗腺

汗腺遍布于全身皮肤,以手掌、足底为最多。汗腺属单曲管状腺,分为分泌部和导管部。分泌部位于真皮深部或皮下组织内,盘曲成团,管壁由单层立方细胞组成。汗腺分泌的汗液,经导管部排到皮肤的表面,有湿润表皮、调节体温、排除部分代谢产物等作用,并参与水和电解质平衡的调节。

位于腋窝、会阴等处皮肤内的汗腺称大汗腺,其分泌物浓稠呈乳状。有些人的大汗腺分泌物经细菌分解后,常有特殊的气味,称狐臭。

(四) 指(趾)甲

指(趾)甲位于手指、足趾远端的背面,有保护指(趾)末节的作用。它露在外面的部分叫甲体,甲体的深面为甲床,埋在皮肤深面的部分叫甲根,甲根的深部为甲母质,它是甲的生长区。甲体两侧的皮肤隆起称甲襞。甲床和甲襞之间的沟称甲沟。

第九章

神经系统

第一节 概 述

神经系统由脑、脊髓以及连接脑和脊髓的周围神经组成,在人体各器官系统中占有十分重要的地位。神经系统借助于感受器可接受体内和体外的刺激,引起各种反应,调节和控制全身各器官系统的活动,使人体成为一个完整的对立统一体。例如,当人体进行剧烈运动时,随着骨骼肌的强烈收缩,同时也会出现呼吸加速和心跳加快等一系列变化。这些变化是在神经系统的调节和控制下,各器官系统相互制约、相互协调完成的。

另一方面,人体各器官系统的正常生活状态也必须与外界环境相适应,以维持自身的生存。机体以一系列器官统一协调的活动,适应多变的外界环境,这种能力也有赖于神经系统。

人类的神经系统,特别是脑,在经过漫长生物进化的基础上,特别是在生产劳动、语言以及思维功能的推动下,发展到了空前复杂、高级的程度。这使人类远远超越了一般动物,不仅能感知和适应世界,而且能主动改造世界。

▶▶ 一、神经系统的组成

神经系统主要由神经组织组成。神经组织包括神经元和神经胶质细胞。神经元是神经系统中具有感受刺激和传导神经冲动功能的基本单位,为高度分化的细胞,是神经系统的主要成分。神经胶质细胞则是神经系统的辅助成分,主要起支持、营养和保护等作用。

神经系统按其所在位置,可分为中枢神经系统和周围神经系统。中枢神经系统包括脑和脊髓,分别位于颅腔和椎管内,周围神经系统包括脑神经和脊神经(图9-1)。脑神经与脑相连,共12对;脊神经与脊髓相连,共31对。根据周围神经系统在各器官、系统中分布对象的不同,周围神经又可分为躯体神经和内脏神经。躯体神经分布于体表、骨、关节和骨骼肌;内脏神经则分布于内脏、心血管、平滑肌和腺体。躯体神经和内脏神经均含有传入神经和传出神经。传入神经又称感觉神经,它将神经冲动自感受器传入中枢神经系统;传出神经又称运动神经,它将神经冲动自中枢神经系统传向周围效应器。内脏神经中的传出神经因支配不受人的主观意志所控制的心肌、平滑肌和腺体的活动,故又称为自主神经或植物神经。它又依其功能的不同,分为交感神经和副交感神经两部分。

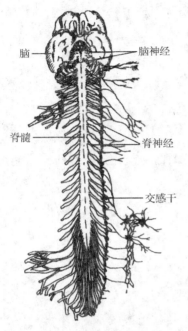

图 9-1　神经系统的组成

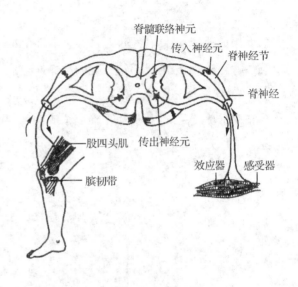

图 9-2　反射弧示意图

二、神经系统的活动方式

神经系统活动的基本方式是反射。反射是指机体在神经系统调节下,对体内、外环境的刺激作出的适宜反应。执行反射活动的结构基础是反射弧。反射弧包括 5 个环节,即感受器、传入(感觉)神经、中枢、传出(运动)神经、效应器(图 9-2)。例如,叩击髌韧带引起伸膝运动,称膝反射。其感受器位于髌韧带内,传入神经是股神经的感觉纤维,中枢在脊髓腰段,传出神经沿股神经到达股四头肌。这是最简单的反射。一般的反射弧,在传入和传出神经元之间有一个或多个中间神经元参与。中间神经元越多,引起的反射活动就越复杂。人类大脑皮质的思维活动要通过大量中间神经元,是极为复杂的反射活动。如果反射弧任何一部分损伤,反射即出现障碍。因此,临床上常用检查反射的方法来诊断神经系统的疾病。

三、神经系统的常用术语

神经元的胞体和突起在神经系统中不同的部位有不同的聚集方式,因而有不同的命名。

1. 灰质和白质

在中枢神经系统内,神经元胞体和树突聚集之处,在新鲜标本上呈灰色,称灰质。在大、小脑表面的灰质层称为皮质。在中枢神经系统内,神经纤维聚集之处,因神经纤维外面包有髓鞘,色泽白亮,称白质。位于大、小脑深部的白质称为髓质。

2. 神经核和神经节

形态与功能相似的神经元胞体聚集成一团,在中枢神经系统内称神经核,在周围神经系统内称神经节。

3. 纤维束和神经

在中枢神经系统内,起止、行程与功能相同的一束神经纤维,称为纤维束。在周围神经系统中,神经纤维聚集成粗细不等的神经纤维束,称神经。

4. 网状结构

在中枢神经系统内,神经纤维交织成网状,网眼内含有分散的神经元或较小的神经核,这些区域称为网状结构。

第二节　中枢神经系统

一、脊髓

（一）脊髓的位置和形态

脊髓位于椎管内,上端于枕骨大孔处与延髓相接。成人脊髓下端约平第1腰椎体下缘,新生儿脊髓下端约平第3腰椎体下缘。成人脊髓长40~45 cm。

脊髓呈前后略扁、粗细不均的圆柱状。脊髓全长有两处膨大部。颈膨大位于第5颈髓节至第1胸髓节之间,腰骶膨大位于第2腰髓节至第3骶髓节之间。这两处膨大的形成是由于此处脊髓节段的神经元数量相对较多,是分别支配上肢和下肢的各对脊神经的发出部位。脊髓腰骶膨大以下逐渐变细呈圆锥状,称脊髓圆锥。自脊髓圆锥向下延伸出一条细丝,称为终丝,是无神经组织的结构,终止于尾骨背面(图9-3)。

脊髓表面有数条纵行的沟或裂。前面正中的深沟称为前正中裂;后面正中的浅沟称为后正中沟。前正中裂两侧各有一条浅沟,称前外侧沟。后正中沟两侧各有一条后外侧沟。脊髓自前外侧沟依次穿出31对脊神经前根,由运动纤维组成,故前根又称运动根。后外侧沟依次穿入31对脊神经后根,由感觉纤维组成,故后根又称感觉根。每条脊神经的后根上连有一个膨大,称为脊神经节,内含假单极神经元的胞体。每一对脊神经的前、后根在椎间

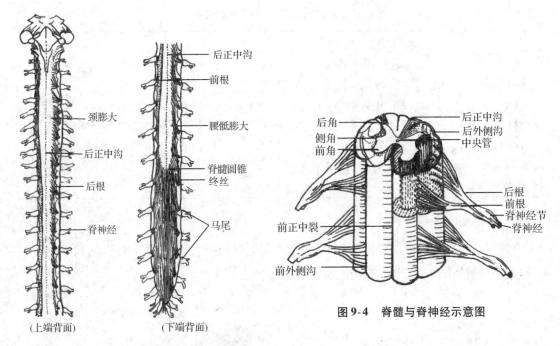

图 9-4 脊髓与脊神经示意图

（上端背面） （下端背面）

图 9-3 脊髓的外形

孔处合并成一条脊神经，从相应的椎间孔穿出（图9-4）。因椎管长于脊髓，所以脊神经根距各自的椎间孔自上而下愈来愈远，因此脊神经根在椎管内自上而下逐渐倾斜，至腰骶部的神经根几乎垂直下行。在脊髓圆锥下方，腰骶尾部神经根连同终丝形成马尾。成人一般在第1腰椎体以下已无脊髓，而只有马尾，因此临床上常选择第4—5或第3—4腰椎之间进行穿刺，不会损伤脊髓。

（二）脊髓节段及其与椎骨的对应关系

脊髓共连有31对脊神经，每一对脊神经所对应的一段脊髓，称为一个脊髓节段。共有31个脊髓节段，包括颈髓8节、胸髓12节、腰髓5节、骶髓5节和1个尾节。

自胚胎3个月后，人体脊柱的生长速度比脊髓要快，因此成人脊髓与脊柱的长度是不相等的，脊髓的节段与相应的椎骨不能完全平行对应（图9-5）。

了解脊髓节段与椎骨的对应关系，有极其重要的临床意义。如在创伤中，可凭借受伤的椎骨位置来推测脊髓可能受损伤的节段（表9-1）。

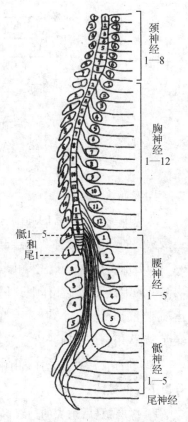

图 9-5 脊髓节段与椎骨的对应关系

表 9-1　成人脊髓节段与椎骨的对应关系

脊髓节段	对应的椎骨	推算举例
上颈髓 C_{1-4}	与同序数椎骨同高	如第 2 颈髓节对应第 2 颈椎
下颈髓 C_{5-8}	较同序数椎骨高 1 个椎骨	如第 6 颈髓节对应第 5 颈椎
上胸髓 T_{1-4}	较同序数椎骨高 1 个椎骨	如第 3 胸髓节对应第 2 胸椎
中胸髓 T_{5-8}	较同序数椎骨高 2 个椎骨	如第 7 胸髓节对应第 5 胸椎
下胸髓 T_{9-12}	较同序数椎骨高 3 个椎骨	如第 11 胸髓节对应第 8 胸椎
腰髓 L_{1-5}	平对第 10—12 胸椎	
骶、尾髓 S_{1-5}、C_0	平对第 12 胸椎和第 1 腰椎	

（三）脊髓的内部结构

脊髓各节段中的内部结构大致相似，在横切面上可见中央管、灰质、白质、网状结构。中央管位于脊髓的中央，它贯穿脊髓全长（图 9-6、图 9-7）。

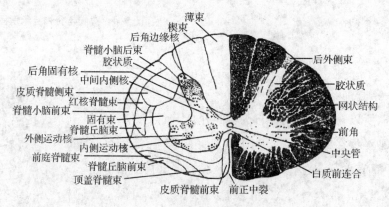

图 9-6　脊髓颈段（横切面）

1. 灰质

灰质围绕在中央管的周围，呈"H"形。每一侧灰质分别向前方和后方伸出前角和后角。连接两侧的灰质部分称灰质连合。

（1）前角（前柱）　主要由运动神经元组成。一般将前角运动神经元分为内、外两侧群，内侧群的神经元支配躯干肌，外侧群的神经元支配四肢肌。另外，根据形态和功能，把前角运动神经元分为大、小两型：大型的为 α 运动神经元，支配骨骼肌的运动；小型的为 γ 运动神经元，其作用与调节肌张力有关。

（2）后角（后柱）　主要由中间神经元组成，接受后根的传入纤维。后角的神经元主要分以下 4 群核团：

1）缘层：是后角尖的边缘区，由较大型的细胞组成。

2）胶状质：在缘层前方，由小型神经细胞组成，贯穿脊髓全长，主要完成脊髓节段间的联系。

3）后角固有核：位于胶状质的前方，由大、中型细胞组成。它发出的纤维上行到背侧丘脑。

4）胸核（背核）：位于后角基部内侧，仅见于第8颈节到第2腰节节段，发出的纤维组成同侧的脊髓小脑后束。

（3）侧角（侧柱）　仅见于第1胸节至第3腰节脊髓节段，灰质前后角之间还有向外侧突出的侧角。侧角由中、小型细胞组成，是交感神经的低级中枢。在脊髓骶2—4节段，相当于侧角位置，由小型神经元组成的核团，称骶副交感核，是副交感神经在脊髓的低级中枢。由侧角或骶副交感核内神经元发出的轴突加入前根，支配平滑肌、心肌的运动和腺体的分泌。

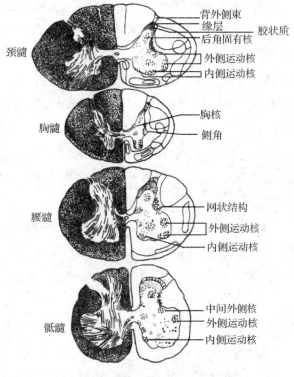

图9-7　各部脊髓（横切面）

Rexed板层的概念：20世纪50年代，Rexed在研究猫脊髓灰质细胞的构筑时发现，整个脊髓的灰质细胞构筑基本相似，在横切面上所见到的神经核团是有层次的。从后角尖到前角可分为10个板层。Ⅰ层相当于后角缘层，Ⅱ层相当于胶状质，Ⅲ、Ⅳ层相当于后角固有核，Ⅴ、Ⅵ层位于后角基部，Ⅶ层相当于中间带，Ⅷ层位于前角基部，Ⅸ层相当于前角运动神经元，Ⅹ层在脊髓中央管周围。后来发现，人类脊髓灰质也同样具有10层构筑。

2. 白质

白质位于脊髓灰质周围，由纵行排列的纤维组成。脊髓的白质以前外侧沟和后外侧沟为界，分为3个索。前正中裂和前外侧沟之间的白质为前索，前、后外侧沟之间的为外侧索，后外侧沟与后正中沟之间的为后索。两侧前索在中间的连结部位称白质前连合。在白质中，向上传递神经冲动的传导束称为上行（感觉）纤维束，向下传递神经冲动的传导束称为下行（运动）纤维束。另外，还有联系脊髓各节段的上、下行纤维，并完成各节段间的反射活动，它们是紧靠灰质边缘的一层短距离纤维，称脊髓固有束。

（1）上行（感觉）纤维束

1）薄束和楔束：位于后索，薄束居内侧，楔束居外侧。此两束均由起自脊神经节内的中枢突组成，经脊神经后根入脊髓后索直接上升。由第5胸节以下来的纤维组成薄束，由第4胸节以上来的纤维组成楔束，向上分别止于延髓内的薄束核和楔束核。此两束的功能是向大脑传导躯干和四肢的本体感觉(来自肌、腱和关节等处的位置觉、运动觉和振动觉)和精细触觉(如辨别两点间的距离和物体纹理的粗细等感觉)冲动。由于薄束、楔束中的纤维是按照骶、腰、胸、颈的顺序自内向外排列进入脊髓的,因此,来自各部的纤维有明确的定位关系。

2) 脊髓小脑后束:位于外侧索后部的表浅层。此束纤维起自同侧的脊髓胸核,上行经延髓和小脑下脚入小脑,止于小脑皮质。其功能是向小脑传导来自躯干下部和下肢的本体感觉冲动。

3) 脊髓小脑前束:位于外侧索前部的表浅层。此束纤维主要起自对侧后角基部及中间带,大部分纤维交叉到对侧上行,经脑干和小脑上脚,终止于小脑皮质。其功能与脊髓小脑后束相同。

4) 脊髓丘脑束:位于外侧索的前部和前索的后部。此束纤维起自后角缘层和后角固有核,其纤维大部分经白质前连合斜行交叉到对侧,在外侧索和前索内上行,行经脑干,终止于背侧丘脑。交叉至对侧外侧索前部上行的纤维束称为脊髓丘脑侧束,其功能是传导痛觉和温度觉冲动;交叉到对侧前索后部上行的纤维束称为脊髓丘脑前束,其功能是传导粗触觉冲动。

(2) 下行(运动)纤维束

1) 皮质脊髓束:是脊髓内最大的下行束。其纤维起自大脑皮质,下行经内囊和脑干,在延髓的锥体交叉处,大部分纤维交叉到对侧后继续下行于脊髓外侧索后部,成为皮质脊髓侧束,其纤维止于同侧脊髓前角运动细胞。皮质脊髓束的小部分纤维在锥体交叉处不交叉,下行于同侧前索的前正中裂附近,称为皮质脊髓前束,此束一般不超过胸段,其纤维大部分逐节经白质前连合交叉后止于对侧的脊髓前角运动细胞,也有一些纤维不交叉,止于同侧的前角运动细胞。皮质脊髓侧束的功能是控制同侧上下肢骨骼肌的随意运动,特别是肢体远端的灵巧运动;皮质脊髓前束的功能是控制双侧躯干肌的随意运动。

2) 红核脊髓束:位于皮质脊髓侧束的腹侧。此束的纤维起自中脑红核,纤维自红核发出后立即交叉到对侧,下行于脊髓外侧索内,其纤维经脊髓后角神经元中继后止于前角运动细胞,其主要功能是兴奋对侧的屈肌运动神经元和抑制伸肌运动神经元。

3) 前庭脊髓束:位于前索内。其纤维起自前庭神经核后在同侧下行,止于前角运动细胞。其功能是兴奋同侧伸肌运动神经元和抑制屈肌运动神经元。

4) 其他下行束:顶盖脊髓束位于前索内。其纤维起自中脑上丘,交叉后下行。内侧纵束位于前索中,起自前庭神经核。网状脊髓束位于外侧索和前索内,其纤维起自脑干的网状结构。上述三个传导束的功能与调节肌张力和运动协调有关。

3. 网状结构

网状结构在灰质后角基部外侧与外侧索白质之间,灰、白质混合交织,此处称网状结构,但脊髓的网状结构不发达。

(四)脊髓的功能

1. 传导功能

脊髓白质是传导功能的主要结构,它使身体周围部分与脑的各部联系起来。如通过上行纤维束将感觉信息传至脑,同时又通过下行纤维束接受高级中枢的调控,因此脊髓成为脑与脊髓低级中枢和周围神经联系的重要通道。

2. 反射功能

脊髓作为一个低级中枢,有许多反射中枢位于脊髓灰质内。通过固有束和脊神经的前、后根等完成一些反射活动,如腱反射、屈肌反射、排尿和排便反射等。在正常情况下,脊髓的反射活动始终在脑的控制下进行。

二、脑

脑位于颅腔内,由端脑、间脑、中脑、脑桥、延髓及小脑六部分组成。通常把延髓、脑桥、中脑三部分合称脑干(图9-8、图9-9)。脑由胚胎时期的神经管前部发展演化而来,由于神经管前部各段发育生长的速度不同,逐渐形成了脑的各个部分。随着脑各部分的分化,神经管的内腔相应发生变化,从而形成了脑室系统。中国人脑的质量,男性平均为 1 375.3 g,女性平均为 1 305.14 g。在正常范围内,人脑的质量有明显的个体差异,因此,用脑的质量来衡量人的智力高低是没有科学依据的。

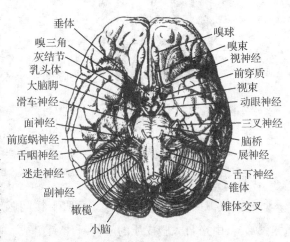

图 9-8 脑的底面

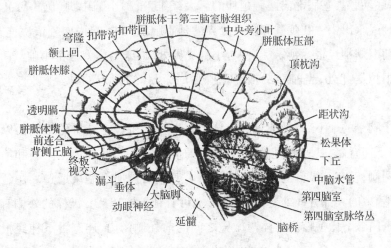

图 9-9 脑的正中矢状面

(一) 脑干

脑干自上而下由中脑、脑桥和延髓三部分组成。延髓在枕骨大孔处下接脊髓,中脑向上与间脑相接,脑干的背面与小脑相连。中脑内有一狭窄的管道,称中脑水管(图9-10、图9-11)。

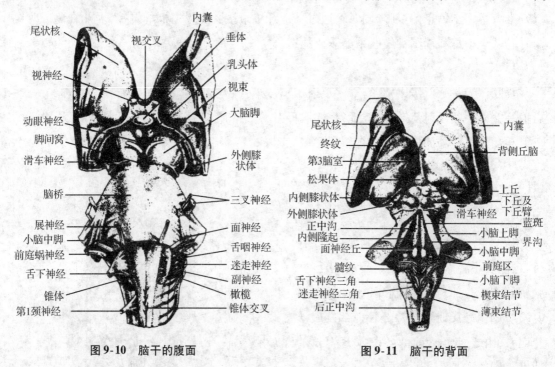

图 9-10 脑干的腹面　　　　　　　图 9-11 脑干的背面

1. 脑干的外形

(1) 腹侧面　中脑位于脑干上部,上接间脑,下连脑桥。腹侧有一对粗大的柱状结构,称大脑脚,由来自大脑皮质的下行纤维束组成。两脚之间的深窝为脚间窝。自大脑脚底的内侧有动眼神经根出中脑。

脑桥位于脑干的中部,其腹侧面膨隆,称脑桥基底部。基底部正中有纵行的浅沟,称基底沟,容纳基底动脉。基底部向两侧延伸的巨大纤维束,称小脑中脚(脑桥臂),在移行处有粗大的三叉神经根出入。在延髓和脑桥分界的延髓脑桥沟中,自内向外依次连有展神经根、面神经根和前庭蜗神经根。延髓、脑桥与小脑交界处,临床上称为脑桥小脑三角。前庭蜗神经和面神经根位居此处,当前庭蜗神经患肿瘤时,可压迫附近的神经根,产生相应的临床症状。

延髓位于脑干的最下部,呈倒置的锥体形。上接脑桥处在脑桥的腹侧面以横行的延髓脑桥沟分界;下连脊髓,其腹侧面上有与脊髓相连续的沟和裂,即前正中裂和前外侧沟。在前正中裂的两侧,各有一纵行的隆起,称为锥体,其内有皮质脊髓束通过。在延髓和脊髓交界处,皮质脊髓束的大部分纤维交叉,在外形上可看到锥体交叉。锥体的外侧有一卵圆形隆起,称为橄榄,内含下橄榄核。锥体与橄榄之间的前外侧沟内,连有舌下神经根。在橄榄的后方，自上而下依次连有舌咽神经根、迷走神经根和副神经根。

（2）背侧面　中脑背侧面有两对圆形隆起。上方的一对为上丘，是视觉反射中枢；下方的一对为下丘，是听觉反射中枢。在下丘的下部连有滑车神经根。

脑桥背侧面形成菱形窝的上半部。两侧是小脑上脚（结合臂）和小脑中脚。两侧小脑上脚之间的薄层白质层称为上（前）髓帆。

延髓背侧面下半部形似脊髓。其后正中沟外侧有两对隆起，分别称薄束结节和楔束结节，是由薄束和楔束向上延伸进入延髓后形成的膨大，其深面有薄束核和楔束核。在楔束结节的外上方是延髓联系小脑的粗大纤维束，称小脑下脚（绳状体）。

菱形窝（第4脑室底）呈菱形，由脑桥和延髓上半部的背侧面构成，中部有横行的髓纹，可作为脑桥和延髓背侧面的分界。窝的正中有纵行的正中沟，将窝分成左、右对称的两半。正中沟的外侧各有一纵行隆起，称为内侧隆起。隆起的外侧有纵行的界沟。界沟的外侧为呈三角形的前庭区，其深面有前庭神经核。前庭区的外侧角上有一小隆起，称为听结节，内含蜗神经核。靠近髓纹上方，内侧隆起上有一圆形隆突，称面神经丘，其深面有展神经核。在髓纹以下内侧隆起上可见两个小三角区。迷走神经三角位于外下方，内含迷走神经背核；舌下神经三角位于内上方，内含舌下神经核。

第4脑室是位于延髓、脑桥和小脑之间的室腔，如同一个帐篷形。前部由小脑上脚及上（前）髓帆组成，后部由下（后）髓帆和第4脑室脉络组织形成。下髓帆也是一薄片白质，它与上髓帆都伸入小脑，以锐角相会合。附于下髓帆和菱形窝下角之间的部分，朝向室腔的是一层上皮性室管膜，其表层有软膜和血管被覆，它们共同形成第4脑室脉络组织。脉络组织上的一部分血管反复分支缠绕成丛，夹带着软膜和室管膜上皮突入室腔，成为第4脑室脉络丛，是产生脑脊液之处。第四脑室脉络组织的两侧和正中分别有两个第4脑室外侧孔和一个第4脑室正中孔。第4脑室向上经中脑水管通第3脑室，向下通延髓中央管，并借第4脑室正中孔和第4脑室外侧孔与蛛网膜下隙相通（图9-12）。

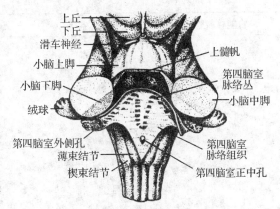

图9-12　第4脑室脉络组织

2. 脑干的内部结构

脑干的内部结构比脊髓复杂。脑干内部除和脊髓一样含有灰质和白质外，还有灰、白质相混杂在一起交错排列的网状结构。

（1）脑干的灰质　脑干的灰质为神经核。脑干的神经核分为3种：第1种，直接与第Ⅲ至Ⅻ对脑神经相连的，称脑神经核；第2种，不与脑神经相连，但参与组成各种神经传导通路或反射通路,称非脑神经核;第 3 种,位于网状结构内或在脑干中缝附近,称网状核和中缝核。

1)脑神经核:脑干中有与 10 对脑神经(除嗅、视神经)相连的 4 种性质的脑神经核。这些核排列成断续的纵行细胞柱(图 9-13、图 9-14)。脑干脑神经核的排列及其功能见表 9-2。

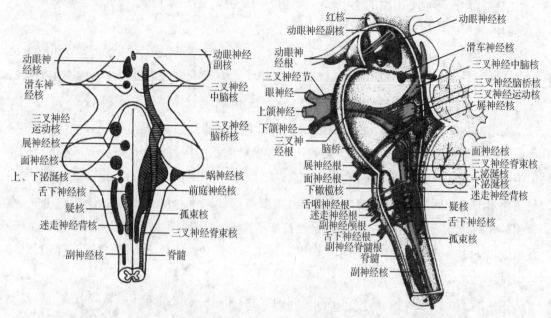

图 9-13 脑神经核的位置　　　　图 9-14 脑神经核的位置(侧面投影)

表 9-2　脑干、脑神经核的排列及其功能

功能柱及位置	核的位置	神经核的名称	功能
躯体运动柱（紧靠中线两侧）	中脑上丘平面	动眼神经核（Ⅲ）	支配上、下、内直肌，下斜肌、上睑提肌
	中脑下丘平面	滑车神经核（Ⅳ）	支配上斜肌
	脑桥中下部	展神经核（Ⅵ）	支配外直肌
	延髓上部	舌下神经核（Ⅻ）	支配舌肌
	脑桥中部	三叉神经运动核（Ⅴ）	支配咀嚼肌
	脑桥中下部	面神经核（Ⅶ）	支配表情肌
	延髓上部	疑核（Ⅸ、Ⅹ、Ⅺ）	支配咽、喉肌等
	延髓下部第 1—5 颈髓	副神经核（Ⅺ）	支配斜方肌、胸锁乳突肌
内脏运动柱（躯体运动柱外侧）	上丘平面	动眼神经副核（Ⅲ）	支配瞳孔括约肌、睫状肌
	脑桥下部	上泌涎核（Ⅶ）	支配泪腺、下颌下腺、舌下腺等
	延髓上部	下泌涎核（Ⅸ）	支配腮腺
	延髓中下部	迷走神经背核（Ⅹ）	支配胸、腹腔大部分脏器

续表

功能柱及位置	核的位置	神经核的名称	功能
内脏感觉柱 （界沟外侧、内 脏运动柱外侧）	延髓上中部	孤束核（Ⅶ、Ⅸ、Ⅹ）	接受味觉及一般内脏感觉
	中脑灰质外侧	三叉神经中脑核（Ⅴ）	接受面肌、咀嚼肌的本体觉
	脑桥中部	三叉神经脑桥核（Ⅴ）	接受头面、口腔、鼻腔的触觉
躯体感觉柱 （内脏感觉柱外侧）	脑桥和延髓	三叉神经脊束核（Ⅴ）	接受头面部的痛温觉和触觉
	脑桥与延髓交界处	前庭神经核（Ⅷ）	接受内耳平衡觉
	脑桥与延髓交界处	蜗神经核（Ⅷ）	接受内耳螺旋器的听觉冲动

① 躯体运动柱：此柱位于第4脑室底的最内侧，由8对核团组成。它们分别是：动眼神经核位于中脑上丘平面，由此核发出的纤维参与组成动眼神经，支配除外直肌和上斜肌以外的眼球外肌。滑车神经核位于中脑下丘平面，发出纤维组成滑车神经，支配眼球外肌中的上斜肌。展神经核位于脑桥中下部，相当于面神经丘的深面，此核发出的纤维组成展神经，支配眼球外肌中的外直肌。舌下神经核位于延髓上部，相当于舌下神经三角的深方，由此核发出的纤维组成舌下神经，支配舌肌的运动。三叉神经运动核位于脑桥中部展神经核的外上方，由此核发出的纤维组成三叉神经运动根，出颅后加入下颌神经，支配咀嚼肌。面神经核位于脑桥中下部，由此核发出的纤维参与组成面神经，主要支配面肌，此外还支配二腹肌后腹、茎突舌骨肌和镫骨肌。疑核位于延髓上部的网状结构中，从此核上部发出的纤维加入舌咽神经，中部发出的纤维加入迷走神经，下部发出的纤维组成副神经的颅根，支配咽、喉、软腭各肌的运动。副神经核位于躯体运动柱的最尾端，由延髓部和脊髓部组成。延髓部发出的纤维并入迷走神经，支配咽喉肌的运动，由脊髓部发出的纤维组成副神经脊髓根，支配胸锁乳突肌和斜方肌的运动。

② 内脏运动柱：位于躯体运动柱的外侧，由4对核团组成。动眼神经副核：位于动眼神经核上端的背内侧，由此核发出的纤维行于动眼神经内，在副交感神经节换神经元，由此节发出的副交感节后纤维支配瞳孔括约肌和睫状肌。上泌涎核：位于脑桥下部的网状结构中，由此核发出的纤维进入面神经，经副交感神经节换神经元后支配舌下腺、下颌下腺和泪腺的分泌。下泌涎核：位于延髓上部的网状结构中，由此核发出的纤维进入舌咽神经，经副交感神经节换神经元后支配腮腺的分泌。迷走神经背核：位于迷走神经三角深面，舌下神经核的背外侧，由此核发出的纤维加入迷走神经，控制颈部、胸腔和腹腔大部分脏器的活动。

③ 内脏感觉柱：位于界沟外侧，此柱仅有孤束核。它是一般和特殊（味觉）内脏感觉纤维的终止核，其中特殊内脏感觉纤维止于该核的上端。面神经、舌咽神经和迷走神经中的内脏感觉纤维进入延髓后下行，组成孤束，止于孤束核。

④ 躯体感觉柱：位于内脏感觉核的腹外侧，由5对核团构成。三叉神经中脑核：位于中脑，其功能与传导咀嚼肌、面肌和眼球外肌的本体感觉有关。三叉神经脑桥核：在脑桥中部。

三叉神经脊束核:此核细长,是脊髓颈段后角胶状质和后角固有核向上的延续,向上直达脑桥,与三叉神经脑桥核相续。三叉神经脑桥核与头面部的触觉传递有关,而三叉神经脊束核与头面部痛觉和温度觉的传导有关。蜗神经核:分为蜗腹侧核和蜗背侧核,分别位于小脑下脚的腹外侧和背侧,接受蜗神经的传入纤维。前庭神经核:位于第4脑室底前庭区的深面,接受前庭神经的传入纤维,传导平衡觉。

2) 非脑神经核:参与组成各种神经传导通路或反射通路。

① 薄束核和楔束核:分别位于延髓薄束结节和楔束结节的深面,它们分别是薄束和楔束的终止核。由此两核发出的纤维,呈弓状绕过中央管,在其腹侧的中线上左、右交叉,称内侧丘系交叉。交叉后的纤维形成内侧丘系。此两核是传导躯干、四肢的本体感觉和精细触觉的中继核团。

② 下橄榄核:位于延髓橄榄的深面,在人类较为发达。此核接受大脑皮质、网状结构、红核和脊髓等处发来的纤维。发出纤维主要组成橄榄小脑束,经小脑下脚止于小脑皮质。

③ 脑桥核:位于脑桥基底部的纤维束之间,是许多散在的灰质核团。脑桥核是大脑皮质与小脑皮质之间的中继核团。

④ 红核:位于中脑上丘平面的被盖部,呈圆柱状。红核主要接受来自小脑和大脑皮质的传入纤维,并发出红核脊髓束,相互交叉后到对侧,下行至脊髓(图9-14)。

⑤ 黑质:位于中脑被盖和大脑脚底之间的板状灰质,延伸于中脑全长,可分为背侧的致密部和腹侧的网状部。黑质的细胞内含黑色素,故呈黑色;并含有多巴胺。多巴胺是一种神经递质,经其传出纤维释放到大脑的新纹状体。临床上因黑质病变,多巴胺减少,可引起震颤麻痹。

(2) 脑干的白质　包括大脑、小脑和脊髓间相互联系的纤维、脑干各神经核团与脑干以外各结构间的联系纤维、脑干本身各核团间的联系纤维等。它们所形成的各种纤维束,其位置不像脊髓那样集中于前、后和外侧索中,而是走行于脑干的各特定部位。

脑干的白质主要由上、下行的纤维束构成(图9-15、图9-16)。

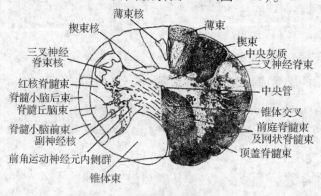

图9-15　平延髓锥体交叉横切面

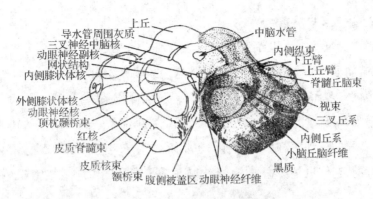

图 9-16 平中脑上丘横切面

1) 上行（感觉）传导束：

① 内侧丘系：由薄束核及楔束核发出的传导同侧躯干、四肢本体觉和精细触觉的传入纤维，呈弓状绕过中央管的腹侧，左右交叉，称内侧丘系交叉。交叉后组成内侧丘系继续上行，终于背侧丘脑的腹后外侧核。内侧丘系传导对侧躯干、四肢本体觉和精细触觉。

② 脊髓丘系和脊髓丘脑束：传导对侧躯干及四肢的温、痛、粗触觉的脊髓丘脑束进入脑干后，与一些从脊髓投向上丘的纤维合在一起，组成脊髓丘系。脊髓丘系行于延髓的外侧，内侧丘系的背外侧，终于背侧丘脑的腹后外侧核。

③ 三叉丘系（三叉丘脑束）：由三叉神经脑桥核和三叉神经脊束核发出的纤维交叉至对侧，组成三叉丘系，于内侧丘系的背外侧上行，终于背侧丘脑的腹后内侧核。传导对侧头面部的温、痛、粗触觉。

④ 外侧丘系：由蜗神经核的蜗腹侧和蜗背侧核发出的纤维，在脑桥被盖部腹侧附近，横行穿过内侧丘系，相互交叉后至对侧，形成斜方体。斜方体的纤维折向上行，称为外侧丘系，止于间脑的内侧膝状体，传导听觉信息。

2) 下行（运动）传导束：

① 锥体束：由大脑皮质发出的控制骨骼肌随意运动的下行纤维束，途经内囊后肢或膝下行至脑干。锥体束分为皮质核束（或称皮质脑干束）和皮质脊髓束。皮质核束在下行过程中终止于各脑神经的躯体运动核。皮质脊髓束下行至延髓形成锥体。皮质脊髓束的大部分纤维在锥体下端左右互相交叉，形成锥体交叉。3/4 的纤维交叉后在脊髓外侧索内下行，称为皮质脊髓侧束；其余 1/4 的纤维不交叉，在脊髓前索内下行，称为皮质脊髓前束。

② 皮质脑桥束：由大脑皮质额、顶、枕、颞叶发出的纤维下行组成额桥束和顶枕颞桥束，经过内囊进入脑桥基底部，终止于脑桥核。

除上述传导束外还有，脊髓小脑前束：上行经延髓和脑桥，而后途经小脑上脚终于小脑；脊髓小脑后束：入延髓后，途经小脑下脚终于小脑；前庭脊髓束：在下橄榄核后方下行至脊髓；内侧纵束：在脑干的中缝两侧走行。

3. 脑干网状结构与中缝核

在脑干中,除了脑神经核,边界明显的非脑神经核团,上、下行纤维束以外,还有些区域,纤维纵横交错,其间散在着大小不等的细胞团,这些区域称为网状结构。网状结构内神经元的特点是其树突分支多而且比较长。网状结构接受来自几乎所有感觉系统的信息,而网状结构的传出联系则直接或间接地到达中枢神经系统各个部位。网状结构的功能也是多方面的,它涉及脑和脊髓的运动控制以及各种内脏活动的调节。网状结构内的纤维和细胞排列并不是杂乱无章的,它们也是根据形态、纤维联系和生理功能组合成核团或纤维束的,但其境界不易区分。

中缝核:位于脑干中缝附近的狭窄区域内,可分成数个核团,总称为中缝核。其特点是产生神经递质 5-羟色胺。它的功能尚不完全清楚,可能与睡眠等有关。

4. 脑干的功能

(1) 传导功能　大脑皮质与脊髓、小脑相互联系的上、下行纤维束都要经过脑干,故脑干具有传导功能。

(2) 反射功能　脑干内有许多反射中枢,如中脑内的瞳孔对光反射中枢、脑桥内的角膜反射中枢、延髓内的心血管活动中枢和呼吸中枢即"生命中枢"等。

(3) 网状结构的功能　脑干网状结构功能复杂,有维持大脑皮质觉醒、警觉,调节骨骼肌张力和调节内脏活动等功能。

(二) 小脑

小脑位于颅后窝,在延髓和脑桥的后方,借小脑下脚、中脚和上脚与脑干相连。小脑与脑干间的腔隙为第 4 脑室。

1. 小脑的外形

小脑上面平坦,贴近小脑幕,下面中间部凹陷,容纳延髓。小脑中间缩窄的部分称小脑蚓,两侧膨隆的部分称小脑半球。半球上面前 1/3 与后 2/3 交界处,有一深沟,称原裂。小脑半球下面近枕骨大孔处膨出部分,称小脑扁桃体(图 9-17)。当颅内压增高时,小脑扁桃体可嵌入枕骨大孔,引起枕骨大孔疝(或称小脑扁桃体疝),压迫延髓,危及生命。

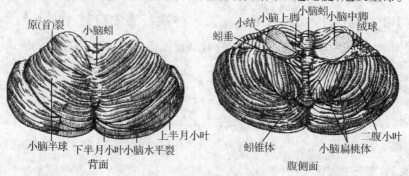

图 9-17　小脑的外形

2. 小脑的分叶

根据小脑的发生、功能和纤维联系可把小脑分为3叶(图9-18)。

(1) 绒球小结叶 位于小脑下面的最前部,包括半球上的绒球和小脑蚓前端的小结,其间有绒球脚相连。此叶因种系发生上最古老,故称古小脑。

(2) 前叶 位于小脑上部原裂以前的部分,加上小脑下面的蚓垂和蚓锥体。在种系发生上晚于绒球小结叶,称为旧小脑。

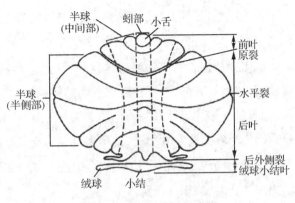

图9-18 小脑的分叶示意图

(3) 后叶 原裂以后的部分,占小脑的大部分。在进化过程中是新发生的结构,称为新小脑。

3. 小脑的内部结构

小脑的灰质和白质分布与脊髓相反,即灰质大部集中在表面,称小脑皮质,白质在深面,称小脑髓质。髓质中尚有灰质团,称小脑核。

(1) 小脑皮质 小脑皮质表面可见许多大致平行的横沟,将小脑分成许多横行的薄片,称叶片。每个叶片的结构基本相似。小脑皮质的细胞构筑从外至内可分为3层:分子层、Purkinje(浦肯野)细胞层、颗粒层。皮质内有5种神经元:浦肯野细胞、颗粒细胞、高尔基细胞、星形细胞和篮细胞。

(2) 小脑核 有4对,包括齿状核、顶核、栓状核、球状核,其中主要是齿状核和顶核。顶核位于第4脑室顶的上方,主要接受来自小脑皮质的纤维,发出纤维止于前庭神经核和延髓网状结构。齿状核位于小脑半球的白质内,接受来自新小脑皮质的纤维,发出的纤维在中脑交叉后止于红核以及背侧丘脑的腹中间核和腹前核(图9-19)。

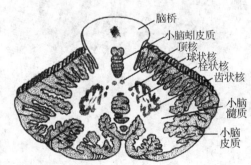

图9-19 小脑核

(3) 小脑的纤维联系 小脑的传入纤维有:①前庭小脑纤维经小脑下脚止于古小脑。②脊髓小脑前束经小脑上脚,脊髓小脑后束经小脑下脚,都止于旧小脑。③脑桥小脑纤维组成小脑中脚,止于新小脑。④橄榄小脑纤维主要构成小脑下脚,终于新、旧小脑皮质。

4. 小脑的功能

小脑主要接受大脑、脑干和脊髓的有关运动信息,传出纤维也主要与各运动中枢有关。

因此，小脑是一个重要的运动调节中枢。

古小脑通过与前庭核的联系，维持身体姿势平衡。该叶病损，患者平衡失调，站立不稳，步态蹒跚。旧小脑主要与调节肌张力有关。旧小脑出现病变时，主要表现为肌张力降低。新小脑主要协调骨骼肌的运动。新小脑病变的临床表现为小脑共济失调，即随意运动中肌肉收缩的力量、方向、限度和各肌群间的协调运动出现混乱，如跨阈步态、持物时手指过度伸开、指鼻试验阳性等，同时有运动性震颤。但一侧小脑病变，同侧肢体出现上述运动障碍。这是因为小脑上脚左右交叉，锥体束也左右交叉之缘故。

由于小脑的纤维联系大多重叠，因此，小脑各叶的功能定位只是相对的和粗略的。当小脑出现病变时，临床症状实际上是复杂的。

（三）间脑

间脑位于中脑和端脑之间，其两侧和背面被大脑半球所掩盖，仅腹侧部的视交叉、视束、灰结节、漏斗、垂体和乳头体外居于脑底。间脑可分为背侧丘脑、上丘脑、下丘脑、后丘脑和底丘脑五部分。间脑内的腔隙称第3脑室（图9-20、图9-21、图9-22）。

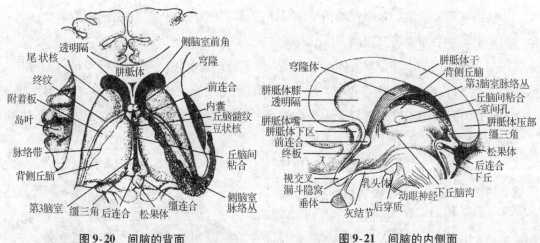

图 9-20　间脑的背面　　　　　　　　图 9-21　间脑的内侧面

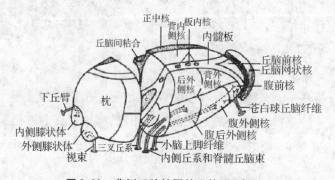

图 9-22　背侧丘脑核团的立体观（右侧）

1. 背侧丘脑

背侧丘脑(丘脑)是两个卵圆形的灰质团块借丘脑间粘合(中间块)连接而成。其外侧面邻接内囊,背面和内侧面游离,内侧面参与组成第3脑室的侧壁。背侧丘脑的前端隆凸部为丘脑前结节;后端膨大称丘脑枕。背侧丘脑的内部被"Y"形的内髓板分隔成3个核群,即前核群、内侧核群和外侧核群。前核群位于内髓板分叉部的前上方,内侧核群居内髓板的内侧,外侧核群位于内髓板外侧。外侧核群可分为背、腹侧两部分。腹侧部分又称腹侧核群,是背侧丘脑的主要部分,由前向后可分为腹前核、腹中间核(腹外侧核)和腹后核。腹后核又分为腹后内侧核和腹后外侧核,它们是躯体感觉传导路中第3级神经元胞体所在位置。腹后外侧核接受内侧丘系和脊髓丘系发出的纤维,发出的纤维参与组成丘脑中央辐射(丘脑皮质束),主要终止于大脑皮质中央后回中、上部和中央旁小叶后部,传导躯干和四肢的深、浅感觉。腹后内侧核接受三叉丘系及味觉纤维,发出纤维参与组成丘脑中央辐射,终止于中央后回的下部,传导头面部的感觉及味觉(图9-22)。

背侧丘脑的主要功能是感觉传导通路的中继站,而且也是复杂的综合中枢。背侧丘脑受损时,主要是感觉功能紊乱,常见的症状是感觉丧失、超常、错解与刺激极不相符(如被针刺时会感觉烧灼感),并可伴有剧烈的自发性疼痛。

2. 上丘脑

上丘脑位于第3脑室顶部周围,主要包括丘脑髓纹、缰三角和松果体。

3. 后丘脑

后丘脑位于丘脑枕的下外方,包括一对内侧膝状体和一对外侧膝状体。内侧膝状体为听觉传导通路的最后一个中继站,外侧膝状体为视觉传导通路的最后一个中继站。

4. 底丘脑

底丘脑位于间脑和中脑被盖的过渡区。

5. 下丘脑

下丘脑位于背侧丘脑的下方,构成第3脑室的下壁和侧壁的下部。向后可见视交叉、灰结节和乳头体。灰结节下延为漏斗,漏斗下端连垂体。

(1) 下丘脑的主要核团　①视上核:在视交叉外端的背外侧。②室旁核:在第3脑室上部的两侧。③漏斗核:位于漏斗深面。④乳头体核:在乳头体内(图9-23)。

(2) 下丘脑的纤维联系　大脑、下丘脑和脑干之间的纤维,在大脑通过下丘脑和脑干调节内脏活动中起重要作用。另外,下丘脑垂体束(包括视上垂体束、室旁垂体束和结节垂体束)兼有传导冲动和运输激素的功能。视上核、室旁核分别分泌加压素和催产素,沿视上垂体束和室旁垂体束输送到垂体后叶,经血管吸收再运送至靶器官。下丘脑另一些细胞和漏斗核可分泌许多垂体前叶的激素释放因子与激素释放抑制因子,经结节垂体束运送至正中隆起,经垂体门脉系统输送到垂体前叶,影响垂体前叶各种激素的分泌(图9-24)。

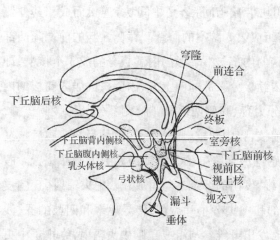
图 9-23　下丘脑的主要核团

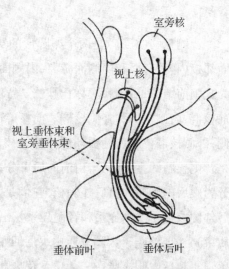
图 9-24　下丘脑与垂体的联系

（3）下丘脑的功能　下丘脑与大脑边缘系统共同调节内脏活动，是内脏活动的较高级中枢。另外，通过对垂体的联系，成为调节内分泌活动的重要中枢。下丘脑将神经调节和体液调节融为一体，对体温、摄食、生殖、水盐平衡等起着重要的调节作用，同时也参与睡眠和情绪反应活动。

6. 第3脑室

第3脑室是位于两侧背侧丘脑和下丘脑之间的呈矢状位的裂隙。前方借左、右室间孔与两侧大脑半球内的侧脑室相通，后方与中脑水管相通，脑室顶部由第3脑室脉络组织封闭，其底由乳头体、灰结节和视交叉组成（图9-20、图9-21）。

（四）端脑

端脑由两侧大脑半球借胼胝体连接而成，是脑的最发达部分。左右两半球之间由大脑纵裂将其分开。大脑纵裂的底部有连接两半球的横行纤维，称胼胝体。半球表层为一层灰质，称大脑皮质，皮质的深面是髓质（白质）。髓质中包藏着一些核团，称基底核。大脑半球内部的空腔为侧脑室。

1. 端脑的外形和分叶

大脑半球表面凹凸不平，半球表面布满沟裂，称大脑沟，沟间隆起的部分称大脑回。每个半球有3个面，即上外侧面、内侧面和下面。

大脑半球以3条大的脑沟为标记，分成5叶。3条沟：中央沟，起自半球上缘中点稍后方，向前下斜行于半球上外侧面；外侧沟，起自半球下面，先向前外侧行走，至上外侧面后行向后上方；顶枕沟，位于半球内侧面的后部，自下方行向后上方，并延续至上外侧面的边缘。5叶：额叶，是中央沟前方、外侧沟上方的部分；顶叶，是中央沟后方、外侧沟上方、枕叶之前的部分；颞叶，外侧沟下方、枕叶之前的部分；枕叶，顶枕沟以后较小的部分；岛叶，藏在外侧沟的深部(图9-25、图9-26、图9-27)。

2. 大脑半球的重要沟回

(1) 上外侧面(图9-25)

1) 额叶：在额叶上有与中央沟平行的中央前沟,中央前沟与中央沟之间的部分称中央前回。中央前沟之前,有2条大致横行的沟,分别称额上沟和额下沟,此两沟把额叶前部分为额上回、额中回、额下回。

2) 顶叶：在顶叶上有与中央沟平行的中央后沟,中央后沟与中央沟之间的

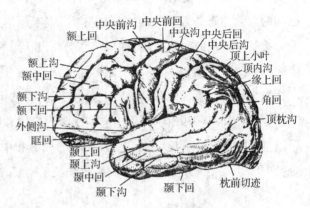

图9-25　大脑半球上外侧面

部分称中央后回。在中央后沟的后方,有一条与上缘大致平行的沟,称顶内沟。此沟将中央后回以后的顶叶分为上、下两部,上部称顶上小叶,下部称顶下小叶。顶下小叶又分为两部分,围绕外侧沟末端的部分称缘上回,围绕颞上沟末端的部分称角回。

3) 颞叶：在颞叶上,有与外侧沟大致平行的颞上沟和颞下沟,此两沟把颞叶分为颞上回、颞中回、颞下回。自颞上回转入外侧沟的部分有2条横行的大脑回,称颞横回。

4) 枕叶：在上外侧面上有许多不恒定的沟和回。

5) 岛叶：周围有环状的沟围绕,其表面有长短不等的回(图9-26)。

(2) 内侧面　额、顶、枕、颞4叶在内侧面均可见到。在间脑上方有联络两半球的胼胝体。胼胝体下方的弓形纤维束称穹窿,其与胼胝体间的薄板,称透明隔。胼胝体上方与之平行的沟称扣带沟。其间是扣带回,扣带回外周部前份属额上回;中份称中央旁小叶,是中央前、后回延伸至内侧面的部分。自顶枕沟前下向枕极的弓形沟称距状沟。顶枕沟与距状沟之间的三角区称楔叶。距状沟以下为舌回(图9-27)。

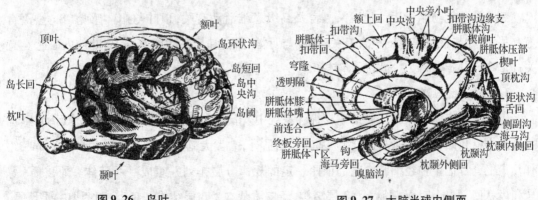

图9-26　岛叶　　　　　　　　图9-27　大脑半球内侧面

(3) 下面 由额、枕、颞叶组成。额叶下面有纵行的嗅束,其前端膨大为嗅球,后端扩大为嗅三角。额叶下面有与半球下缘平行的枕颞沟。在此沟内侧并与之平行的为侧副沟。侧副沟的内侧为海马旁回,其前端弯成钩形,称钩。在海马旁回上内侧为海马沟,在海马沟的上方有呈锯齿状的窄条皮质,称齿状回。在齿状回的外侧,侧脑室下角底壁上有一呈弓状的隆起,称海马(图9-28)。

边缘叶位于胼胝体和侧脑室下角底壁的周围,包括隔区(胼胝体下区和终板旁回)、扣带回、海马旁回、海马和齿状回等。它们属于原皮质和旧皮质。边缘叶及其邻近的皮质及皮质下结构,如杏仁体、下丘脑、上丘脑、丘脑前核群和中脑被盖的一些结构等,共同组成边缘系统(图9-29)。由于这些部分与内脏活动关系密切,故又称"内脏脑"。

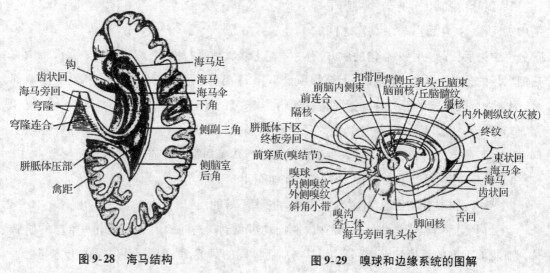

图9-28 海马结构   图9-29 嗅球和边缘系统的图解

边缘系统的功能复杂,不仅与嗅觉有关,更主要与内脏活动、摄食、情绪反应和性活动有关。可总结为三大功能:自身保存、种族保存和情绪反应。研究发现,边缘系统尤其是海马与近期记忆有关。临床实践表明,海马病变,记忆明显缺损,尤其会失去近期记忆的能力。

额叶的功能与躯体运动、发音、语言及高级思维活动有关;顶叶与躯体感觉、味觉、语言等有关;枕叶与视觉信息的整合有关;颞叶与听觉、语言和记忆功能有关;岛叶与内脏感觉有关;边缘叶与情绪、行为、内脏活动有关。

3. 端脑的内部结构

(1) 大脑皮质 大脑皮质是中枢神经系统中发育最复杂和最完善的部位,是运动、感觉的最高中枢和语言、意识思维的物质基础。据估计,人类大脑皮质的总面积约 2 200 cm^2,约有几十亿到百亿个神经细胞。它们依照一定的规律分层排列并组成一个整体。原皮质(海马和齿状回)和旧皮质(嗅脑)为3层结构,新皮质基本为6层结构。鱼类、两栖类主要是原、旧皮质,爬行类才出现新皮质,哺乳类逐渐发展起新皮质。新皮质有6层结构,它们是分子层、外粒层、外锥体层、内粒层、内锥体层和多形层。

1) 大脑皮质的分区：为了便于进行形态研究和功能分析，学者们根据细胞构筑和神经纤维的配布对大脑皮质进行了分区。目前较常用的是 Brodmann 的 52 区分法。

2) 大脑皮质的功能定位：大脑皮质是神经系统的最高中枢。各种感觉信息传向大脑皮质中，经皮质的整合，产生特定的意识性感觉，或贮存记忆，或产生运动冲动。大脑皮质的不同部位存在着皮质的厚度、细胞的形态和纤维联系等方面的不同，这种结构上的不同反映了功能上的区别。人类在长期的进化过程中，大脑皮质的不同部位逐渐形成了接受某种刺激、完成某些反射活动的相对集中区，称大脑皮质的功能定位。到目前为止，人们仅掌握一些比较简单的功能障碍的定位(图 9-30)。

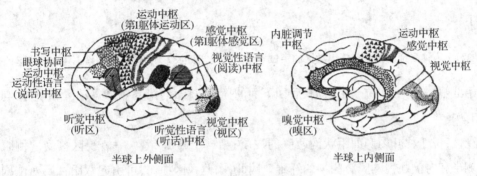

图 9-30 大脑皮质的主要中枢

第Ⅰ躯体运动区：位于中央前回和中央旁小叶前部，包括 Brodmann 第 4 区和第 6 区，管理全身骨骼肌的运动。身体各部在此区的投射特点为：一是身体各部投射区为倒立的人体投影，但头面部不倒立，即中央前回最上部和中央旁小叶前部与下肢的运动有关，中央前回中部与躯干和上肢的运动有关，中央前回下部与头面部的运动有关。二是左、右交叉支配，即一侧的躯体运动区支配对侧肢体的运动。但一些与联合运动有关的肌，则受两侧运动区的共同支配，如面上部肌、眼球外肌、咽喉肌、咀嚼肌、呼吸肌、躯干肌和会阴肌等，故在一侧运动区受损后这些肌不出现瘫痪。三是身体各部投射区的面积大小与运动的灵巧、精细程度有关，如拇指的投射区大于躯干或大腿的投射区(图 9-31)。

第Ⅱ躯体运动区：位于中央前、后回下面的岛盖皮质，只有上、下肢运动的代表区。

第Ⅰ躯体感觉区：位于中央后回和中央旁小叶后部，包括 3、1、2 区。接受背侧丘脑腹后核传来的对侧浅感觉和深感觉纤维。身体各部在此区的投射特点为：一是身体各部投射区为倒立的人体投影，但头面部不倒立，即自中央旁小叶开始向下依次是下肢、躯干、上肢、头颈的投射区。二是左、右交叉，即一侧半身浅、深感觉投射到对侧半球的中央后回和中央旁小叶后部。三是身体各部投射区的面积大小与感觉的敏感程度有关，如手指、唇和舌的投射区最大(图 9-32)。

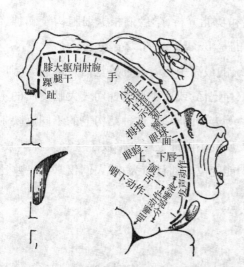
图 9-31　人体各部在第Ⅰ躯体运动区的定位

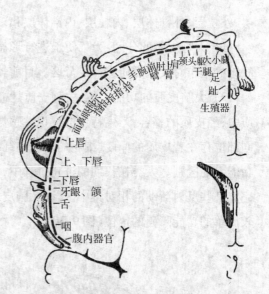
图 9-32　人体各部在第Ⅰ躯体感觉区的定位

第Ⅱ躯体感觉区：位于中央前、后回下面的岛盖皮质，与第Ⅱ躯体运动区相重叠，与两侧感觉有关。

视区：位于枕叶内侧面距状沟两侧的皮质，相当于第 17 区。一侧视区接受同侧眼视网膜颞侧半和对侧眼视网膜鼻侧半的纤维。因此，一侧视区损伤，可引起双眼视野对侧同向性偏盲（图 9-30）。

听区：位于颞横回，相当于第 41、42 区。每侧听区接受双侧的听觉冲动。因此，一侧受损，不会引起全聋（图 9-30）。

味觉区：尚未完全肯定，可能位于中央后回下端的岛盖部。

平衡觉区：在中央后回下端头面部代表区附近。

嗅觉区：位于海马旁回钩的内侧部及附近。

语言区：劳动和语言以及在此基础上发展的思维活动，是人类大脑皮质与动物的本质区别。能用语言来表达高级神经活动，是因为人类大脑皮质上存在特有的语言中枢。一般认为，语言中枢是在一侧半球发展起来的，即善用右手（右利）者在左侧半球，善用左手（左利）者其语言中枢也多在左侧半球，只有一部分人在右侧半球，故左侧半球被认为是语言区的"优势半球"。临床证明，90%以上的失语症都是左侧大脑半球损伤的结果。语言区包括说话、听话、书写和阅读 4 个区（图 9-30）。

说话中枢（运动性语言中枢）：位于额下回后部，相当于第 44、45 区。此区受损时，虽能发音，但丧失说话能力，称运动性失语症。

书写中枢：位于额中回后部，相当于第 8 区。此区受损时，虽然手的运动正常，但不能写出正确的文字，称失写症。

听话中枢(听觉性语言中枢):位于颞上回后部(缘上回),相当于第22区。此区受损时,患者虽听觉正常,但听不懂别人讲话的意思,自己说话错误、混乱而不自知,称感觉性失语症。

阅读中枢(视觉性语言中枢):位于角回,相当于第39区。此区受损时,虽视觉正常,但不能理解文字符号的意义,称失读症。

关于"优势半球":在长期的进化和发展过程中,大脑皮质的结构和功能得到了高度的分化,而且左、右大脑半球的发育情况不完全相同。左侧大脑半球与抽象思维、语言、意识、数学分析、逻辑推理等密切相关;右侧大脑半球则主要感知非语言信息、音乐、图形、面貌识别、美术欣赏和时空等概念。因此,应该说,左、右大脑半球各有优势,在完成高级神经精神活动中同等重要。

大脑皮质的联络区:除上述各特化的中枢外,其余的皮质区大多属于联络区。它是人类认识能力、运用能力、记忆能力和意识思维活动的皮质功能区,对人类高级神经活动起重要作用。临床实践表明,切除额叶皮质可解除精神病患者的焦虑和强迫观念,但术后患者出现智力下降、判断力低下、抽象思维能力差、道德低下等缺陷,这些与联络区受损有关。

(2) 基底核 位于白质内,靠近脑底的核团,包括尾状核、豆状核、屏状核和杏仁体。

1) 尾状核:呈"C"形弯曲,全长与侧脑室相邻,分头、体、尾三部分,围绕豆状核和背侧丘脑,伸延于侧脑室前角、中央部和下角的壁旁。

2) 豆状核:位于尾状核和背侧丘脑的外侧,岛叶的深部。在水平切面呈三角形,底向外侧,尖向内侧。豆状核被两个穿行于其内的白质板分成三部分。外侧部最大,称壳;内侧的两部合称苍白球。

纹状体:包括尾状核和豆状核。在种系发生上尾状核与豆状核的壳发生较晚,称新纹状体;苍白球较为古老,称旧纹状体。纹状体是锥体外系的重要组成部分,其功能主要是维持肌肉的紧张度,协调骨骼肌的运动。

3) 屏状核:是位于豆状核和岛叶之间的薄层灰质,其功能不明。

4) 杏仁体:位于海马旁回的深面,与尾状核后部相连,属于边缘系统的一部分,其功能与内脏活动、行为和内分泌有关(图9-33)。

(3) 大脑半球的髓(白)质 大脑半球的髓质由大量的神经纤维所组成,可分3种纤维,即联络纤维、连合纤维和投射纤维。

1) 联络纤维:是联系同侧半球叶与叶之间、回与回之间的纤维。其中短纤维联系相邻脑回,称弓

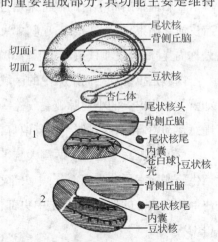

图9-33 纹状体和背侧丘脑示意图(示内囊位置)

状纤维;长纤维联系各叶,有扣带束以及上纵束、下纵束、钩束等(图9-34)。

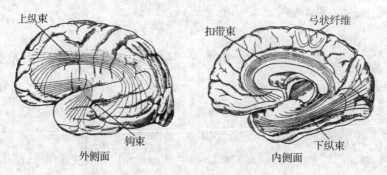

图9-34 大脑髓质联络纤维

2)连合纤维:是连接左右两半球皮质的纤维。包括胼胝体、前连合、穹隆和穹隆连合。

胼胝体:位于大脑纵裂的底部,为粗大的白质板,连接两侧半球广大区域。胼胝体呈弓状,其前部称胼胝体嘴,弯曲部称胼胝体膝,中间部称胼胝体干,后部称胼胝体压部。前连合:连接左、右嗅球和两侧颞叶。穹隆和穹隆连合:穹隆是由海马至下丘脑乳头体的弓形纤维束,穹隆连合是穹隆的部分纤维越至对侧,连接对侧海马的纤维(图9-35)。

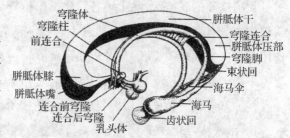

图9-35 胼胝体、前连合与穹隆连合

3)投射纤维:是由联系大脑皮质和皮质下结构的上、下行纤维构成。这些纤维绝大部分经过尾状核、背侧丘脑与豆状核之间,形成宽厚的白质纤维板,称内囊。内囊在大脑水平切面上,左右略呈"> <"状。前部位于豆状核与尾状核之间,称内囊前肢,主要有上行到额叶的丘脑前辐射和下行的额桥束通过,后部位于豆状核和背侧丘脑之间,称内囊后肢,主要有皮质脊髓束、皮质红核束、丘脑中央辐射、顶枕颞桥束、视辐射和听辐射通过;前、后肢相交处称内囊膝,有皮质核束经此下行(图9-36、图9-37)。

内囊是投射纤维高度集中的区域,所以此处的病灶即使不大,亦可导致严重的后果。例如营养一侧内囊的小动脉破裂或栓塞时,内囊受损,导致对侧半身深、浅感觉障碍,对侧半身随意运动障碍,双眼对侧半视野偏盲,即临床所谓的"三偏"综合征。

(4)侧脑室 是位于两侧大脑半球内的腔隙,内含脑脊液,脑脊液由侧脑室内的脉络丛产生。侧脑室可分为四部分:中央部位于顶叶内,前角是中央部伸向额叶的部分,后角是中央部伸向枕叶的部分,下角是中央部伸向颞叶的部分。两侧前角借室间孔与第3脑室相通(图9-38)。

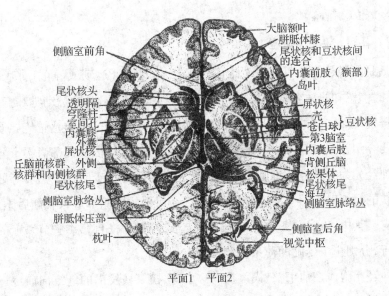

图 9-36 大脑水平切面

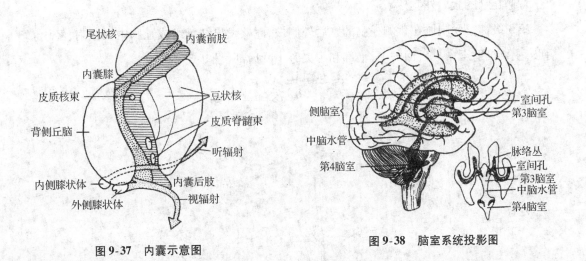

图 9-37 内囊示意图

图 9-38 脑室系统投影图

▶▶ 三、脑和脊髓的传导通路

机体通过感受器不断地感受内、外环境的刺激,感受器将刺激转化为神经冲动,通过传入神经元传向中枢,再通过中间神经元的轴突所组成的感觉(上行)传导通路,传至大脑皮质相应的感觉区,引起感觉。另外,大脑皮质运动区神经元所产生的神经冲动,经神经元的轴突所组成的运动(下行)传导通路下行,然后经脑或脊髓的传出神经元传至效应器,引起运动。因此,神经系统在完成感觉和运动的两种功能的过程中,有两类传导通路:感觉传导通路和运动传导通路。

(一) 感觉传导通路

1. 本体感觉和精细触觉传导通路

本体感觉是指肌、腱、关节等运动器官本身在不同状态（运动或静止）时产生的感觉（例如，人在闭眼时能感知身体各部的位置），又称深感觉，包括位置觉、运动觉和振动觉；精细触觉是指皮肤辨别两点之间的距离和物体的纹理粗细的感觉。这两类感觉传导途径相同。该传导通路主要介绍躯干、四肢的本体感觉和精细触觉的传导（因头面部尚不十分明了）。

第 1 级神经元为脊神经节细胞。其周围支随脊神经分布于肌、腱、关节等处的本体感觉感受器和皮肤的精细触觉感受器，中枢支经脊神经后根的内侧部进入脊髓后索，分为长的升支和短的降支。其中，来自第 5 胸节以下的升支形成薄束，来自第 4 胸节以上的升支形成楔束。两束上行，分别止于延髓的薄束核和楔束核。

第 2 级神经元胞体在薄束核、楔束核内。由薄、楔束核发出的纤维向前绕过延髓中央灰质的腹侧，与对侧纤维交叉，此交叉称内侧丘系交叉，交叉后的纤维称内侧丘系。内侧丘系止于背侧丘脑的腹后外侧核。

第 3 级神经元胞体在背侧丘脑的腹后外侧核，此核发出纤维组成丘脑中央辐射，经内囊后肢，主要投射至中央后回的中、上部和中央旁小叶后部（图 9-39）。

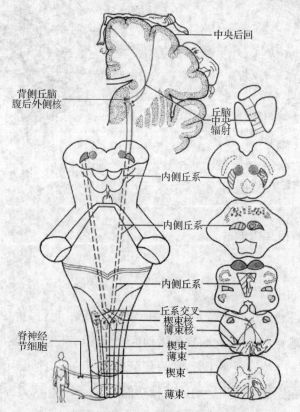

图 9-39　躯干四肢本体感觉和精细触觉的传导通路

此通路如果在内侧丘系交叉的下方损伤,则患者在闭眼时不能确定损伤同侧躯干、四肢关节的位置和运动方向以及皮肤两点间的距离感、物体的纹理感;如果在内侧丘系交叉的上方损伤,则患者在闭眼时不能确定损伤对侧躯干、四肢关节的位置和运动方向以及皮肤两点间的距离感、物体的纹理感。

2. 痛、温觉和粗触觉传导通路

该通路传导皮肤、黏膜的痛、温觉和粗触觉,又称浅感觉传导通路。也是由3级神经元组成。躯干、四肢与头面部的浅感觉的传导路经有所不同,下面分别介绍。

(1) 躯干、四肢浅感觉的传导通路 第1级神经元为脊神经节细胞。其周围支分布于躯干和四肢皮肤内的浅感觉感受器;中枢支经后根进入脊髓的背外侧束,在束内上升1~2个脊髓节后进入灰质后角的固有核。第2级神经元胞体在固有核,它们发出纤维经白质前连合交叉至对侧的外侧索和前索内上行,组成脊髓丘脑侧束和脊髓丘脑前束(侧束传导痛、温觉,前束传导粗触觉)。脊髓丘脑束上行,经延髓下橄榄核的背外侧、脑桥和中脑,再经内侧丘系的外侧,终止于背侧丘脑的腹后外侧核。第3级神经元胞体在背侧丘脑的腹后外侧核。其发出的纤维称丘脑中央辐射,经内囊后肢投射到中央后回中、上部和中央旁小叶后部(图9-40)。

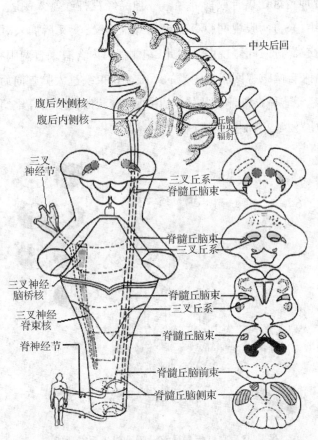

图9-40 头面部及躯干、四肢浅感觉的传导通路

此通路在脊髓已经完成交叉,如一侧脊髓及其以上部位出现病变或损伤,表现为对侧躯干、四肢出现痛、温觉和粗触觉障碍。

(2) 头面部痛、温觉和粗触觉的传导通路　主要由三叉神经传入,同样由3级神经元组成。第1级神经元为三叉神经节细胞,其周围突经三叉神经分支分布于头面部皮肤及口鼻黏膜的浅感觉感受器;中枢突经三叉神经根入脑桥,传导痛、温觉的纤维下降构成三叉神经脊束,止于三叉神经脊束核;传导粗触觉的纤维终止于三叉神经脑桥核。第2级神经元是三叉神经脊束核和三叉神经脑桥核,它们发出纤维交叉到对侧,组成三叉丘系,止于背侧丘脑的腹后内侧核。第3级神经元是背侧丘脑的腹后内侧核,发出纤维组成丘脑中央辐射,经内囊后肢,投射到中央后回下部(图9-40)。

在此通路中,若三叉丘系以上受损,则导致对侧头面部痛、温觉和粗触觉出现障碍;若三叉丘系以下受损,则同侧头面部痛、温觉和粗触觉出现障碍。

3. 视觉传导通路和瞳孔对光反射通路

(1) 视觉传导通路　亦是由3级神经元组成的。眼球视网膜神经部最外层的视锥细胞和视杆细胞为光感受器细胞。中层的双极细胞为第1级神经元,最内层的节细胞为第2级神经元,其轴突在视神经盘处集合成视神经。视神经经视神经管入颅腔,形成视交叉后,延为视束。在视交叉中,来自两眼视网膜鼻侧半的纤维交叉,交叉后加入对侧视束;来自视网膜颞侧半的纤维不交叉,进入同侧视束。因此,左侧视束内含有来自两眼视网膜左侧半的纤维,右侧视束内含有来自两眼视网膜右侧半的纤维。视束绕过大脑脚向后,主要终止于外侧膝状体。第3级神经元胞体在外侧膝状体内,由外侧膝状体核发出纤维组成视辐射,经内囊后肢投射到大脑皮质距状沟两侧的视区(图9-41)。

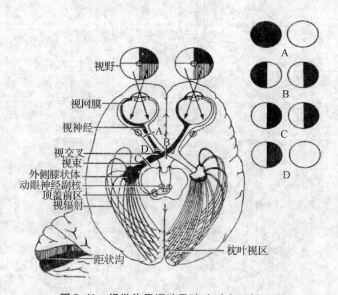

图9-41　视觉传导通路及瞳孔对光反射通路

视束中尚有少数纤维经上丘臂终止于上丘和顶盖前区。上丘发出的纤维组成顶盖脊髓束,下行至脊髓,完成视觉反射。顶盖前区是瞳孔对光反射通路的一部分。

视野是指眼球固定向前平视时所能看到的空间范围。由于眼球屈光装置对光线的折射作用,鼻侧半视野的物象投射到颞侧半视网膜,颞侧半视野的物象投射到鼻侧半视网膜,上半视野的物象投射到下半视网膜,下半视野的物象投射到上半视网膜。

当视觉传导通路的不同部位受损时,可引起不同的视野缺损:①一侧视神经损伤可致该侧眼视野全盲;②视交叉中部的交叉纤维损伤可致双眼视野颞侧半偏盲;③一侧视交叉外侧部的不交叉纤维损伤,则患侧视野的鼻侧半偏盲;④一侧视束及以后的部位(视辐射、视区皮质)受损,可致双眼病灶对侧视野同向性偏盲(如右侧内囊受损则右眼视野鼻侧半和左眼视野颞侧半偏盲)(见图 9-41 A、B、C、D)。

(2) 瞳孔对光反射通路　光照一侧瞳孔,引起两眼瞳孔缩小的反应称为瞳孔对光反射。光照侧的反应称直接对光反射,未照射侧的反应称间接对光反射。瞳孔对光反射的通路如下:视网膜→视神经→视交叉→两侧视束→上丘臂→顶盖前区→两侧动眼神经副核→动眼神经→睫状神经节→节后纤维→瞳孔括约肌收缩,最终导致两侧瞳孔缩小(图 9-41)。

瞳孔对光反射在临床上有重要意义,反射消失,则预示病情危急。但视神经或动眼神经受损也能引起瞳孔对光反射的变化。例如,一侧视神经受损时,信息传入中断,光照患侧瞳孔,两侧瞳孔均不反应;但光照健侧瞳孔,则两眼瞳孔都缩小(此即患侧直接对光反射消失,间接对光反射存在)。又如,一侧动眼神经受损时,由于信息传出中断,无论光照哪一侧瞳孔,患侧对光反射都消失(患侧直接及间接对光反射消失),但健侧直接和间接对光反射存在。

4. 听觉传导通路

第 1 级神经元为蜗螺旋神经节内的双极细胞。其周围突分布于内耳的螺旋器(Corti 器);中枢突组成蜗神经,与前庭神经一道在延髓和脑桥交界处入脑,止于蜗神经腹侧核和背侧核。

第 2 级神经元胞体在蜗神经腹侧核和背侧核。两核发出纤维,大部分纤维在脑桥内经交叉形成斜方体,然后折向上,形成外侧丘系;小部分纤维不交叉加入同侧外侧丘系。外侧丘系的纤维大多数止于下丘。

第 3 级神经元胞体在下丘,其纤维经下丘臂止于内侧膝状体。

第 4 级神经元胞体在内侧膝状体,发出纤维组成听辐射,经内囊后肢,止于大脑皮质的听区颞横回。

由于听觉传导通路中第 2 级神经元发出的纤维经过双侧的外侧丘系,因此,听觉冲动是双侧传导的。若一侧通路在外侧丘系以上受损,不会产生明显症状;但若损伤了蜗神经、内耳或中耳,则将导致听觉障碍(图 9-42)。

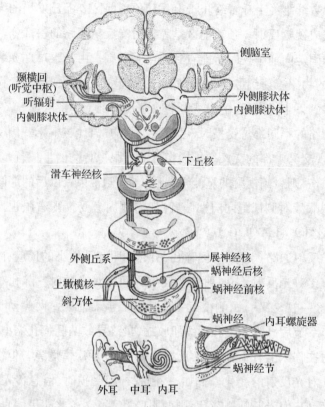

图 9-42 听觉传导通路

听觉的反射中枢在下丘。下丘神经元发出纤维到上丘,再由上丘神经元发出纤维,经顶盖脊髓束下行至脊髓的前角细胞,完成听觉反射。

此外,大脑皮质听区还可发出下行纤维,经听觉通路上的各级神经元中继,影响内耳螺旋器的感受功能,形成听觉通路上的抑制性反馈调节。

5. 平衡觉传导通路

传导平衡觉的第 1 级神经元是前庭神经节内的双极细胞,其周围突分布于内耳半规管的壶腹嵴及前庭内的球囊斑和椭圆囊斑;中枢突组成前庭神经,与蜗神经一道经延髓和脑桥交界处入脑,止于前庭神经核群。由前庭神经核群发出纤维至中线两侧组成内侧纵束,其中,上升的纤维止于动眼、滑车和展神经核,完成眼肌前庭反射(如眼球震颤);下降的纤维至副神经脊髓核和上段颈髓前角细胞,完成转眼、转头的协调运动。此外,由前庭神经外侧核发出纤维组成前庭脊髓束,完成躯干、四肢的姿势反射(伸肌兴奋、屈肌抑制)。前庭神经核群还发出纤维与部分前庭神经直接来的纤维,共同经小脑下脚(绳状体)进入小脑,参与平衡调节。前庭神经核群还发出纤维与脑干网状结构、迷走神经背核及疑核联系,故当平衡觉传导通路或前庭器受刺激时,可引起眩晕、呕吐、恶心等症状。

由前庭神经核群发出的第 2 级纤维向大脑皮质的投射路径尚不清,可能是在背侧丘脑的腹后核换元,再投射到颞上回前方的大脑皮质。

(二) 运动传导通路

运动传导通路包括锥体系和锥体外系。锥体系管理骨骼肌的随意运动,锥体外系的主要功能是调节肌张力,协调肌肉活动,维持、调整体态姿势和进行习惯性、节律性动作等。

1. 锥体系

锥体系由上、下两级运动神经元组成。上运动神经元胞体是位于大脑皮质躯体运动区的锥体细胞,其轴突下行组成锥体束,锥体束下行止于脑神经运动核的纤维称皮质核束,止于脊髓前角运动细胞的纤维称皮质脊髓束。下运动神经元胞体是脑神经运动核和脊髓前角运动细胞。

(1) 皮质核束 由中央前回下部锥体细胞发出的纤维组成。纤维经内囊膝、中脑下行,陆续终止于脑干内的脑神经躯体运动核(动眼神经核、滑车神经核、三叉神经运动核、展神经核、面神经核、疑核、副神经核、舌下神经核),在这些神经核中,支配眼裂以下面肌的面神经核的腹侧部和舌下神经核只接受对侧皮质核束的支配,其余的核团均接受两侧皮质核束的支配(图9-43)。

临床上一侧皮质核束及其上运动神经元损伤,可出现对侧由面神经核的腹侧部和舌下神经核支配的眼裂以下的面肌和舌肌的瘫痪,表现为:病灶对侧鼻唇沟变浅或消失,不能鼓腮露牙、流涎,口角下垂并歪向病灶同侧;伸舌时,舌尖偏向病灶对侧。

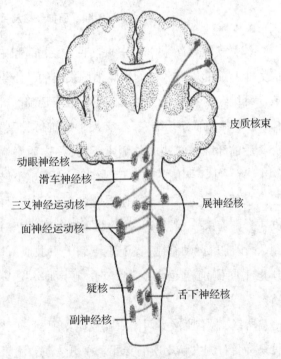

图 9-43 皮质核束

而其他接受双侧皮质核束支配的肌则不发生瘫痪。临床上,常将诸如此类的上运动神经元损伤引起的瘫痪称为核上瘫,下运动神经元引起的瘫痪称为核下瘫。

一侧下运动神经元(包括其发出的神经)损伤,则出现同侧相应的肌肉瘫痪。面神经的核下瘫可导致同侧面肌全部瘫痪,表现为病灶同侧鼻唇沟变浅或消失,不能鼓腮露牙、流涎,口角下垂并歪向病灶对侧,以及同侧额纹消失、不能皱眉、不能闭眼。舌下神经的核下瘫可导致同侧舌肌瘫痪,表现为伸舌时舌尖偏向病灶侧(图9-44)。

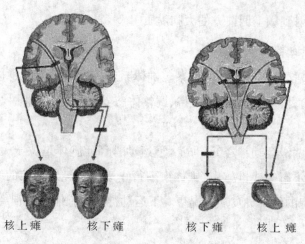

核上瘫　核下瘫　　　核下瘫　核上瘫

图 9-44　面神经核及舌下神经核上、下瘫

（2）皮质脊髓束　由中央前回中、上部和中央旁小叶前部皮质区域的锥体细胞发出的纤维组成。纤维经内囊后肢、中脑、脑桥下行至延髓的锥体，锥体中大部分纤维左、右交叉形成锥体交叉，交叉后的纤维在脊髓的外侧索下行，称皮质脊髓侧束，逐一止于同侧的前角运动细胞，支配上下肢肌。小部分未交叉的纤维在同侧的前索下行，称皮质脊髓前束，一般只达胸髓，此束部分交叉至对侧，止于前角运动细胞，支配躯干和上下肢肌，部分止于同侧前角运动细胞，支配躯干肌（图 9-45）。

所以，躯干肌接受两侧大脑皮质支配，而四肢肌只接受对侧大脑皮质的支配。一侧皮质脊髓束在锥体交叉以上受损主要引起对侧肢体瘫痪，而躯干肌的运动不会受到明显影响。

锥体系的任何部位受损都可引起随意运动障碍，出现肢体瘫痪。上运动神经元及其发出的纤维损伤（核上瘫）：表现为随意运动障碍，肌张力增高，所以瘫痪呈痉挛性的（硬瘫），这是因为上

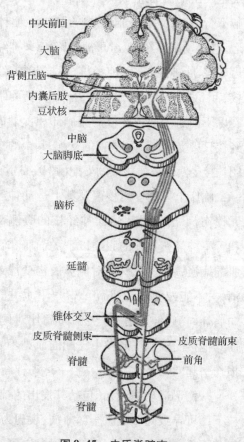

图 9-45　皮质脊髓束

运动神经元对下运动神经元的抑制作用被取消而造成的。因肌肉仍有脊髓前角运动神经元发出的神经支配，所以无营养障碍，肌不萎缩，深反射因失去上运动神经元的控制而表现为亢进。因锥体束的破坏，浅反射（如腹壁反射、提睾反射等）减弱或消失，同时出现病理反射

（如巴宾斯基征）。下运动神经元及其发出的纤维损伤（核下瘫）：表现为因失去神经直接支配所致的肌张力降低，随意运动障碍，瘫痪是迟缓性的（软瘫）。这是因神经营养障碍，导致肌肉萎缩，反射弧中断，浅、深反射均消失，无病理反射（表9-3）。

表9-3　上、下运动神经元损伤后的临床表现比较

症状与体征	上运动神经元损伤	下运动神经元损伤
瘫痪特点	痉挛性瘫（硬瘫、中枢性瘫）	弛缓性瘫（软瘫、周围性瘫）
瘫痪范围	常较广泛	常较局限
肌张力	增高	降低
浅反射	减弱或消失	消失
深反射	亢进	消失
腱反射	亢进	减弱或消失
病理反射	阳性	阴性
肌萎缩	早期无，晚期为废用性萎缩	早期即有萎缩

2. 锥体外系

锥体外系是指锥体系以外的控制和影响骨骼肌运动的传导路径，其结构十分复杂，包括部分大脑皮质、纹状体、背侧丘脑、小脑、脑干网状结构等以及它们的纤维。如皮质-纹状体系、皮质-脑桥-小脑系等（图9-46）。

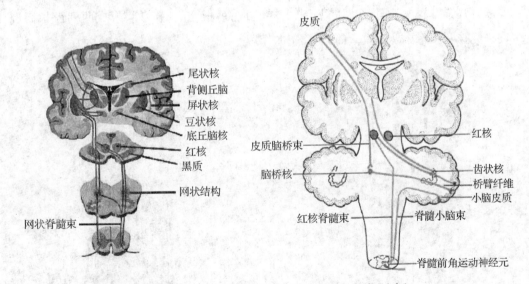

图9-46　皮质-纹状体系（左）和皮质-脑桥-小脑系（右）

四、脑和脊髓的被膜

脑和脊髓的表面由外向内包有硬膜、蛛网膜和软膜3层被膜。硬膜由厚而坚韧的结缔

组织构成。蛛网膜为紧贴硬膜内面的半透明薄膜,与软膜之间有结缔组织小梁相连。软膜薄而富有血管,紧贴脊髓和脑的表面,并深入其沟裂中。它们有保护、支持、营养脑和脊髓的作用。

(一)脊髓的被膜

1. 硬脊膜

硬脊膜上端附于枕骨大孔边缘,与硬脑膜相延续;下端达第2骶椎平面逐渐变细,包裹终丝,末端附于尾骨背面。全长包绕脊髓和马尾。两侧在椎间孔处与脊神经被膜相延续。硬脊膜与椎管内面的骨膜及黄韧带之间有狭窄腔隙,称硬膜外隙,内含疏松结缔组织、脂肪组织、淋巴管、椎内静脉丛,并有脊神经根通过。硬膜外隙不与颅内相通,此隙略呈负压。临床上进行硬膜外麻醉时,将药物注入此隙,以阻滞脊神经的传导(图9-47、图9-48)。

2. 脊髓蛛网膜

脊髓蛛网膜紧贴硬脊膜内面,包绕脊髓和马尾,向上与脑蛛网膜延续,下端达第2骶椎平面。蛛网膜向内发出许多结缔组织小梁与软脊膜相连,蛛网膜因此而得名。蛛网膜和软脊膜之间有较宽的蛛网膜下隙,隙内充满脑脊液。此隙下部在马尾周围的扩大称终池。临床上行腰椎穿刺时,即将针刺入蛛网膜下隙的终池,可避免损伤脊髓(图9-47、图9-48)。

3. 软脊膜

软脊膜紧贴脊髓表面,在脊髓两侧,脊神经前、后根之间,软脊膜形成两列齿状韧带,齿尖向外经蛛网膜附于硬脊膜,有固定脊髓的作用。

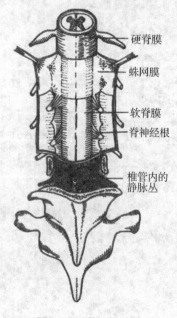

图9-47 脊髓的被膜

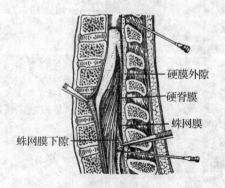

图9-48 硬膜外隙和蛛网膜下隙的穿刺

（二）脑的被膜

1. 硬脑膜

硬脑膜由外层的颅骨内膜和内层的硬膜合成。硬脑膜的血管和神经行于两层之间。一般硬脑膜与颅盖骨结合较松，因而颅盖外伤硬脑膜血管破裂时，易在颅骨与硬脑膜间形成硬膜外血肿；而硬脑膜与颅底骨结合紧密，当颅底骨折时，易将硬脑膜和蛛网膜同时撕裂，形成脑脊液外漏（图9-49）。

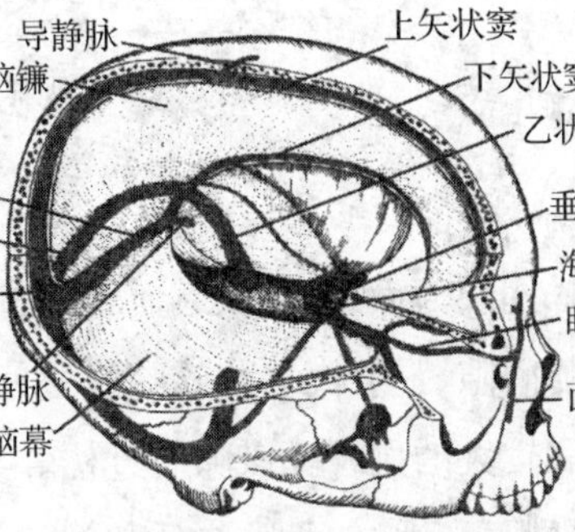

硬脑膜内层向内折叠形成几个板状结构，伸入各脑部之间，对脑有固定和承托作用。主要有：

图9-49 硬脑膜及硬脑膜窦

（1）大脑镰：呈镰刀状，前附于鸡冠，后连小脑幕，呈矢状垂直插入大脑纵裂内，位于胼胝体之上。

（2）小脑幕：位于大脑与小脑之间，呈新月形，后绕附于横窦沟，前外侧缘附于颞骨岩部上缘。其前缘游离，称小脑幕切迹，切迹前邻中脑。当幕上占位性病变，颅内压增高时，两侧大脑海马旁回和钩可被挤入小脑幕切迹下方，形成小脑幕切迹疝，压迫中脑的大脑脚和动眼神经。

硬脑膜窦：硬脑膜的两层在某些部位分开，内衬内皮细胞，构成特殊的颅内静脉管道，输送颅内静脉血（图9-49）。窦内无瓣膜，窦壁无平滑肌，不能收缩，故硬脑膜窦受损时出血较多，易形成颅内血肿。主要的硬脑膜窦有：

上矢状窦：位于大脑镰上缘，自前向后注入窦汇。

下矢状窦：位于大脑镰下缘，较小，自前向后汇入直窦。

直窦：位于大脑镰和小脑幕结合处，由大脑大静脉和下矢状窦汇合而成，向后在枕内隆凸处与上矢状窦汇合成窦汇。

横窦和乙状窦：横窦左、右各一，起自窦汇，沿横窦沟走行，至颞骨岩部后端转向下，续乙状窦；乙状窦沿乙状窦沟行走达颈静脉孔，出孔即移行为颈内静脉。

海绵窦：位于蝶骨体垂体窝两侧，为硬脑膜两层间的不规则腔隙，腔内有许多纤维小梁相互交织，形似海绵，故名。此窦前有眼静脉汇入，后借岩上窦汇入横窦或乙状窦，或借岩下窦汇入颈内静脉。窦内侧壁有颈内动脉和展神经通过，外侧壁自上而下有动眼神经、滑车神经、眼神经和上颌神经通过。海绵窦交通广泛，面部感染可波及窦内结构，产生相应的复杂症状。

硬脑膜窦血流方向如下：

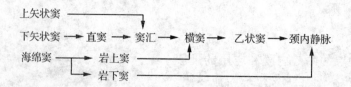

2. 脑蛛网膜

脑蛛网膜薄而透明,缺乏血管和神经,包绕整个脑,但不深入脑沟内。该膜与硬脑膜间有潜在的间隙,易分离。与软脑膜之间有许多结缔组织小梁相连,其间为蛛网膜下隙,内含脑脊液和较大的血管。该隙通过枕骨大孔处与脊髓蛛网膜下隙相通。此隙在某些部位较宽大,称蛛网膜下池,如小脑与延髓间的小脑延髓池。第4脑室的脑脊液流入该池,再流入蛛网膜下隙。临床上可经枕骨大孔进针行小脑延髓池穿刺。在硬脑膜窦附近,特别是在上矢状窦两侧,蛛网膜呈颗粒状突入窦内,称蛛网膜粒,脑脊液通过这些颗粒渗入硬脑膜窦内,回流入静脉(图9-50)。

3. 软脑膜

软脑膜紧贴脑的表面,随血管伸入脑的实质中,对脑有营养作用。在脑室附近,由软脑膜、毛细血管和室管膜上皮共同突入脑室内形成脉络丛,是产生脑脊液的主要结构。

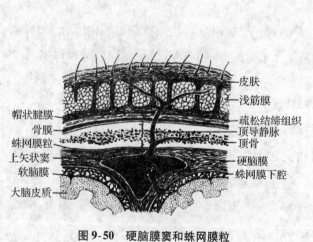

图9-50 硬脑膜窦和蛛网膜粒

图9-51 脑脊液循环模式图

▶▶ 五、脑脊液及其循环

脑脊液是充满脑室系统和蛛网膜下隙内的无色透明液体,成人总量约为150 mL。它处于不断产生、循环和回流的相对平衡状态。其循环途径是(图9-51):侧脑室脉络丛产生的脑脊液经室间孔入第3脑室,汇同第3脑室脉络丛产生的脑脊液,经中脑水管入第4脑室,再汇同第4脑室脉络丛产生的脑脊液,自第4脑室正中孔和外侧孔不断流入小脑延髓池,自此池流入脊髓和脑的蛛网膜下隙,沿该隙流向大脑背面,经蛛网膜粒渗入上矢状窦,归入颈内静脉。脑脊液循环发生障碍时,可引起脑积水或颅内压增高。

脑脊液循环如下:

左、右侧脑室 $\xrightarrow{\text{左、右室间孔}}$ 第3脑室 $\xrightarrow{\text{中脑水管}}$ 第4脑室 $\xrightarrow{\text{正中孔和左、右外侧孔}}$ 蛛网膜下隙 $\xrightarrow{\text{蛛网膜粒}}$ 上矢状窦。

脑脊液有运送营养物质、带走代谢产物、缓冲压力、减少震荡、保护脑和脊髓的作用。正常脑脊液有恒定的化学成分和细胞数,脑的某些疾病可引起脑脊液成分的改变,因此临床上通过检测脑脊液来协助诊断。

▶▶ 六、脊髓和脑的血管

(一) 脊髓的血管

1. 脊髓的动脉

脊髓的动脉有两个来源(图9-52):一是椎动脉发出的脊髓前动脉和脊髓后动脉。脊髓前动脉由起始处的两条合成一条,沿前正中裂下行。左、右脊髓后动脉分别沿后外侧沟下

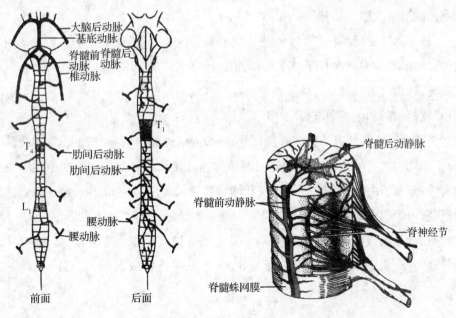

图 9-52 脊髓的动脉

降,在脊髓颈段中部合成一条下行。二是节段性动脉,是由颈升动脉、肋间后动脉和腰动脉发出的脊髓支,伴脊神经进入椎管,与脊髓前、后动脉吻合,使脊髓前、后动脉不断得到增补加强而延续到脊髓末端。在脊髓的胸 1—4 节、腰 1 节处,是两个来源的动脉吻合的过渡区,供血较差,若脊髓支供血阻断,可发生脊髓的横断性缺血坏死,因而上述节段称"脊髓危险区"。

2. 脊髓的静脉

脊髓的静脉分布大致和动脉相同,回收静脉血注入硬膜外隙的椎内静脉丛,再转注入椎外静脉丛返回心。

（二）脑的血管

脑是体内代谢最旺盛的部位,因而血液供应十分丰富。脑的平均质量仅占体质量的 2%,但脑的血流量占心搏出血流量的 1/6,而耗氧量却占全身耗氧量的 20%,因此脑细胞对缺血、缺氧非常敏感。脑血流阻断 5 s 即可引起意识丧失,阻断 5 min 可导致脑细胞不可逆的损害。当供应脑的血管发生病变致使脑血流量减少或中断时,可导致脑细胞缺氧、水肿或坏死,产生相应症状,统称为脑血管病。

1. 脑的动脉

脑的动脉主要来自颈内动脉和椎-基底动脉。前者供应大脑半球前 2/3 和间脑的前部;后者供应大脑半球后 1/3、间脑后部、小脑和脑干。两者都发出皮质支和中央支。皮质支供应大脑和小脑的皮质及浅层髓质;中央支供应深层髓质、间脑、基底核及内囊等。

（1）颈内动脉　起自颈总动脉,自颈内动脉管入颅后,向前穿过海绵窦,至视交叉外侧,分为大脑前动脉和大脑中动脉等分支。

1）大脑前动脉:斜经视交叉上方,进入大脑纵裂内,沿胼胝体上方向后行。皮质支分布于顶枕沟以前的半球内侧面和半球上外侧面的上缘。左、右大脑前动脉进入大脑纵裂前有交通支相连,称前交通动脉。在大脑前动脉起始部发出一些细小的中央支穿入脑实质,供应尾状核、豆状核前部和内囊前肢（图 9-53）。

2）大脑中动脉:是颈内动脉的直接延续,进入大脑外侧沟向后行,沿途发出皮质支出外侧沟,布于顶枕沟之前的大脑半球上外侧面和岛叶。其起始处发出一些细小的中央支垂直穿入脑实质,分布于内囊膝、内囊后肢、纹状体和背侧丘脑,动脉硬化和高血压患者的这些动脉容易破裂,可导致严重的脑溢血（中风）,因此有"出血动脉"之称（图 9-54、图 9-55）。大脑中动脉粗大,占大脑半球血流量的 80%。其皮质支供应许多重要中枢,如躯体运动、躯体感觉和语言中枢,而中央支又供应内囊等处,一旦发生栓塞或破裂,都可产生严重的临床症状。

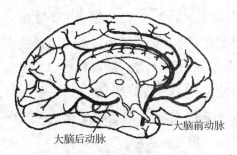

图9-53 大脑半球内侧面的动脉

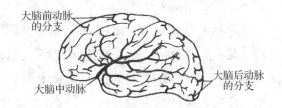

图9-54 大脑半球上外侧面的动脉

3) 脉络丛前动脉：细长，沿视束腹侧向后进入侧脑室下脚，参与侧脑室脉络丛的形成，沿途发出分支供应纹状体和内囊。该动脉细长，易发生栓塞。

4) 眼动脉：由颈内动脉出海绵窦后分出，经视神经管入眶。

5) 后交通动脉：自颈内动脉发出，向后与大脑后动脉吻合，将颈内动脉系与椎－基底动脉系吻合在一起。

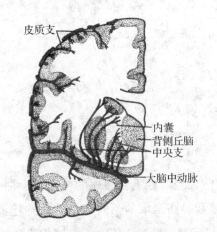

图9-55 大脑中动脉的皮质支和中央支

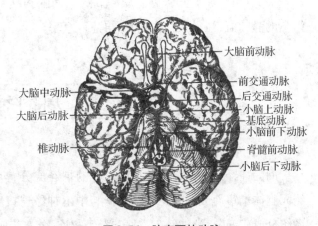

图9-56 脑底面的动脉

（2）椎动脉 起自锁骨下动脉，向上依次穿过第6至第1颈椎横突孔，向内弯曲经枕骨大孔入颅腔，在延髓脑桥沟处，左、右椎动脉合成一条基底动脉，通常将这两段动脉合称椎－基底动脉（图9-56）。基底动脉沿脑桥基底沟上行，至脑桥上缘分为左、右大脑后动脉。

大脑后动脉是基底动脉的终支，该动脉绕大脑脚向后，行向颞叶下面、枕叶内侧面。其皮质支分布于颞叶底面、内侧面及枕叶。视觉中枢位于此动脉供应范围内。大脑后动脉起始处也发出一些细小的中央支，供应丘脑枕，内、外侧膝状体和下丘脑等处。

此外，椎动脉在合成基底动脉前，还先后发出脊髓前、后动脉和小脑后下动脉，分别营养脊髓、小脑下面后部和延髓。基底动脉沿途发出小脑前下动脉、迷路动脉、脑桥动脉和小脑上动脉，分别营养小脑下面前部、内耳、脑桥和小脑上面等处。

（3）大脑动脉环（Willis环） 由前交通动脉、大脑前动脉、颈内动脉、后交通动脉和大脑后动脉吻合而成（图9-56）。该环围绕在视交叉、灰结节和乳头体周围，将颈内动脉系与椎-基底动脉系联在一起，也使左右大脑半球的动脉相连合。当构成此环的某一动脉血流减少或被阻断时，通过动脉环调节，血流重新分配，以补偿缺血部分，维持脑的营养和功能活动。据研究，脑动脉环有许多变异，如后交通动脉左右不对称或一侧缺如，前交通动脉缺如或粗大。在这些情况下，若大脑动脉环某一处动脉血流减少或障碍，就会发生严重的脑缺血。临床实践表明，大脑动脉环有变异者，其动脉瘤的发病率比正常高。

2. 脑的静脉

脑的静脉不与动脉伴行，可分浅、深静脉，都注入硬脑膜窦。

（1）浅静脉　管壁无瓣膜和平滑肌，较薄。主要有大脑上静脉、大脑中静脉和大脑下静脉。三者相互吻合成网，分别注入上矢状窦、海绵窦和横窦等（图9-57）。

（2）深静脉　收集大脑髓质、基底核、间脑和脑室脉络丛的静脉血，注入大脑大静脉，再注入直窦。

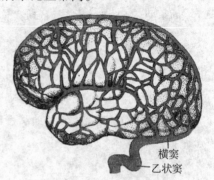

图9-57　大脑上外侧面的浅静脉

第三节　周围神经系统

周围神经系统是指脑和脊髓以外的神经成分，包括由神经纤维集合而成的神经和由神经元胞体聚集而成的神经节。根据与中枢神经连接部位和分布区域的不同，可将周围神经系统分成三部分：脊神经31对，与脊髓相连，分布于躯干和四肢；脑神经12对，与脑相连，主要分布于头颈部；内脏神经与脑和脊髓相连，一部分随脑神经和脊神经行走，另一部分跟随血管或直接走行，最终分布于内脏、心血管、腺体、竖毛肌等。

一、脊神经

脊神经共31对，可分为颈神经8对、胸神经12对、腰神经5对、骶神经5对和尾神经1对。

脊神经的组成：每条脊神经由脊神经的前、后根组成，前根为运动根，后根为感觉根。后根在靠椎间孔处有膨大的脊神经节，节内有感觉神经元的细胞体。前根与后根在椎间孔处合并形成混合性的脊神经。第1对颈神经经枕骨与寰椎之间穿出椎管，第2—7对颈神经在同序数颈椎上方的椎间孔穿出，第8对颈神经在第7颈椎下方的椎间孔穿出。胸、腰神经分别从同序数椎骨下方的椎间孔穿出,第1—4对骶神经通过相应的骶前、后孔穿出,第5对骶神经和尾神经经骶管裂孔穿出(图9-58)。

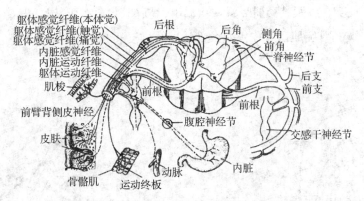

图9-58 脊神经的组成及其分布示意图

1. 脊神经的纤维成分

脊神经是混合性神经,含有4种不同的神经纤维。

(1) 躯体感觉纤维　分布于皮肤、骨骼肌、肌腱和关节等处,接受该处的深、浅感觉。

(2) 躯体运动纤维　分布于骨骼肌,支配其运动。

(3) 内脏感觉纤维　分布于内脏、心血管和腺体等处,接受该处的感觉。

(4) 内脏运动纤维　分布于内脏、心血管和腺体,支配心肌、平滑肌的收缩和腺体的分泌活动。

2. 脊神经的分支

脊神经干很短,出椎间孔就分为4支(图9-59):

(1) 脊膜支　细小,经椎间孔返回椎管,分布于脊髓的被膜。

(2) 交通支　连接于脊神经和交感干之间。

(3) 脊神经后支　较前支细短,主要分布在项、背、腰、骶部的深层肌和皮肤。主要分支有:①枕大神经,分布于项、枕部皮肤;②臀上皮神经,分布于臀上区皮肤;③臀中皮神经,分布于臀中区皮肤。

(4) 脊神经前支　粗长,分布于躯干前外侧和四肢的皮肤、关节、骨骼和肌肉。除胸神经的前支保持明显的节段性分布外,其余的前支则先交织成丛,再由丛发出分支分布到头、颈、上肢和下肢等。形成的神经丛有颈丛、臂丛、腰丛和骶丛。

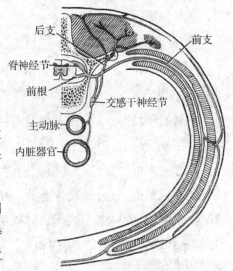

图9-59 典型的脊神经分布

(一) 颈丛

颈丛由第1—4颈神经的前支组成,位于胸锁乳突肌上部的深面,发出皮支和深支(图9-60、图9-61)。皮支在胸锁乳突肌后缘中点浅出,呈放射状分布于枕区、耳廓、颈部和肩部的皮肤。临床上,胸锁乳突肌后缘中点是颈部浅层结构浸润麻醉阻滞点。

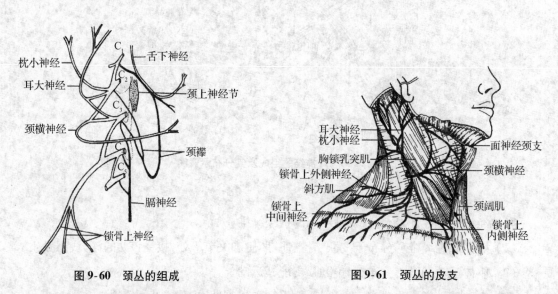

图9-60 颈丛的组成　　　　图9-61 颈丛的皮支

颈丛的主要分支有(图9-61):

1. 枕小神经

枕小神经沿胸锁乳突肌后缘上升,分布于枕部的皮肤等。

2. 耳大神经

耳大神经沿胸锁乳突肌浅面上升,分布于耳廓及其周围的皮肤。

3. 颈横神经

颈横神经在胸锁乳突肌浅面横行向前,分布于颈前部的皮肤。

4. 锁骨上神经

锁骨上神经向下后方呈放射状跨越锁骨,分布于胸前壁上部及肩部的皮肤。

5. 膈神经

膈神经为混合神经,主要起于第4颈神经,第3和第5颈神经也有纤维参加。膈神经沿前斜角肌前面下行,经锁骨下动、静脉之间入胸腔,在肺根前方,纵隔胸膜与心包之间下降,穿入膈肌(图9-60、图9-62)。膈神经的运动纤维支配膈肌,是管理呼吸运动的主要神经;感觉纤维分布于胸膜、心包和膈下的腹膜。右侧膈神经的感觉纤维还分布到肝、胆囊和胆总管表面的腹膜。

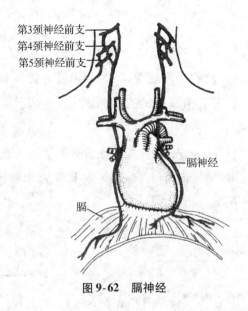

图 9-62 膈神经

(二) 臂丛

臂丛由第 5—8 颈神经前支与第 1 胸神经前支部分纤维组成（图 9-63）。经斜角肌间隙和锁骨中点后方延伸至腋窝。在腋窝内形成 3 个束，包绕腋动脉。在腋动脉外侧的称外侧束，内侧的称内侧束，后方的称后束。臂丛在锁骨中点后方比较集中，位置表浅，临床上做臂丛阻滞麻醉时，可在此处进行。

臂丛的分支分布范围较广，分布于胸上肢肌、上肢带肌、背肌浅群及臂、前臂、手的肌和皮肤。

臂丛的主要分支：

1. 腋神经

腋神经起自后束，绕肱骨外科颈，至三角肌深面（图 9-63、图 9-64）。肌支支配三角肌和小圆肌。皮支分布于肩部及臂外侧的皮肤。腋神经受损伤后，三角肌瘫痪，形成"方形肩"，臂不能外展，肩部及臂外侧皮肤感觉障碍。

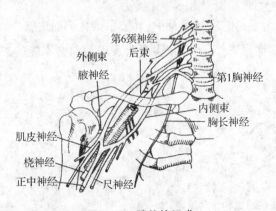

图 9-63 臂丛的组成

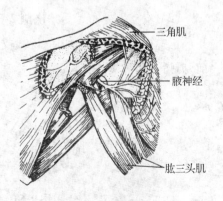

图 9-64 腋神经

2. 肌皮神经

肌皮神经起自臂丛外侧束,向下外斜穿喙肱肌,在肱二头肌与肱肌之间下行,至肘关节稍下方,在肱二头肌肌腱的外侧穿出深筋膜,改名为前臂外侧皮神经(图 9-63、图 9-65、图 9-66)。肌支支配臂前群肌(肱二头肌、喙肱肌和肱肌)。皮支分布于前臂外侧部的皮肤。

3. 正中神经

正中神经以两个根起自臂丛的内、外侧束。在臂部沿肱二头肌内侧沟下降,至肘部穿旋前圆肌,于指浅、指深两屈肌之间通过前臂,经腕管入手掌,在掌腱膜和掌浅弓的深面发出分支(图 9-63、图 9-65、图 9-67)。

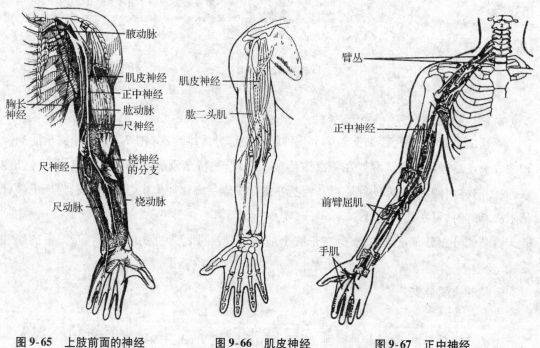

图 9-65　上肢前面的神经　　图 9-66　肌皮神经　　图 9-67　正中神经

(1) 肌支　支配除肱桡肌、尺侧腕屈肌及指深屈肌的尺侧半以外的全部前臂屈肌及旋前肌;在手掌支配除拇收肌以外的鱼际肌和第 1、2 蚓状肌。

(2) 皮支　分布于手掌桡侧 2/3 及桡侧 3 个半指的掌侧面及中、远节手指背侧面皮肤。

正中神经主干受损伤后,除皮支分布区的感觉丧失外,运动障碍主要表现为前臂不能旋前,拇指不能对掌,鱼际肌萎缩,手掌变平坦,特称为"猿手"(图 9-68)。

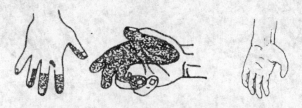

图 9-68　正中神经损伤的感觉和运动障碍

4. 尺神经

尺神经起自臂丛内侧束,伴肱动脉于肱二头肌的内侧沟下行至臂中部时,穿过内侧肌间隔,在肘部的尺神经沟内下行,在前臂位于尺侧腕屈肌与指深屈肌之间,至桡腕关节上方约 5 cm 处分出(手)掌支和手背支(图 9-63、图 9-65、图 9-69)。(手)掌支经豌豆骨外侧,腕横韧带浅面入掌,分为浅、深两终支。手背支则穿出深筋膜后转至手背。

(1) 肌支 支配尺侧腕屈肌和指深屈肌尺侧半;在手掌支配小鱼际肌、拇收肌、骨间肌和第 3、4 蚓状肌。

(2) 皮支 分布于手掌尺侧 1/3、尺侧 1 个半手指和手背尺侧半、尺侧 2 个半手指的皮肤。

尺神经受损伤后最主要的症状有:皮支分布区的皮肤感觉丧失,手指不能并拢及分开;小鱼际区肌肉萎缩,该区变平坦;此外,由于骨间肌和蚓状肌的瘫痪而呈"爪形手"(图 9-70)。

5. 桡神经

桡神经为臂丛最大的分支,起自后束。自腋窝斜向外下,走行于肱骨桡神经沟内,在臂部中、下 1/3 交界处穿外侧肌间隔与桡动脉伴行,至前臂下 1/3 处转到手背;深支穿旋后肌至前臂背侧,在浅、深层伸肌之间下行至腕部(图 9-63、图 9-71)。

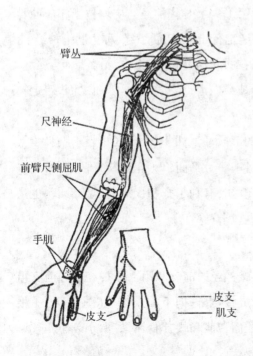

图 9-69 尺神经

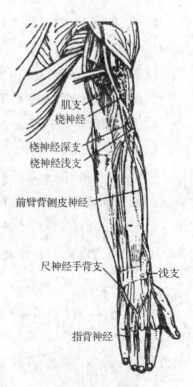

图 9-71 桡神经

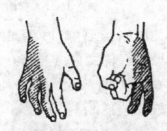
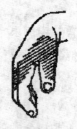

图 9-70　尺神经损伤的感觉和运动障碍——爪形手　　图 9-72　桡神经损伤所致感觉、运动障碍——垂腕

（1）肌支　支配肱桡肌、旋后肌及臂肌后群与前臂肌后群所有伸肌。

（2）皮支　分布于臂后部和前臂后部的皮肤、手背桡侧半及桡侧 2 个半手指的皮肤。

该神经主干受损伤后，除皮支分布区的感觉障碍外，最主要的症状为伸肌运动障碍，肘和腕不能伸直，抬前臂时腕下垂，称"垂腕"（图 9-72）。

6. 胸长神经

胸长神经自锁骨上方发自臂丛，沿前锯肌外侧面下降并支配此肌（图 9-63、图 9-65）。

7. 胸背神经

胸背神经起自后束，沿肩胛骨下缘下降，分布于背阔肌。

（三）胸神经前支

胸神经前支 12 对中，除第 1 对和第 12 对前支的部分纤维参与臂丛和腰丛组成外，余下的分别构成 12 对胸神经，呈节段性分布于胸腹壁。第 1—11 对胸神经前支均位于相应肋骨的肋间隙，统称为肋间神经（图 9-73），第 12 对胸神经走行于第 12 肋下缘，称为肋下神经。

上 6 对肋间神经全程走行于肋间内、外肌之间，在肋间动、静脉的下方，沿各肋骨下缘前行至胸骨外侧缘穿入皮下。下 5 对肋间神经及肋下神经先走行于肋间内、外肌之间，后走行于腹肌之间，进入腹直肌鞘，于腹白线附近穿入皮下。

胸神经前支的皮肤分区呈环带状，有十分明显的节段性。如 T_2 分布区相当于胸骨角平面，T_4 相当于乳头平面，T_6 相当于剑突平面，T_8 相当于肋弓平面，T_{10} 相当于脐平面，T_{12} 则分布于耻骨联合与脐连线中点的平面。了解这种分布规律，有利于脊髓疾病的定位诊断，也是临床上实行椎管内麻醉时，测定麻醉平面高低的依据（图 9-73）。

（四）腰丛

腰丛由第 12 胸神经前支的部分纤维和第 1—3 腰神经的前支和第 4 腰神经部分前支组成。第 4 腰神经前支的余部和第 5 腰神经的前支合成腰骶干，向下加入骶丛（图 9-74）。腰丛位于腹后壁，腰大肌的深面。腰丛除发出分支支配髂腰肌和腰方肌外，主要分支有：

1. 髂腹下神经

髂腹下神经出腰大肌外缘在髂嵴上方进入腹内斜肌和腹横肌之间前行，终支在腹股沟管浅环上方穿腹外斜肌腱膜至皮下(图9-73、图9-74)。此神经的皮支分布于腹股沟区及下腹部皮肤,肌支支配腹壁肌。

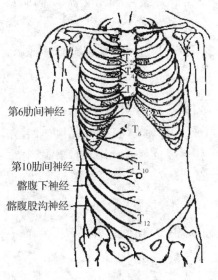

图9-73 胸神经前支

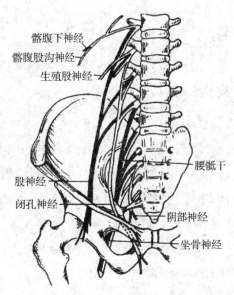

图9-74 腰骶丛组成

2. 髂腹股沟神经

髂腹股沟神经在髂腹下神经下方,在腹壁肌之间前行,在腹股沟韧带中点附近进入腹股沟管,并随精索或子宫圆韧带在腹股沟管浅环穿出(图9-73、图9-74)。皮支分布于阴茎根部及阴囊或大阴唇附近的皮肤;肌支分布于腹壁肌。

在腹股沟疝手术中应保护以上两条神经。

3. 股外侧皮神经

股外侧皮神经经腹股沟韧带深面入股部,分布于大腿外侧面的皮肤。

4. 生殖股神经

生殖股神经经腰大肌前面下降,分为两支,一支支配提睾肌,另一支分布于阴囊或大阴唇及隐静脉裂孔附近的皮肤(图9-74)。

5. 闭孔神经

闭孔神经经闭膜管至大腿内侧,分布于大腿肌内侧群和大腿内侧的皮肤(图9-74、图9-75)。

6. 股神经

股神经是腰丛中最大的分支。于股外侧皮神经下方,在腰大肌与髂肌之间下行,穿腹股沟韧带深面进入股三角,走在股动

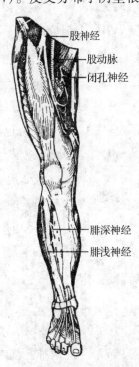

图9-75 下肢前面的神经

脉的外侧(图9-74、图9-75)。其分支有:

(1) 肌支　支配耻骨肌、股四头肌和缝匠肌。

(2) 皮支　分布于大腿前面、内侧面,其中最长的一支为隐神经,分布于小腿内侧面及足的内侧缘皮肤。

股神经损伤表现为股前群肌瘫痪,行走时抬腿困难,不能伸小腿,股前面及小腿内侧面皮肤感觉障碍,膝反射消失。

(五) 骶丛

骶丛由腰骶干与第1—5骶神经前支及尾神经前支组成,位于骨盆腔后壁、梨状肌前方(图9-74)。骶丛的分支分别经梨状肌上、下孔穿出盆腔,分支分布于盆壁、臀部、会阴、股后部、小腿及足部的肌肉和皮肤。主要分支为:

1. 臀上神经

臀上神经伴臀上动、静脉经梨状肌上孔出骨盆腔,行于臀中、小肌间,支配臀中肌、臀小肌及阔筋膜张肌(图9-76)。

2. 臀下神经

臀下神经伴臀下动、静脉经梨状肌下孔出骨盆腔,支配臀大肌(图9-76)。

3. 阴部神经

阴部神经与阴部内动、静脉一同经梨状肌下孔出骨盆腔,绕坐骨棘再经坐骨小孔至坐骨肛门窝(图9-76)。其分支分布于会阴诸肌、肛门外括约肌及会阴部、肛门和外生殖器的皮肤。其主要分支有:

(1) 肛神经　分布于肛门外括约肌及肛门部的皮肤。

(2) 会阴神经　分布于会阴诸肌及阴囊或大阴唇的皮肤。

(3) 阴茎(蒂)背神经　走在阴茎(蒂)的背侧,主要分布于阴茎(蒂)的皮肤。行包皮环切手术时,要阻滞麻醉该神经。

4. 坐骨神经

坐骨神经是人体最粗大的神经。经梨状肌下孔出骨盆腔,在臀大肌的深面,经坐骨结节和股骨大转子之间下行,至大腿后面,在股二头肌长头深面下降至腘窝上方,分为胫神经和腓总神经(图9-76)。坐骨神经干在大腿后面发出肌支支配大腿后群肌。

(1) 胫神经　在腘窝正中下行入小腿后部的浅、深层肌肉之间,至内踝处,分为足底内侧神经和足底外侧神经(图9-76、图9-77)。此两神经绕内踝后方进入足底。肌支支配小腿后群

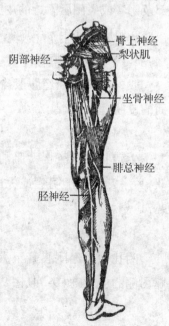

图9-76　下肢后面的神经

肌及足底肌。皮支分布于小腿后部、足底和足背外侧缘的皮肤。

胫神经损伤早期主要的症状是：足不能跖屈，内翻力弱，呈"钩状足"畸形（图9-78）。

（2）腓总神经　自坐骨神经分出后，沿腘窝上外侧缘斜降到腓骨头，在腓骨长肌的深面绕过腓骨颈的外侧，分为腓浅神经和腓深神经（图9-76）。

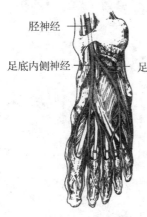

图 9-77　足底神经

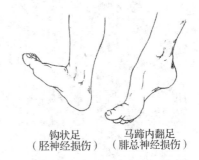

图 9-78　小腿神经损伤后的足形

1）腓浅神经：行于腓骨长、短肌之间，在小腿中、下1/3交界处穿出，继续下行到足背。肌支支配腓骨长、短肌。皮支分布于小腿外侧、足背和第2—5趾的皮肤。

2）腓深神经：于胫骨前肌和趾长伸肌之间斜向前行，伴随胫前动脉经踝关节前方到达足背。肌支支配小腿前群肌与足背肌。皮支分布于第1、2趾间隙背面的皮肤。

腓总神经在腓骨颈处易受损伤，伤后的主要症状是：小腿外侧和足背感觉障碍，足不能背屈，足下垂并内翻，呈"马蹄内翻足"畸形（图9-78）。

二、脑神经

脑神经是连于脑的神经，共12对。其名称和顺序为：Ⅰ嗅神经、Ⅱ视神经、Ⅲ动眼神经、Ⅳ滑车神经、Ⅴ三叉神经、Ⅵ展神经、Ⅶ面神经、Ⅷ前庭蜗（位听）神经、Ⅸ舌咽神经、Ⅹ迷走神经、Ⅺ副神经和Ⅻ舌下神经（图9-79）。

各脑神经中所含纤维成分不同，按其性质概括为以下4种：

1. 躯体感觉纤维

躯体感觉纤维将来自头面部的浅、深部感觉冲动传入脑的躯体感觉核。

2. 内脏感觉纤维

内脏感觉纤维将来自头、颈、胸、腹的器官以及味蕾的感觉冲动传入脑干的内脏感觉神经核。

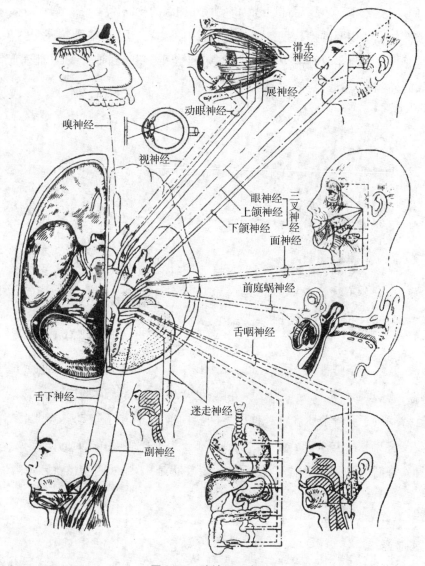

图 9-79 脑神经示意图

3. 躯体运动纤维

躯体运动纤维为脑干内躯体运动核发出的纤维,支配眼球外肌、舌肌、咀嚼肌、面肌、咽喉肌和胸锁乳突肌等骨骼肌。

4. 内脏运动纤维

内脏运动纤维为脑干的内脏运动神经核发出的纤维,又称为副交感神经纤维,支配平滑肌、心肌的收缩和腺体分泌活动。

每对脑神经内所含神经纤维成分不等,有 1～4 种。根据脑神经所含的主要纤维成分的不同,把脑神经分为以下 3 类:

感觉性神经:Ⅰ、Ⅱ、Ⅷ对脑神经;

运动性神经：Ⅲ、Ⅳ、Ⅵ、Ⅺ、Ⅻ对脑神经；

混合性神经：Ⅴ、Ⅶ、Ⅸ、Ⅹ对脑神经。

此外，含内脏运动神经（副交感神经）的脑神经有Ⅲ、Ⅶ、Ⅸ、Ⅹ对脑神经。

（一）嗅神经

嗅神经为感觉性神经，传导嗅觉，起于鼻腔嗅黏膜内的嗅细胞（图9-79）。其轴突集合成20多条嗅丝，经筛孔入颅，终于嗅球。

（二）视神经

视神经为感觉性神经，传导视觉，是视网膜的神经节细胞的轴突，于视网膜后部汇集形成视神经盘，而后穿过巩膜形成视神经（图9-79、图9-80）。视神经经视神经孔入颅腔，在蝶鞍上方形成视交叉。交叉以后的神经纤维称为视束。视束止于外侧膝状体。

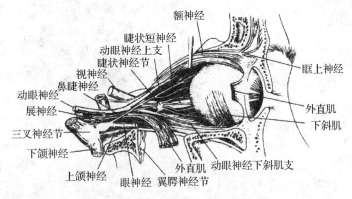

图9-80　眶内神经外侧面观（右侧）

（三）动眼神经

动眼神经为运动性神经，起自中脑的动眼神经核及动眼神经副交感核，由脚间窝出脑，穿过海绵窦外侧壁，经眶上裂入眶（图9-79、图9-80、图9-81）。在眶内分上、下两支。上支细小，支配上直肌和上睑提肌；下支粗大，支配下直肌、内直肌和下斜肌。动眼神经的副交感纤维由下支分出，至睫状神经节，其节后纤维分布于瞳孔括约肌与睫状肌。

一侧动眼神经损伤，可出现患侧除外直肌、上斜肌以外的全部眼外肌瘫痪，引起上睑下垂、眼外斜视、瞳孔散大和患侧眼瞳孔直接和间接对光反射消失。

（四）滑车神经

滑车神经为运动性神经，起于中脑的滑车神经核，从中脑背侧下丘下方出脑，绕大脑脚外侧向前，经海绵窦外侧壁，穿眶上裂入眶，支配上斜肌（图9-79、图9-81）。

（五）三叉神经

三叉神经为混合性神经，是最大的脑神经，包括感觉和运动两种纤维，但主要是感觉纤维(图9-81、图9-82)。感觉纤维的假单极神经元胞体集中在三叉神经节内(位于颞骨岩部的三叉神经压迹处),其中枢突组成感觉根,由小脑中脚入脑,终止于三叉神经脑桥核和三叉神经脊束核。运动根由三叉神经运动核的神经元轴突所组成。三叉神经可分眼神经、上颌神经和下颌神经3支。

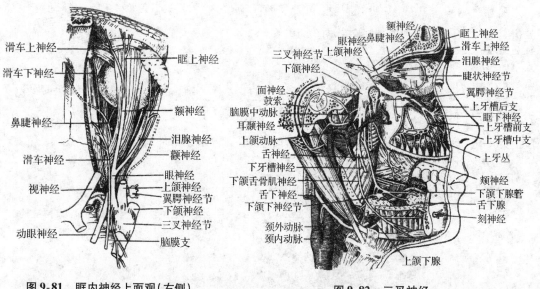

图 9-81 眶内神经上面观(右侧)　　　　　图 9-82 三叉神经

1. 眼神经

眼神经为感觉性神经,行于海绵窦的外侧壁,穿过眶上裂入眶,在眶内分额神经、泪腺神经与鼻睫神经(图9-81、图9-82)。

(1)额神经　在上睑提肌上方分2～3支,其中一支经眶上孔(或眶上切迹)穿出,为眶上神经(图9-80、图9-81、图9-82),分布于额部及鼻背的皮肤(图9-83)。

(2)泪腺神经　分布于泪腺及结膜(图9-81)。

(3)鼻睫神经　分布于眼球睫状体和角膜、筛窦、鼻腔上部黏膜及皮肤(图9-81)。

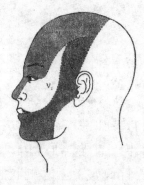

图 9-83 三叉神经皮支分布示意图

2. 上颌神经

上颌神经为感觉性神经,行于海绵窦外侧壁,经圆孔出颅至翼腭窝,再经眶下裂入眶,后依次经眶下沟、眶下管、眶下孔穿出,改名为眶下神经(图9-82、图9-83)。上颌神经的主要分支有:

(1)眶下神经　分布于眼裂与口裂之间的皮肤、鼻腔黏膜及上颌各牙和牙龈(图9-83)。

(2)上牙槽神经后支　分布于上颌黏膜、前磨牙、磨牙及附近牙龈。

(3) 神经节支　为2~3支,入翼腭神经节,出节后分布于鼻、腭、咽部黏膜及腭扁桃体。

3. 下颌神经

下颌神经为混合性神经,经卵圆孔出颅至颞下窝(图9-82、图9-83)。其躯体运动纤维仅数短支,支配咀嚼肌。余下部分为躯体感觉纤维,有如下分支:

(1) 耳颞神经　穿过腮腺实质后,分布于耳屏前、外耳道、颞区、腮腺等处皮肤。

(2) 下牙槽神经　经下颌孔入下颌管,在管内分许多小支至下颌牙和牙龈,终支经颏孔穿出,称为颏神经,分布于下唇黏膜及口裂以下皮肤。

(3) 颊神经　分布于颊部的皮肤和黏膜。

(4) 舌神经　分布于舌前2/3的黏膜,管理一般感觉。与之不同的是:来自面神经鼓索的味觉纤维也加入舌神经内,分布于舌前2/3的味蕾。

(六) 展神经

展神经为运动性神经,起自脑桥的展神经核,经海绵窦及眶上裂入眶,支配外直肌(图9-80)。

在海绵窦处,动眼神经、滑车神经、展神经及三叉神经的眼神经相互毗邻,海绵窦的病变可累及上述众神经,引起严重而复杂的临床症状。

(七) 面神经

面神经为混合性神经,含躯体运动、感觉及副交感3种神经纤维,但主要是运动纤维(图9-82)。面神经的运动纤维起自面神经核;副交感纤维起于上泌涎核;感觉纤维终于孤束核。面神经在延髓脑桥沟的展神经的外侧出脑,经内耳门入面神经管,再经茎乳孔穿出,主干入腮腺实质内。

1. 躯体运动纤维

穿茎乳孔至腮腺实质内,分成许多细支并交织成腮腺丛。在腮腺前缘呈放射状发出5根分支:颞支、颧支、颊支、下颌缘支和颈支,支配面部表情肌和颈阔肌(图9-84)。

2. 感觉纤维

面神经在面神经管内有膝神经节,节内含有内脏感觉神经元的细胞体,其周围突随鼓索和舌神经而分布于舌前2/3的黏膜,传导味觉冲动。

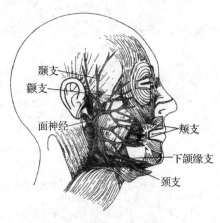

图9-84　面神经在面部的分支

3. 副交感纤维

起自上泌涎核,随躯体运动纤维走行一段,在面神经管内分出岩大神经和鼓索。

(1) 岩大神经　在膝神经节附近分出,到翼腭神经节交换神经元,其节后纤维支配泪腺、腭及鼻黏膜的腺体的分泌。

（2）鼓索　含内脏运动纤维和内脏感觉纤维，与舌神经合并，内脏感觉纤维随舌神经分布于舌前2/3的黏膜；内脏运动纤维又从舌神经分出，进入下颌下神经节，交换神经元后，节后纤维管理下颌下腺与舌下腺的分泌活动。

面神经行程长，损伤部位不同，可出现不同的症状：①面神经管外损伤：主要表现为患侧表情肌瘫痪，额纹消失，不能闭眼、皱眉，鼻唇沟变浅，不能鼓腮，口角歪向健侧；②面神经管内损伤：除上述表现外，还可出现患侧舌前2/3味觉障碍，出现泪腺、下颌下腺及舌下腺分泌障碍，出现结膜、鼻腔及口腔黏膜干燥等症状。

（八）前庭蜗神经

前庭蜗神经为感觉性神经，由前庭神经和蜗神经两部分组成，于延髓脑桥沟的面神经外侧入脑（图9-85）。

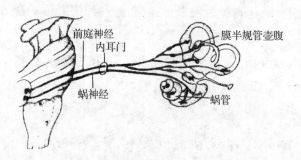

图 9-85　前庭蜗神经

1. 前庭神经

传导平衡觉，由位于内耳道底的前庭神经节的中枢突所组成，经内耳门入脑后终于前庭神经核。前庭神经节的周围突分布于内耳膜迷路的球囊斑、椭圆囊斑和壶腹嵴，感受位置及运动的刺激信号。

2. 蜗神经

传导听觉，由位于蜗轴内的蜗神经节的中枢突所组成。蜗神经节的周围突分布于螺旋器，感受声波的刺激。

（九）舌咽神经

舌咽神经（图9-86、图9-87）为混合性神经，含4种纤维。躯体运动纤维起于疑核；内脏运动纤维起自下泌涎核；内脏感觉纤维终于孤束核；躯体感觉纤维终于三叉神经脊束核。舌咽神经于延髓橄榄后沟上部出脑，经颈静脉孔出颅。其分支有：

1. 舌支

舌支分布于舌后1/3的黏膜（传导一般感觉及味觉）、咽壁的黏膜和腭扁桃体（传导一般感觉)。

2. 颈动脉窦支

颈动脉窦支含内脏感觉纤维,分布于颈动脉窦和颈动脉小球。

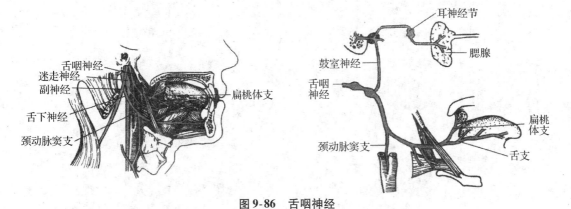

图 9-86 舌咽神经

3. 咽支

咽支参与咽丛组成,分布于咽肌和咽黏膜。

4. 鼓室神经

在颈静脉孔下方起自舌咽神经,进入鼓室与交感神经纤维组成鼓室丛,分布于鼓室、乳突小房、咽鼓管的黏膜。终支含内脏运动纤维,出鼓室至耳神经节交换神经元,其节后纤维支配腮腺分泌。

(十) 迷走神经

迷走神经为混合性神经,是脑神经中行程最长、分布最广的神经(图 9-79、图 9-87、图 9-88)。含 4 种纤维:躯体运动纤维起于疑核,内脏运动纤维起于迷走神经背核,内脏感觉纤维终于孤束核,躯体感觉纤维终于三叉神经脊束核。

迷走神经于橄榄后沟中部出脑,经颈静脉孔出颅。迷走神经主干在颈静脉孔上、下方膨大形成上神经节和下神经节,节内都含感觉神经元的胞体。在颈部于颈内动、静脉后方下行,进入胸腔行于肺根后方,在此左、右迷走神经分别分出数小支,加入左、右肺丛,主干在食管的前面及后面形成食管前、后丛。然后至食管下端左迷走神经汇合成迷走神经前干,右迷走神经汇合成迷走神经后干,并随食管穿膈达腹腔。其在颈、胸和腹部的分支如下:

1. 在颈部的分支

(1) 耳支　分布于耳廓及外耳道皮肤。

(2) 咽支　为混合性神经,分布于咽黏膜、咽缩肌及软腭肌。

(3) 喉上神经　由下神经节处发出,分内支和外支,沿咽壁下行(图 9-87)。内支分布于咽、会厌、舌根及声门裂以上的喉黏膜;外支较细,为运动支,支配环甲肌。

(4) 颈心支　分布于心脏。

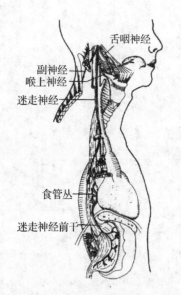

图9-87 舌咽神经、迷走神经和副神经

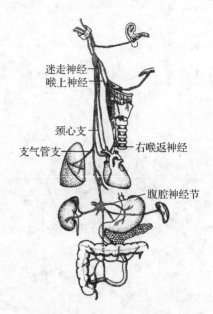

图9-88 迷走神经的分布

2. 在胸部的分支

（1）喉返神经　左侧的绕主动脉弓向上返回，右侧的绕右锁骨下动脉向上返回。两侧喉返神经均于气管与食管之间的沟内上行，在甲状腺侧叶深面入喉，分支分布于除环甲肌以外的所有喉肌和声门裂以下的喉黏膜（图9-88）。

甲状腺手术不慎损害喉返神经的一侧可使声音嘶哑或发音困难，两侧损害可引起呼吸困难，甚至窒息。

（2）胸心支　参与心丛的组成，支配心肌和冠状动脉。

（3）支气管支、食管支　分别加入肺丛、食管丛，再分支分布于支气管、肺及食管。

3. 在腹部的分支

（1）胃前支和肝支　是迷走神经前干的终支，主要形成胃前支，沿胃小弯走行，分布于胃前壁（图9-87）。其末支在胃小弯角切迹处形成"鸦爪"支，分布于幽门及十二指肠上部及胰头，并发出肝支分布于肝、胆和胆道。

（2）胃后支和腹腔支　胃后支是迷走神经后干的终支，沿胃小弯分布于胃后壁。其末支也以"鸦爪"支分布于幽门窦，并发出腹腔支，参与腹腔丛的形成，沿腹腔干、肾动脉和肠系膜上动脉的分支行走，分布于肝、胆、胰、脾以及结肠左曲以上的消化管。管理这些器官的平滑肌活动、腺体分泌和内脏感觉。

（十一）副神经

副神经为运动性神经，起自于疑核和副神经脊髓核，于橄榄后沟下部出脑，经颈静脉孔出颅，沿胸锁乳突肌深面向后下行，支配胸锁乳突肌及斜方肌（图9-87）。

（十二）舌下神经

舌下神经为运动性神经，起自舌下神经核，于延髓锥体与橄榄之间出脑，经舌下神经管出颅，下行至舌骨上方，呈弓形弯入舌内，支配舌肌（图9-86、图9-89）。舌下神经损伤，舌肌瘫痪、萎缩，伸舌时舌尖偏向患侧。

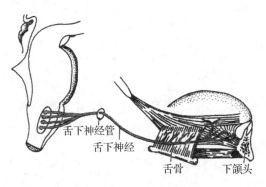

图9-89 舌下神经

综上所述，12对脑神经的性质、分布范围及损伤后的主要表现概括于表9-4。

表9-4 12对脑神经的性质、分布范围及损伤后的主要表现

顺序和名称	性质	出入颅部位	分布范围	损伤后的主要表现
Ⅰ嗅神经	感觉性	筛孔	鼻腔嗅黏膜	嗅觉障碍
Ⅱ视神经	感觉性	视神经孔	眼睛视网膜	视觉障碍
Ⅲ动眼神经	运动性	眶上裂	上、下、内直肌，下斜肌，上睑提肌，瞳孔括约肌及睫状肌	上睑下垂，眼外下斜视，对光反射消失
Ⅳ滑车神经	运动性	眶上裂	上斜肌	眼不能向外下斜视
Ⅴ三叉神经	混合性			
眼神经	感觉性	眶上裂	额、顶及颜面部皮肤，眼球及眶内结构，口、鼻腔黏膜，舌前2/3黏膜，牙、牙龈及咀嚼肌	头面部皮肤，口鼻腔黏膜感觉障碍，角膜反射消失，瘫痪，张口时下颌偏向患侧
上颌神经	感觉性	圆孔		
下颌神经	混合性	卵圆孔		
Ⅵ展神经	运动性	眶上裂	外直肌	眼内斜视
Ⅶ面神经	混合性	内耳门→内耳道→面神经管→茎乳孔	面肌、颈阔肌、泪腺、下颌下腺、舌下腺、鼻腔及腭腺体，舌前2/3味蕾	面肌瘫痪，额纹消失，眼睑不能闭合，口角歪向健侧，分泌障碍，角膜干燥，舌前期2/3味觉障碍
Ⅷ前庭蜗神经	感觉性	内耳门	半规管壶腹嵴、球囊斑及椭圆囊斑及螺旋器	眩晕，眼球震颤，听力障碍
Ⅸ舌咽神经	混合性	颈静脉孔	咽肌、腮腺、咽壁、鼓室黏膜、颈动脉小球、舌后部1/3黏膜及味蕾、耳后皮肤	咽反射消失，腮腺分泌障碍，咽舌后部1/3味觉及一般感觉障碍
Ⅹ迷走神经	混合性	颈静脉孔	咽、喉肌，胸腹腔脏器的平滑肌，腺体，心肌，胸腹腔脏器及咽、喉的黏膜，硬脑膜，耳廓及外耳道皮肤	发音困难，声音嘶哑，吞咽困难，内脏运动障碍，腺体分泌障碍，心律加快，内脏感觉障碍，耳廓、外耳道皮肤感觉障碍

续表

顺序和名称	性质	出入颅部位	分布范围	损伤后的主要表现
XI副神经	运动性	颈静脉孔	随迷走神经至咽喉肌、胸锁乳突肌、斜方肌	面不能转向健侧,不能上提患侧肩胛骨
XII舌下神经	运动性	舌下神经管	舌内肌和舌外肌	舌肌瘫痪、萎缩,伸舌时舌尖偏向患侧

三、内脏神经

内脏神经是分布在内脏、心、血管、腺体的神经,它们也受大脑皮质的支配和调节,是整个神经系统不可分割的一部分。内脏神经和躯体神经一样,包含有内脏运动神经和内脏感觉神经。

(一)内脏运动神经

内脏运动神经又称之为植物性神经或自主神经(图9-90)。内脏运动神经与躯体运动神经在大脑皮质和皮质下各中枢的控制下,互相制约、互相协调,共同维持机体内环境的相对稳定。而内脏运动神经与躯体运动神经在结构与功能上又有很大区别(表9-5)。①内脏运动神经自低级中枢到效应器需要两级神经元组成。脊髓侧角为第1级神经元,称为节前神经元,发出的轴突为节前纤维,第2级神经元为节后神经元,在内脏神经节内,它发出的轴突为节后纤维;而躯体运动神经自低级中枢(脊髓前角)到支配效应器(骨骼肌)只有一级神经元。②内脏神经含交感和副交感两种纤维成分,其节后纤维交织成丛,由丛再分支到达所支配的器官;而躯体运动神经只有躯体运动一种纤维成分,以神经干的形式直达所支配的器官。③内脏运动神经支配心肌、平滑肌、腺体,在一定程度上不受意识的支配;而躯体运动神经支配骨骼肌,受意识支配。

表9-5 躯体运动神经和内脏运动神经的比较

区别点	躯体运动神经	内脏运动神经
低级中枢位置	脑干躯体运动神经核	脑干及骶副交感核
	脊髓灰质前角	脊髓灰质侧角
支配器官	骨骼肌	平滑肌、心肌、腺体
低级中枢至支配器官	一级神经元	两级神经元,有节前、节后纤维之分
神经纤维特点	为有髓纤维,传导速度较快	为无髓或薄髓纤维,传导速度较慢
支配器官的纤维成分	一种纤维独立支配	交感、副交感两种纤维支配
功能特征	受意识支配	不受意识支配
分布特点	直接分布到支配的器官	在神经节内交换神经元后,再支配器官

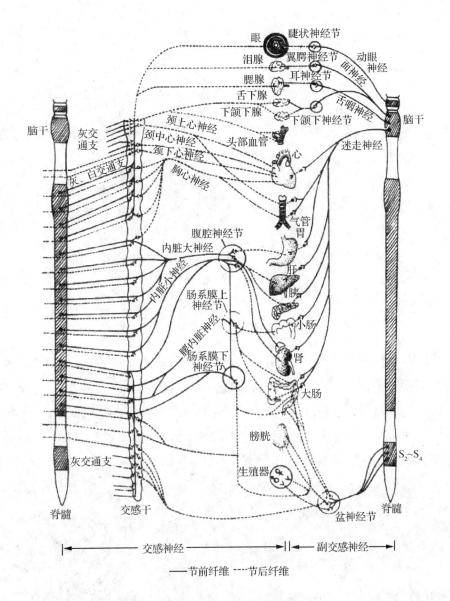

图 9-90　内脏运动神经概况

根据植物性神经对器官所起的作用、形态结构和生理功能的不同,可分为交感神经和副交感神经,两者都由中枢部和周围部两部分组成。

1. 交感神经

(1) 中枢部　交感神经的低级中枢是位于脊髓的第 1 胸节至第 3 腰节灰质侧角的交感神经元,此神经元为节前神经元,发出的纤维为节前纤维。

(2) 周围部　由交感神经节、交感干、节前纤维和节后纤维等组成(图 9-91)。

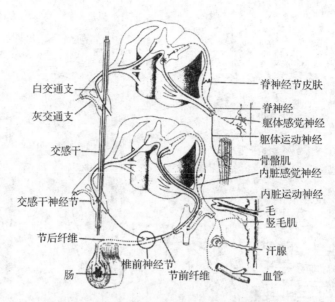

图 9-91 交感神经节前、后纤维行程模式图

1) 交感神经节：分椎旁神经节（椎旁节）和椎前神经节（椎前节）。交感神经节是节后神经元的胞体所在部位，其发出的轴突为节后纤维。

椎旁节：位于脊柱两旁，共有 22~24 对（图 9-92）。每侧的椎旁节自上而下分颈、胸、腰、盆四部分。椎旁节借节间支相连接，构成串珠状的交感干（图 9-92）。交感干上达颅底，下至尾骨，在尾骨的前面，两干下端合并，终于奇神经节。

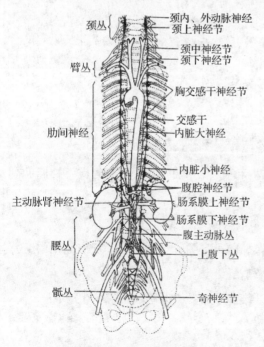

图 9-92 交感干示意图

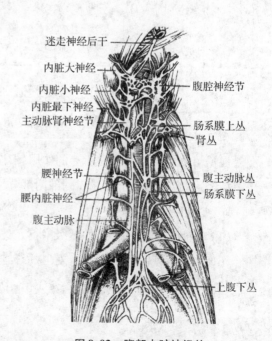

图 9-93 腹部内脏神经丛

椎前节：位于脊柱的前方，其中比较重要的有腹腔神经节、主动脉肾神经节、肠系膜上神经节和肠系膜下神经节（图9-90、图9-92、图9-93、图9-94）。脊髓胸5—9和胸10—12节段侧角发出的节前纤维，通过交感干分别组成了内脏大神经、内脏小神经（图9-90、图9-92），穿过膈肌入腹腔，分别终于腹腔神经节和主动脉肾神经节等，此节后神经元再发出节后纤维，随同名动脉支配到相应脏器。

2）节前纤维：由脊髓灰质侧角发出后，依次沿脊神经前根和脊神经走行在脊柱两旁，离开脊神经，沿白交通支进入交感干（图9-91、图9-95）。进入交感干的节前纤维有3种去向：①终于相应的椎旁神经节，作用于节后神经元。②在交感干内上升或下降一段距离后，终于远距离的椎旁神经节，作用于节后神经元。其在交感干内上升或下降的纤维构成节间支。③穿经椎旁神经节终于椎前节，作用于节后神经元。

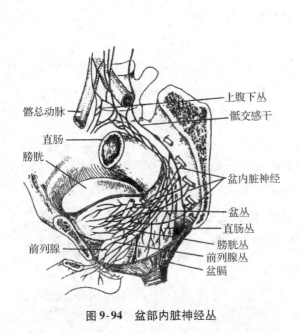

图9-94 盆部内脏神经丛

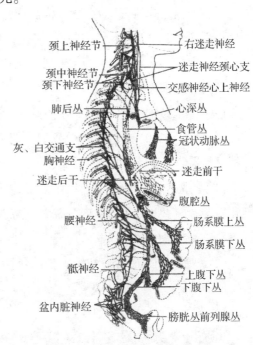

图9-95 右交感干及胸、腹、盆丛的联系

3）节后纤维：由交感神经节的节后神经元发出的节后纤维也有3种去向（图9-91）：①由椎旁神经节发出的节后纤维，离开交感干，通过灰交通支返回脊神经，随31对脊神经分布到躯干和四肢的血管、汗腺和竖毛肌。②缠绕动脉构成同名神经丛，并随动脉的分支分布于支配的器官。③独立行走，即由交感神经节发出的节后纤维直接到达所支配的器官。

（3）交感神经的分布　见表9-6。

表 9-6 交感神经的分布概况

节前纤维的来源	节后神经元胞体部位	节后纤维的分布
脊髓胸 1—5 节段的侧角	椎旁节	头颈、胸腔器官及上肢的血管、汗腺、竖毛肌
脊髓胸 5—12 节段的侧角	椎旁节或椎前节	肝、胰、脾、肾等腹腔实质器官,结肠左曲以上的消化管
脊髓腰 1—3 节段的侧角	椎旁节或椎前节	结肠左曲以下的消化管、盆腔脏器和下肢的血管、汗腺、竖毛肌

2. 副交感神经

(1) 中枢部 低级中枢位于脑干内的内脏运动神经核和脊髓第 2—4 骶节的骶副交感核。这些部位的神经元为节前神经元,发出的纤维称节前纤维。

(2) 周围部 由副交感神经节、节前纤维和节后纤维等组成。副交感神经节多位于所支配器官的附近或器官壁内,分别称器官旁节和壁内节。副交感神经节是节后神经元的胞体所在部位,其节后神经元的轴突为节后纤维。

(3) 副交感神经的分布 依据低级中枢部位的不同,副交感神经分为颅部副交感神经和骶部副交感神经。

1) 颅部副交感神经:脑干内的内脏运动核(动眼神经副核、上泌涎核、下泌涎核和迷走神经背核)所发出的节前纤维,分别加入到Ⅲ、Ⅶ、Ⅸ、Ⅹ对脑神经中,随相应脑神经到达所支配器官的器官旁节或壁内节,更换神经元。其节后纤维分布于所支配的器官(详见脑神经)。

2) 骶部副交感神经:节前纤维起自脊髓第 2—4 骶节的骶副交感核,随骶神经前支出骶前孔后,离开骶神经,组成盆内脏神经。盆内脏神经的纤维到达它所支配器官的器官旁节或壁内节更换神经元,其节后纤维分布于结肠左曲以下的消化管、盆腔器官及外生殖器。

交感神经、副交感神经和内脏感觉神经在分布到脏器的过程中,常相互交织在一起,共同形成内脏神经丛(图 9-92、图 9-93、图 9-94、图 9-95),如心丛、肺丛、腹腔丛、肠系膜上丛等,由丛再分支到达所支配的器官。

3. 交感神经和副交感神经的区别

交感神经与副交感神经都是内脏运动神经,共同支配内脏器官,对多数内脏器官形成双重支配,但在形态结构和功能上各有特点(表 9-7、表 9-8)。

表 9-7 交感神经与副交感神经的功能区别

比较项目	交感神经	副交感神经
低级中枢	脊髓胸 1 至腰 3 节侧角	脑干副交感核,脊髓第 2—4 骶节副交感核
周围神经节	椎旁节和椎前节	器官旁节和壁内节
节前、节后纤维	节前纤维短,节后纤维长	节前纤维长,节后纤维短
分布范围	全身血管和内脏平滑肌、心肌、腺体、竖毛肌、瞳孔开大肌等	内脏平滑肌、心肌、腺体(除汗腺、肾上腺髓质)、瞳孔括约肌、睫状肌等

表 9-8　交感神经与副交感神经的区别

系统	器官	交感神经	副交感神经
循环系统	心	心率加快,收缩力增强	心率减慢,收缩力减弱
	冠状动脉	舒张	轻度收缩
	躯干、上肢的动脉	收缩	无作用
呼吸系统	支气管平滑肌	舒张	收缩
消化系统	胃肠平滑肌	抑制蠕动	增强蠕动
	胃肠括约肌	收缩	舒张
泌尿系统	膀胱	壁的平滑肌舒张、括约肌收缩（贮尿）	壁的平滑肌收缩、括约肌舒张（排尿）
眼	瞳孔	散大	缩小
	泪腺	抑制分泌	增加分泌
皮肤	汗腺	促进分泌	无作用
	竖毛肌	收缩	无作用

（二）内脏感觉神经

内脏器官除有交感神经和副交感神经支配外,也有内脏感觉神经分布。内脏感觉神经接受内脏的各种刺激,并传入中枢。中枢则通过内脏运动神经直接调节内脏的活动,也可通过神经体液间接调节其活动。

1. 内脏感觉神经的传入通路

内脏感觉神经元细胞体位于脑神经节或脊神经节内。其周围突随舌咽神经、迷走神经、交感神经及盆内脏神经等分布到内脏器官和血管等。其中枢突一部分随舌咽神经、迷走神经进入中枢,终于孤束核;另一部分则随交感和盆内脏神经进入脊髓,终于灰质后角。

内脏感觉冲动进入中枢后,一方面经过一定途径传至背侧丘脑及大脑皮质,产生内脏感觉,但确切的通路尚不十分清楚;另一方面,在中枢内,内脏感觉神经借中间神经元与内脏运动神经元联系,完成内脏反射,或与躯体运动神经元联系,以形成内脏－躯体反射通路。

2. 内脏感觉神经的特点

（1）正常内脏活动一般不引起感觉,较强烈的内脏活动才能引起感觉。如在饥饿时,胃平滑肌收缩加快引起饥饿感觉;直肠和膀胱充盈时,常引起膨胀感觉等。这些感觉的传入神经一般认为是随副交感神经传入中枢的。但极强烈的刺激,如心、肾绞痛,则认为是伴随交感神经传入中枢的。

（2）内脏神经对牵拉、膨胀和痉挛等刺激较敏感,而对切、割等刺激不敏感。

（3）由于内脏感觉传入途径分散,即一个脏器的感觉纤维可经几个脊髓节段的神经传入中枢,而一条脊神经又包含几个脏器的感觉纤维,因此,内脏痛是弥散的,定位也不准确。

3. 牵涉性痛

当某些内脏发生病变时，常在体表的一定区域产生感觉过敏或疼痛，这些现象称牵涉性痛（图9-96、图9-97）。例如，心绞痛可放射到左胸前区及左上臂内侧皮肤，使该区感到疼痛；肝、胆疾病时，右肩部皮肤常感到疼痛。牵涉性痛产生的机制：现在认为，发生牵涉性痛的体表部位与病变脏器往往受同一节段脊神经的支配，体表部位和病变器官的感觉神经进入同一脊髓节段，并在后角内密切联系。因此，从患病内脏传来的冲动可以扩散或影响到邻近的躯体感觉神经元，从而产生牵涉性痛。近年来神经解剖学研究表明，一个脊神经节内神经元的周围突分叉到躯体部和内脏器官，并认为是牵涉痛机制的形态学基础。

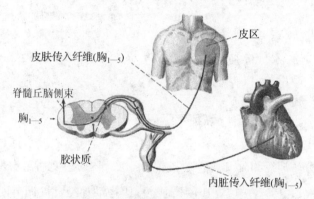

图 9-96　心脏牵涉性痛的发射途径示意图

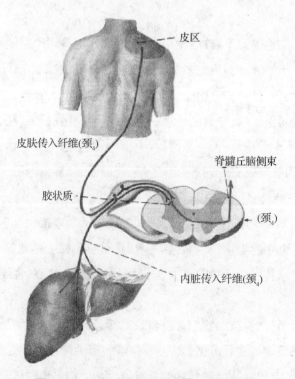

图 9-97　肝、胆牵涉性痛的发射途径示意图

第十章

内分泌系统

内分泌系统是神经系统以外的另一重要调节系统,是由身体不同部位和不同构造的内分泌器官和内分泌组织构成。内分泌器官即内分泌腺,其结构上独立、肉眼可见,如甲状腺、甲状旁腺、肾上腺和垂体等。内分泌组织是指散布于其他器官组织中的内分泌细胞团块,如胰腺中的胰岛、睾丸中的间质细胞和卵巢中的黄体及消化管壁内的内分泌细胞等。

内分泌腺在组织结构上有共同的特点,即内分泌细胞排列呈索条状、团块状或围成滤泡,周围有丰富的毛细血管和毛细淋巴管。内分泌细胞的分泌物称激素,直接渗入毛细血管或毛细淋巴管,随血液、淋巴液循环到达全身,对人体的新陈代谢、生长发育和生殖功能等都具有重要的调节作用。一种激素一般只能作用于一种特定的器官或细胞,发挥某种生理功能。这种对某种激素产生特定效应的器官或细胞,称为该激素的靶器官或靶细胞。

内分泌系统和神经系统,两者在结构和功能上都有着密切的联系。一方面几乎所有的内分泌腺和内分泌组织都直接或间接接受神经系统的调节和控制;另一方面内分泌系统也可以影响神经系统的功能。如神经系统可以控制肾上腺素合成和分泌,反过来肾上腺素又能影响神经系统的兴奋性。另外,某些神经元也具有分泌激素的功能,如下丘脑的视上核和室旁核中的神经元等,这些具有分泌功能的神经元,称分泌神经元。由分泌神经元分泌的激素,又称神经激素。

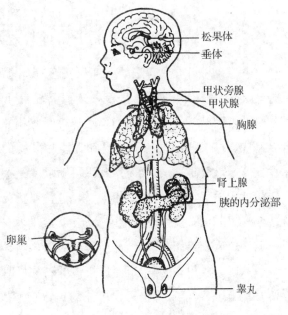

人体的内分泌腺有甲状腺、甲状旁腺、肾上腺、垂体、松果体、胸腺和性腺等(图10-1)。

图10-1 全身主要的内分泌器官

第一节 甲状腺

甲状腺是人体最大的内分泌腺。甲状腺质地柔软,呈红棕色,近似"H"形,分为左、右两个侧叶,中间以峡部相连。峡部的上缘常有一向上伸出的锥状叶(图10-2)。

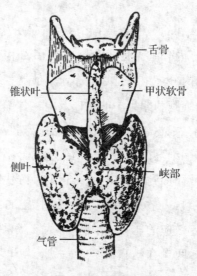

图 10-2 甲状腺

甲状腺的侧叶紧贴于喉的下部和气管上部的两侧,上端可达甲状软骨中部,下端可达第6气管软骨环。峡部一般位于第2—4气管软骨环的前方。甲状腺侧叶的后外方与颈部血管相邻,内侧面与喉、气管、咽、食管、喉返神经等相邻,因此当甲状腺肿大时,可压迫以上结构,导致呼吸、吞咽困难和声音嘶哑等症状。甲状腺的表面有纤维囊包裹,并通过筋膜形成的韧带固定于喉软骨上,故吞咽时甲状腺可随喉上下移动。

甲状腺的大小可随性别、年龄、季节、营养状况的变化而变化。在青春期以前,甲状腺的大小与成人相同。女性较男性略大,在月经期、妊娠期及哺乳期腺体均增大,绝经期后逐渐缩小。老年人腺组织萎缩,结缔组织相对增多,腺体稍硬。

甲状腺分泌甲状腺素,可促进机体的新陈代谢和生长发育,尤其是脑和骨骼的发育。甲状腺功能亢进或低下,都会影响机体的正常功能。此外,甲状腺还分泌降钙素,使血钙浓度下降。

第二节 甲状旁腺

甲状旁腺为棕黄色的扁圆形小体,位于甲状腺侧叶的后方,上、下各一对,也偶见埋入甲状腺的实质内(图10-3),而使手术寻找困难。上一对略大,多位于甲状腺侧叶后面的上、中1/3交界处,约对环状软骨下缘,较易辨认。下一对常位于甲状腺下动脉附近,位置不恒定。

甲状旁腺分泌甲状旁腺素,能调节机体内钙、磷的代谢,维持血钙的平衡。甲状旁腺素分泌不足时,可引起血钙浓度下降,出现手足抽搐,甚至死亡。甲状腺手术时,应注意保留甲状旁腺。

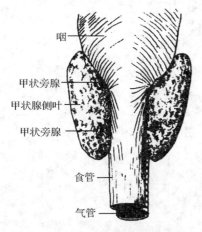

图10-3 甲状腺和甲状旁腺(后面)

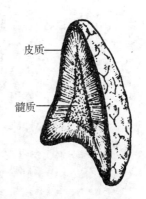

图10-4 肾上腺(剖面观)

第三节 肾上腺

肾上腺是一对淡黄色、柔软的实质性器官,位于腹膜后间隙内两肾的上端。左侧为半月形,右侧为三角形。肾上腺虽然与肾一起包被在肾筋膜内,但它有独立的被膜,故不会随下垂的肾下降。

肾上腺的实质可分为皮质和髓质两部分(图10-4)。皮质分泌肾上腺皮质激素,有调节水盐代谢和糖、蛋白质代谢的作用,此外还可分泌性激素;髓质分泌肾上腺素和去甲肾上腺素,能使心跳加快,心肌收缩力加强,小动脉收缩,血压升高。

第四节 垂体

垂体位于颅中窝蝶骨体上的垂体窝内,借漏斗连于下丘脑。垂体呈椭圆形,色灰红,表面有被膜包绕。垂体体积很小,质量不超过 1 g,女性略大于男性,妊娠期更明显。垂体虽小,但它是人体内最复杂的内分泌腺,对人体的生命活动十分重要。垂体的前上方紧邻视交叉的中部,因此当垂体有肿瘤时,可压迫视神经。垂体分前、后两部,前部为腺垂体,后部为神经垂体(图10-5)。腺垂体来自胚胎口凹顶的上皮囊,由许多腺细胞组成;神经垂体由下丘脑延伸发育而来。

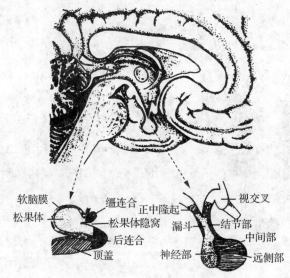

图 10-5 垂体和松果体

腺垂体分泌多种激素,促进机体的生长发育和影响其他内分泌腺(如甲状腺、肾上腺和性腺等)的活动。神经垂体无分泌功能,只贮存和释放由下丘脑来的抗利尿激素和催产素,这两种激素的功能分别是使血压升高、尿量减少和子宫平滑肌收缩。

第五节 胸 腺

见第七章脉管系统。

第六节 松果体

松果体为一灰红色的椭圆形小体,质量 120～200 mg,位于背侧丘脑的后上方(图 10-5)。松果体在儿童时期较发达,一般 7 岁后开始逐渐退化,成人不断有钙盐沉积,常可在 X 线片上见到,故临床上作为颅片的定位标志。松果体细胞分泌的激素,称褪黑素,有抑制性成熟的作用。

第十一章

局部解剖学

　　局部解剖学是研究人体各局部结构的层次和器官之间相互联系的科学,是在系统解剖学的基础上,把人体分头部、颈部、胸部、腹部、会阴、上肢、下肢、脊柱共9个区域进行研究。它是基础医学与临床医学间的桥梁,对临床的应用,尤其对外科手术具有实用意义。

　　学习局部解剖学,除了熟悉各部的结构层次和各器官间的相互关系外,还强调一些重要的体表标志,借以确定深层次器官的体表投影和位置,这为疾病的诊断和治疗奠定了坚实的基础。

第一节　头　部

▶▶ 一、概述

　　头部由颅和面两部分组成。颅内有脑及其被膜。面部有视器、前庭蜗器、口、鼻等器官。鼻腔与口腔是呼吸道与消化道的门户。视器是视觉感受器,前庭蜗器是位觉和听觉感受器,舌黏膜和鼻黏膜中分别含有味觉感受器和嗅觉感受器,它们均属特殊感受器。

（一）境界与分部

　　头部以下颌骨下缘、下颌角、乳突、上项线和枕外隆凸的连线与颈部分界。头部又以眶上缘、颧弓、外耳门上缘和乳突的连线为界,分为后上方的颅部及前下方的面部。

（二）表面解剖

　　头部下述体表及骨性标志均具有重要的临床意义。

1. 眉弓

　　眉弓为位于眶上缘上方、额结节下方的弓状隆起,男性隆起较女性明显。眉弓适对大脑额叶的下缘,其内侧深面有额窦。

2. 眶上缘和眶上切迹

眶上缘为眶上壁的前缘。眶上切迹位于眶上缘内、中 1/3 相交处,有的围成孔,称眶上孔,内有眶上神经和眶上血管通过。

3. 眶下缘和眶下孔

眶下壁前缘称眶下缘。眶下孔位于眶下缘中点下方约 0.8 cm 处,内有眶下神经和眶下血管通过。

4. 颏孔

颏孔通常平对下颌第二前磨牙根的下方,下颌体上、下缘连线的中点处,内有颏神经和颏血管通过。

5. 翼点

翼点俗称"太阳穴",位于颧弓中点上方约二横指处,是额、顶、颞、蝶四骨在此汇合相交处。该处骨质较薄,内面有脑膜中动脉前支通过。此处受暴力打击时,易发生骨折,常造成上述动脉破裂出血,形成硬膜外血肿。

6. 颧弓

颧弓由外耳门向前至颧骨的弓形骨嵴,全长均可触及。颧弓上缘相当于大脑半球颞叶前端的下缘。

7. 下颌角

下颌角是下颌体下缘与下颌支后缘相交处。下颌角位置突出,骨质较为薄弱,为下颌骨骨折的好发部位。

8. 乳突

乳突位于耳垂后方,其根部的前内方有茎乳孔,面神经由此孔出颅。乳突后部的内面有乙状窦沟,容纳乙状窦。乳突根治术时,应注意勿损伤面神经和乙状窦。

9. 枕外隆凸

枕外隆凸是枕骨外面后方正中最突出的隆起。此处与窦汇相对应。

10. 上项线

上项线位于枕外隆凸的两侧,内面适平横窦。此线也是大脑枕叶与小脑的分界线。

(三)体表投影

为了判定脑膜中动脉和大脑半球上外侧面主要沟回的体表投影,常以头部表面 6 条投影线为依据(图 11-1):①下水平线:经过眶下缘与外耳门上缘。②上水平线:经过眶上缘与下水平线的平行。③矢状线:是从鼻根越过颅顶正中线到枕外隆凸的弧形线。④前垂直线:通过颧弓中点。⑤中垂直线:通过髁突中点。⑥后垂直线:通过乳突基底部后缘。这些垂直线向上延伸,均与矢状线相交。

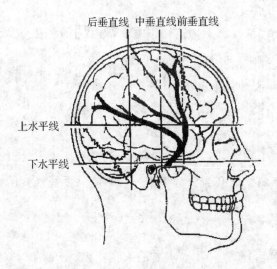

图 11-1 脑膜中动脉和大脑主要沟、回的体表投影

1. 脑膜中动脉的投影

脑膜中动脉本干经过前垂线与下水平线的交点;前支通过前垂线与上水平线的交点;后支通过后垂直线与上水平线的交点。

2. 中央沟的投影

中央沟的投影在前垂直线和上水平线交点与后垂直线和矢状线交点的连线上,介于中垂线与后垂线间的一段。

3. 中央前、后回的投影

中央前、后回的投影分别位于中央沟投影线前、后各 1.5 cm 宽的范围内。

4. 大脑外侧沟的投影

大脑外侧沟的投影相当于上水平线与中央沟投影线夹角的斜线上。它是大脑额叶与颞叶的分界线。

5. 翼点

翼点相当于前垂直线与上水平线的交点。

6. 大脑半球下缘的体表投影

由鼻根中点上方约 1.25 cm 处开始向外,沿眶上缘向后经颧弓上线、外耳门上线至枕外隆凸的连线,为大脑半球下缘的体表投影。

二、颅部

颅部包括颅顶、颅底和颅腔三部分。

(一) 颅顶

按层次结构又分为额顶枕区和颞区两部分。

1. 额顶枕区

额顶枕区的前界为眶上缘,后界为上项线和枕外隆凸,两侧为上颞线。此区由浅入深依次为5层,即皮肤、皮下组织、枕额肌及其帽状腱膜、腱膜下疏松结缔组织和颅骨外膜(图11-2)。前三层连接紧密,不易分离,外伤时常同时撕裂,故外科手术中也多作为一层处理,通常把这三层视为一层,合称为"头皮"。

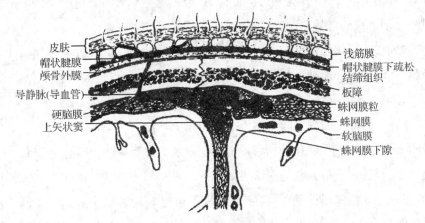

图 11-2 颅顶的层次(额状切面)

(1) 皮肤 颅顶的皮肤厚而致密,血管、淋巴管极为丰富,并含有大量的皮脂腺、汗腺和毛囊,故为皮脂腺囊肿和疖肿的好发部位。因头皮血管、淋巴管极为丰富,所以头皮损伤后,修复和再生能力较强。

(2) 皮下组织 由结缔组织和少许脂肪组织构成。结缔组织形成许多纤维小梁,将皮肤、皮下组织与帽状腱膜三者紧密连接,不易分离。纤维小梁将皮下组织分割成无数纤维小隔,隔内有血管、神经、淋巴和脂肪组织。当出现炎症时,由于受纤维小隔的局限,炎症不易向周围扩散,但因张力较大,压迫神经末梢,疼痛剧烈。由于血管丰富、吻合广泛、血管壁周围纤维组织的牵拉固定而不易回缩,故外伤或手术时,常引起出血不止,需压迫止血。所以头部外伤或手术后应加压包扎。

(3) 枕额肌和帽状腱膜 帽状腱膜前连额肌,后连枕肌,两侧逐渐变薄,续于颞筋膜。头皮裂伤,如伴有帽状腱膜横向断裂时,因受枕、额肌收缩的牵拉,故创口裂开较大,缝合头皮时,应将腱膜仔细缝合,以减少皮肤张力,有利于创口的愈合。

(4) 腱膜下疏松结缔组织 此层又称腱膜下间隙,是位于帽状腱膜与颅骨膜之间的薄层疏松结缔组织。该层范围较广,前至眶上线,后达上项线,两侧达颞肌筋膜。头皮借此层与颅骨外膜疏松连接。当头皮撕脱伤时,也多借此层分离。如腱膜下间隙外伤出血,易广泛蔓延至全部颅顶,形成较大的血肿,淤斑可出现于鼻根及上眼睑皮下。另外,在此间隙内还有导静脉,借颅骨的板障静脉与颅内的硬脑膜静脉窦相通,该层发生感染可经上述途径继发颅骨骨髓炎或向颅内扩散。因此腱膜下间隙也被认为是颅顶部的"危险区",故头部疖肿应慎重挤压。

(5) 颅骨外膜　由致密结缔组织构成,借少量结缔组织与颅骨表面相连,两者易于剥离,但在颅缝处连接紧密,因此,骨膜下血肿常局限于一块颅骨的范围。这一特征易与腱膜下血肿鉴别。

2. 颞区

颞区的上界为上项线,下界为颧弓。此区软组织由浅入深可分为皮肤、皮下组织(浅筋膜)、颞筋膜、颞肌和颅骨外膜(图11-2)。

(1) 皮肤和皮下组织　皮肤前部较薄,后部较厚,移动性较大。在皮下组织中有颞浅动脉、颞浅静脉、耳颞神经和面神经的分支走行。在此处手术时,做皮瓣移植要包括这些血管、神经在内,以保证皮瓣的存活与颞区的感觉。

(2) 颞筋膜　即颞区的深筋膜。其上方附着于上项线,向下分为深、浅两层。浅层附着于颧弓的外面,深层附着于颧弓的内面,覆盖整个颞肌。颞筋膜较厚且致密坚韧,因此,创伤撕裂后,创口边缘坚韧,手指触之易误认为是骨折。

(3) 颞肌　起自颞窝,肌纤维呈扇形向下集中,止于下颌骨喙突和下颌支的前缘。由于该肌强大,颞筋膜厚而坚韧,在手术切除颞骨鳞部后,对脑仍能起到足够的保护作用,所以某些开颅手术常选此处作为手术入路。

(4) 颅骨外膜　颅骨外膜很薄,与颅骨紧密相贴,故在此处很少发生骨膜下血肿。

3. 颅顶骨的结构特点及其临床意义

颅顶各骨均属扁骨。前方为额骨,后方为枕骨。颅顶中线两侧为左、右顶骨。两侧前方小部分为蝶骨大翼,后方大部分为颞骨鳞部。随着年龄和发育状况的不同,颅顶骨各有其结构特点。

(1) 婴幼儿颅顶骨的结构特点　新生儿在颅顶的矢状缝前、后分别有膜状的前囟和后囟。前囟1.5岁左右闭合,后囟生后不久闭合。前囟处触诊可判断颅内压的情况。脱水时前囟凹陷,颅内压升高时前囟隆起。自4岁前后,颅顶骨逐渐分化为内板、外板及中间的板障。

(2) 成年人颅顶骨的结构特点　成年人的颅骨连接处形成相互交错的齿状缝,并由内向外形成骨性愈合。根据骨缝的愈合程度,法医学和体质人类学可用来判断年龄。颅顶各骨(除颞骨外)板障内还有许多板障静脉(图11-3),颅部X线易将其误诊为骨折线。成人颞骨鳞部终生为一层较薄的骨板,是临床超声探查颅脑的窗口。

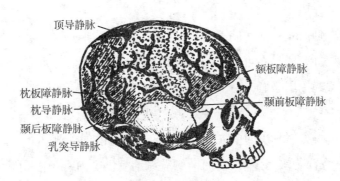

图 11-3 板障静脉

(3) 颅顶骨的特点 正常情况下,一般外板较内板厚,承受的张力也大于内板,故颅骨外伤所致的骨折多发生在内板,且骨折范围较大;如外板为线形或凹陷性骨折,内板则呈粉碎性骨折,甚至外板完好无损,而内板已发生骨折。粉碎性骨折的碎片可伤及脑膜、血管、硬脑膜窦或脑实质,从而会出现相应的体征及产生严重的不良后果。

(二) 颅底

颅底内面分前、中、后 3 窝(图 11-4)。各窝都有许多供神经、血管穿行的孔裂。在颅底内面,硬脑膜、蛛网膜与颅底紧密相连。颅底各部骨质厚薄不一,所以承受的压力和张力也不一致。因此,颅部外伤最易引起颅底骨折,不仅损伤穿行颅底孔裂的神经和血管,同时多伴有硬脑膜及蛛网膜的撕裂,临床上出现脑脊液外漏。

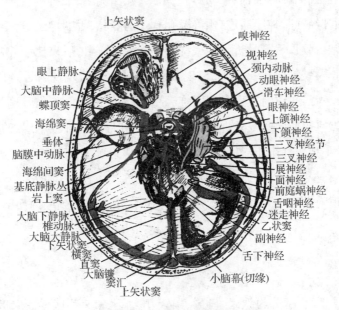

图 11-4 颅底内面结构

1. 颅前窝

容纳大脑半球额叶,正中部凹陷,仅隔筛板与鼻腔相邻。颅前窝骨折伤及筛板时,易造成鼻出血和脑脊液鼻漏,同时有可能伤及嗅丝或嗅球而丧失嗅觉;如骨折伤及眶板,造成眶内血肿,进而形成眼睑周围瘀血,眼睑向前突出,临床出现"熊猫眼"或"金鱼眼"。

2. 颅中窝

颅中窝呈蝶形,可分为较小的中央部和两个较大而凹陷的外侧部。中央部有垂体窝,容纳垂体。垂体窝的深面为蝶窦,垂体窝的两侧有海绵窦。窦内有颈内动脉、动眼神经、滑车神经、展神经、三叉神经的分支眼神经和上颌神经通过。海绵窦的前端与眼静脉并借翼丛和面静脉相交通。面静脉无静脉瓣,所以面部发生化脓性感染时如处理不当可经上述通道扩散到海绵窦,引起海绵窦炎。颅中窝的骨质厚薄不一,其中垂体窝和鼓室盖处的骨质较薄,其下方分别与蝶翼和中耳鼓室相邻。这些部位易发生骨折。如鼓室盖骨折,血液和脑脊液流入鼓室,向前可经咽鼓管流入咽腔,向外可经鼓膜的破裂部位自外耳道流出。骨折发生在垂体窝时,血液与脑脊液也可经蝶窦流入鼻腔。如果骨折伤及眶上裂内的动眼神经、滑车神经、眼神经和展神经,临床上出现眶上裂综合征。其表现为患侧眼球固定于正中位不能转动、上睑下垂、瞳孔散大、角膜反射消失、同侧睑裂以上皮肤感觉消失等。

3. 颅后窝

颅后窝在三窝中最深,骨质最厚,一旦发生骨折,后果较严重。窝内容纳脑干和小脑。特别是枕骨大孔有延髓、副神经根、椎动脉和枕骨大孔两侧边缘的舌下神经管内的舌下神经通过;内耳门有面神经和听神经通过;颈静脉孔有颈内静脉、舌咽神经、迷走神经和副神经通过。颅后窝骨折常由颅顶后部骨折延伸或枕部直接暴力所致,后果比颅前窝、颅中窝的骨折更严重。如骨折伤及颈静脉孔,临床上出现颈静脉孔综合征,表现为舌音语言障碍、腭弓麻痹伴有鼻音、声音嘶哑,并逐渐发生吞咽困难,导致吸入性肺炎。如伤及副神经,可出现同侧胸锁乳突肌和斜方肌瘫痪。颅底骨折多伴有脑挫伤,如形成血肿或脑组织损伤后水肿,使颅内压增高,可导致小脑扁桃体疝(枕骨大孔疝),向前压迫延髓,引起延髓内的"生命中枢"与"生命器官"的传导途径中断,致使呼吸、心跳骤停而危及伤者的生命。

颅底骨折出现脑脊液外漏时,严禁堵塞,以免造成细菌逆行到颅内而引起颅内感染。

▶▶▶ 三、面部

在局部解剖学上,面部分为眶区、口区、颏区、眶下区和面侧区。面侧区又分为颊区、颧区、耳区和腮腺区等。各区间并无明显的界线,只是为了学习上的方便和实用起见,人为划分这些区域。本节主要叙述表面解剖和面部的重要结构,供学习参考。

(一) 表面解剖

1. 眶上切迹(眶上孔)

眶上切迹位于眶上缘内、中 1/3 交界处,内有眶上神经、眶上血管穿行。如额部外伤出血,可在此压迫止血。

2. 眶下孔

眶下孔位于眶下缘中点下方 0.8 cm 处,内有眶下神经、眶下血管通过。此处是口裂与眼裂之间手术局部麻醉的注射部位。

3. 颏孔

颏孔位于第 2 前磨牙根下方,下颌体上下缘连线的中点。内有颏神经和颏血管通过,也是颏神经麻醉的穿刺部位。

4. 面动脉

面动脉在下颌骨下缘与咬肌前缘交点处,位置表浅。如面部外伤出血,可在咬肌前缘将面动脉压至下颌骨下缘处进行止血。

5. 颞浅动脉

颞浅动脉向上越过颧弓根部出腮腺上缘,至颞部分为前、后两支,分布于头部的前外侧。颞部外伤出血时,可在外耳门前方压迫颞浅动脉进行止血。

(二) 面部结构

1. 面部层次结构

(1) 皮肤　薄而柔软,活动性大,故有利于整形手术。上睑部皮肤最薄,此处易于水肿。皮内毛细血管丰富,伤口容易愈合。由于面部皮肤内含有大量的皮脂腺、汗腺和毛囊,故面部容易发生皮脂腺囊肿、痤疮和疖肿。因鼻前庭处的皮肤紧贴于深层的软骨膜,故疖肿虽小但疼痛剧烈。面部皮肤按真皮内胶原纤维排列方向和表情肌收缩的牵引,皮肤表面形成不同方向的皮纹(图11-5)。面部手术时,手术切口应与皮纹方向一致,这样有利于切口的愈合,同时减少手术后的瘢痕。如与皮纹方向垂直切口,则愈合后瘢痕明显,影响面容。

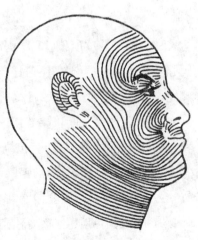

图 11-5　面部皮纹

(2) 皮下组织　面部皮下组织松弛,面前部无深筋膜,皮下组织直接贴附于骨和表情肌。所以面部炎症时肿胀显著,水肿扩展迅速。在颊区脂肪组织较丰富,称颊脂体。小儿的颊脂体特别发达,故小儿虽无牙齿也不会出现像老年人缺齿那样的面颊凹陷。

(3) 表情肌　均属皮肌,起自面颅骨,止于面部皮肤,分布于眼、耳、鼻、口的周围

(图11-6)。表情肌舒缩时,开或闭眼裂和口裂,产生表情并参与发音和咀嚼等多种运动。

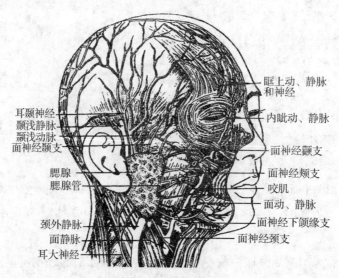

图11-6 面部浅层结构

1) 眼周围肌:主要有眼轮匝肌,围绕睑裂呈环形,收缩时使眼裂闭合。

2) 口周围肌:呈放射状排列的肌甚多,主要有上唇方肌、颧肌、尖牙肌、下唇方肌和三角肌,作用于上、下唇和口角。此外,在口角两侧颊区深面有颊肌,该肌能帮助咀嚼和吸吮。另外,最重的一块肌是口轮匝肌,环绕口裂,收缩时闭合口唇。

2. 腮腺

(1) 腮腺的位置和形态 腮腺位于外耳道的下方,大部分位于下颌后窝内(图11-6)。腮腺上缘达颧弓,下平下颌角,前至咬肌的表面,后缘至乳突及胸锁乳突肌的前缘,深面达咽侧壁。腮腺通常可分为浅、深两叶。浅叶较大向前延伸,覆盖于咬肌表面;深叶突入下颌后窝内。深、浅两叶之间以峡部相连。

(2) 腮腺鞘(腮腺囊) 包绕于腮腺表面,可分浅、深两部。鞘的深部薄弱,包被腮腺的内表面;浅部致密坚厚,紧贴腮腺的外表面。腮腺鞘向腮腺实质发出许多纤维隔,将腮腺实质分为若干小叶。腮腺鞘伸展性小,腮腺有急性炎症时,由于受鞘壁的影响,不能向外肿胀,所以局部肿胀不明显,但疼痛较剧烈。发生化脓时,应尽可能切开纤维隔,保持引流通畅,以免脓液向咽侧壁扩散。

(3) 腮腺管 从腮腺前缘深部发出,在颧弓下方约一横指处向前横行,经咬肌表面至咬肌前缘处急转向内,斜穿颊脂体和颊肌,开口于上颌第2磨牙牙冠平对处的颊黏膜。腮腺脓肿时,腮腺管开口处可出现潮红。当按压腮腺时,可见脓液流出。腮腺管在颧弓下方位置表浅,所以面部手术时应避免损伤腮腺管。

(4) 穿过腮腺的血管、神经 纵行穿过腮腺的血管、神经有颈外动脉、颞浅动脉、颞浅静脉、下颌后静脉和耳颞神经；横行穿过腮腺的血管、神经主要有上颌动、静脉和面神经的分支等（图11-6、图11-7）。其中面神经在腮腺的浅、深两叶之间，先后分成5支，自腮腺前缘、上缘和下缘呈放射状穿出腮腺至面肌，支配表情肌的运动。其5条分支为颞支、颧支、颊支、下颌缘支和颈支。面部手术时应避免损伤面神经的任何一条分支。正常情况下，面神经外膜与腮腺组织容易分离，但在病变时两者常紧密粘连，术中分离较为困难。所以，腮腺肿瘤压迫面神经可引起面瘫，压迫静脉可引起水肿。

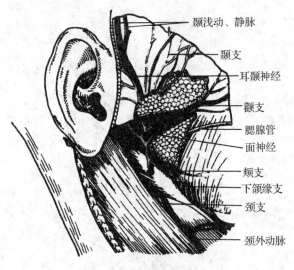

图 11-7 穿过腮腺的结构

第二节 颈 部

▶▶ 一、概述

颈部介于头与胸和上肢之间。以脊柱颈部为支柱，前方正中有呼吸道和消化道的颈段；两侧有纵行排列的大血管和神经；颈根部前方两侧有胸膜顶和肺尖，以及连接上肢的血管和神经干。颈部诸结构之间有疏松结缔组织填充，并形成筋膜鞘和筋膜间隙。颈部的淋巴结较多，主要沿浅静脉和深部血管、神经排列，所以癌肿转移时，常易累及这些结构。手术清除淋巴结时，应注意避免损伤这些血管和神经。

二、颈部的境界与分区

(一) 境界

上界以下颌骨下缘、下颌角、乳突尖、上项线和枕外隆凸的连线与头部分界;下界以胸骨颈静脉切迹、胸锁关节、锁骨上缘和肩峰至第 7 颈椎棘突的连线,分别与胸部及上肢分界。

(二) 分区

颈部一般分为三大区,即颈前区、颈后区和颈外侧区(图 11-8)。

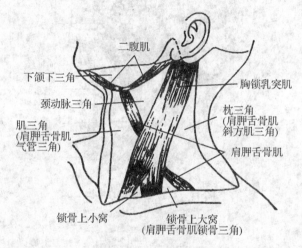

图 11-8 颈部分区

三、颈部的表面解剖

(一) 舌骨

两眼平视时,舌骨体适平下颌体前部的下缘,向后平第 3 颈椎体。

(二) 甲状软骨

甲状软骨位于舌骨下方,上缘平第 4 颈椎体上缘,即颈总动脉分叉处。前方正中线上的突起为喉结。

(三) 环状软骨

环状软骨位于甲状软骨的下方。环状软骨弓的后方平对第 6 颈椎。环状软骨是颈部的重要骨性标志,也是喉与气管的分界。

（四）环甲正中韧带

环甲正中韧带位于颈前正中线上，环状软骨与甲状软骨之间。仰头时体表可触及一梭形横裂，裂的深部即此韧带所在部位。对急性喉梗阻的患者，可在此进行穿刺，以缓解窒息。

（五）胸锁乳突肌

胸锁乳突肌是颈部重要的肌性标志。此肌深面有颈总动脉、颈内静脉、迷走神经、副神经和颈丛等。

（六）胸骨上窝

胸骨上窝位于颈静脉切迹上方的凹陷，是触诊气管的部位。

（七）锁骨上窝

锁骨上窝位于锁骨中部上方的凹窝。窝底可触及锁骨下动脉搏动、臂丛和第1肋，常为锁骨上臂丛阻滞麻醉的进针部位。

▶▶ 四、颈部的层次结构与颈部筋膜

（一）浅层结构

1. 皮肤

颈部皮肤薄而松弛，血液供应丰富，伤口愈合迅速，有利于整形手术。

2. 浅筋膜

与其他部位的浅筋膜不同的是，在颈前部的脂肪组织中有颈阔肌及其筋膜鞘；此外，在浅筋膜内有颈丛的皮支、浅静脉（颈外静脉）和浅淋巴结（图11-9）。颈前部皮肤由于受颈阔肌的作用，皮肤产生许多水平横纹，所以颈前部手术应沿皮纹方向切口，缝合时必须将横断的颈阔肌及其筋膜鞘逐一缝合，否则由于肌肉的收缩，使切口张开而不易愈合，或愈合后形成较大的瘢痕。颈外静脉位于胸锁乳突肌表面，颈阔肌的深处，颈部的浅筋膜内，是颈部最大的浅静脉，投影位置在下颌角至锁骨中点的连线上，体表可见，是颈静脉穿刺的首选部位。穿刺时应将头后仰，肩臂部加枕垫高，使颈外静脉充分怒张。对婴儿进行颈外静脉穿刺时，应头低足高，加之啼哭，可见到该静脉明显怒张而有利于穿刺针的进入。

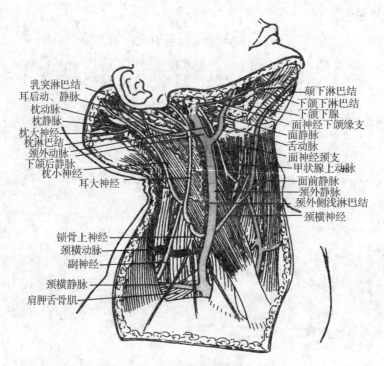

图 11-9 颈部的浅层结构（右侧）

（二）颈深筋膜及筋膜间隙

颈深筋膜位于浅筋膜和颈阔肌的深面，围绕颈部诸肌和器官，并在血管、神经干周围形成筋膜鞘及筋膜间隙。颈深筋膜可分为浅、中、深3层（图11-10、图11-11）。

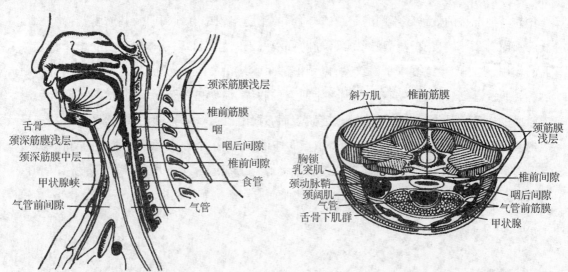

图 11-10 颈深筋膜及筋膜间隙（正中矢状切面）　　图 11-11 颈深筋膜及筋膜间隙（横切面）

1. 颈深筋膜

(1) 颈深筋膜浅层　向后附着于项韧带及第7颈椎棘突,向前在正中线两侧彼此延续,并与颈深筋膜中层共同形成颈白线。该层筋膜上方附着于下颌骨的下缘、乳突、上项线及枕外隆凸,向下附着于胸骨柄、锁骨、肩峰和第7颈椎棘突。颈深筋膜浅层前方包套胸锁乳突肌,后方包套斜方肌,围绕整个颈部形成一个鞘套,故又称封套筋膜。该筋膜在下颌下三角和腮腺区又分为两层,分别包绕下颌下腺和腮腺,形成两腺的筋膜鞘。

(2) 颈深筋膜中层　位于舌骨下肌群的后面。它向上附着于舌骨、甲状软骨和环状软骨,向下续于纤维性心包。因在下行中越过气管的前方,故又称气管前筋膜或内脏筋膜。此筋膜于甲状腺左右侧叶的后外方分为前、后两层,包绕甲状腺,形成甲状腺鞘,包绕颈内动脉、颈内静脉、颈总动脉和迷走神经,形成颈动脉鞘。

(3) 颈深筋膜深层　位于椎前肌及斜角肌前面,故又称椎前筋膜。此筋膜上起自颅底,下入后纵隔,附着于前纵韧带。筋膜的深面有膈神经、交感干、臂丛及锁骨下动脉穿行。该筋膜向两侧包被锁骨下血管和臂丛根部,随之入腋窝形成腋鞘。

2. 筋膜间隙

(1) 气管前间隙　位于气管前方,颈筋膜浅层(封套筋膜)与气管前筋膜之间。该间隙向下可达胸腔上纵隔(图11-10)。

(2) 咽后间隙　位于咽的周围,即气管前筋膜与椎前筋膜之间,向下通后纵隔,内有淋巴结和疏松结缔组织。此间隙感染多来自咽后淋巴结的炎症,一旦形成脓肿,可导致呼吸困难和吞咽障碍。

(3) 椎前间隙　位于椎前筋膜与颈椎骨膜之间。颈椎结核所致的寒性脓肿多积于此间隙内,且可向两侧扩散至锁骨上窝,甚至经腋鞘至腋窝,破溃后经咽后间隙向下蔓延至后纵隔。

五、颈前区

颈前区为胸锁乳突肌前缘以前的部分,也称颈前三角。颈前区以舌骨为界分为舌骨上、下两区。本节重点叙述舌骨下区。此区上界为舌骨,外侧界上部为肩胛舌骨肌上腹,下部为胸锁乳突肌下段的前缘,下界为胸骨柄上缘。该区内除舌骨下肌群外,主要结构还有喉、气管颈段、食管颈段和甲状腺。本节只介绍气管颈段和甲状腺及其周围结构(图11-12)。

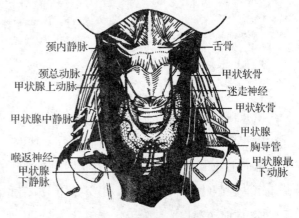

图11-12　颈前区的结构

(一) 气管颈部

1. 位置

气管颈部位置表浅,位于舌骨下区的正中,上借环状软骨接喉,下平胸骨的颈静脉切迹处移行为气管胸部。成人的气管长约 5.5 cm,横径约 1.95 cm,矢状径约 1.85 cm。气管切开手术时,患者头部应尽量后仰,保持正中位,使气管接近体表,以利于手术进行。

2. 气管切开的层次结构

气管切开术常选择的部位是第 3—4 或第 4—5 气管软骨环(或第 3—5 软骨环)。由浅入深依次切开皮肤、浅筋膜、颈白线及胸骨上间隙后,即可显露气管。

3. 气管切开手术的注意点

常规气管切开手术时,患者肩胛部要垫高,头后仰,气管位于颈前正中,在气管正前方做一纵切口,长度不超过 1 cm。操作时应注意:①切口过高易损伤甲状腺峡;②切口过低易损伤颈前静脉的下段和颈前静脉弓;③切口偏左或偏右易损伤甲状腺侧叶和颈动脉鞘及其内容物;④切口过深易伤及食管前壁,造成气管食管瘘(图 11-13)。

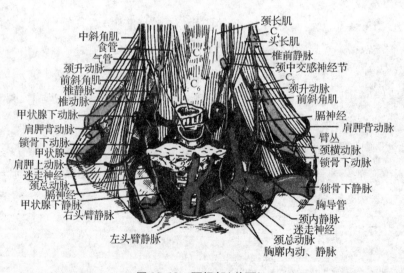

图 11-13 颈根部(前面)

(二) 甲状腺

1. 形态和位置

甲状腺呈"H"形,分左、右两个侧叶和中间的峡部。两侧叶贴于喉和气管上部的两侧,上达甲状软骨中部,下平第 6 气管软骨环。峡部一般位于第 2—4 气管软骨环的前方,有时从峡部向上伸出一个长短不一的锥状叶。在侧叶的背面一般有上、下两对甲状旁腺,上一对位于甲状腺侧叶后面的上、中 1/3 交界处,下一对常位于甲状腺下动脉的附近。所以甲状腺手术时,应避免误伤或切除甲状旁腺。

2. 甲状腺被膜

甲状腺周围有两层筋膜,外层为气管前筋膜形成的甲状腺鞘,内层较薄,紧贴甲状腺表面并深入腺实质内。两层之间有甲状腺血管和甲状旁腺。甲状腺侧叶借甲状腺悬韧带与环状软骨和气管软骨环相连。因此,甲状腺可随吞咽动作而上下移动,借此鉴别颈部肿块是否来自甲状腺。

3. 甲状腺动脉与喉的神经关系

甲状腺的动脉有来自颈外动脉的甲状腺上动脉和来自锁骨下动脉的甲状颈干发出的甲状腺下动脉供给血液。另外,约有10%的人,从头臂干或颈总动脉等处发出甲状腺最下动脉,分布于甲状腺下部,气管切开手术时应注意。

甲状腺上动脉自颈外动脉发出后,与喉上神经的喉外支伴行向前下方,在距甲状腺侧叶上1 cm处,与动脉分开,弓形向内至喉,支配喉外肌中的环甲肌及部分咽肌。甲状腺次全切除手术在结扎甲状腺上动脉时,应紧贴腺上极进行,以免损伤喉上神经的外支。如该神经受损,可导致声音低钝、喝水时呛咳等。

甲状腺下动脉是甲状颈干的直接分支,发出后在颈动脉鞘与椎血管之间弯向内下,近甲状腺侧叶下极再弯向上,经喉返神经前方进入甲状腺,分布于甲状腺、甲状旁腺、气管和食管等。

喉返神经是迷走神经的分支。左侧喉返神经勾绕主动脉弓,右侧喉返神经勾绕右锁骨下动脉,两者均沿气管和食管之间的沟内上行至环甲关节后方进入喉内,故甲状软骨下角可作为寻找喉返神经的标志。喉返神经的运动支支配除环甲肌外的所有的喉肌,感觉支分布于声门裂以下的喉黏膜(声门裂以上的喉黏膜属喉上神经的喉内支分布)。两侧的喉返神经通常在甲状腺侧叶下极的后方与甲状腺下动脉有复杂的交叉关系。因此,施行甲状腺次全切除术时,应远离甲状腺下极结扎甲状腺下动脉,以免伤及喉返神经,引起声音嘶哑(图11-14)。

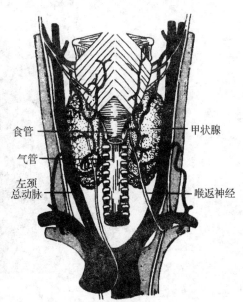

图 11-14　气管颈部的毗邻

六、颈外侧区

颈外侧区又称颈外侧三角。其前界为胸锁乳突肌后缘,后界为斜方肌前缘,下界为锁骨。该三角又以肩胛舌骨肌下腹为界,分为上方的枕三角和下方的锁骨上三角。

(一)枕三角

前界为胸锁乳突肌,后界为斜方肌,下界为肩胛舌骨肌下腹。该三角内主要有副神经和臂丛等(图11-15)。副神经在胸锁乳突肌后缘中点稍上方斜向下后行于疏松结缔组织中,经斜方肌前缘的中、下1/3交点处进入斜方肌的深面,支配胸锁乳突肌和斜方肌的运动。胸锁乳突肌后缘中点至斜方肌前缘中、下1/3交点处的连线为副神经的体表投影位置。另外在副神经的下方约1.5 cm处有臂丛的分支。在此三角区内手术,切勿损伤副神经,以免引起斜方肌功能瘫痪。

(二)锁骨上三角(锁骨上大窝)

锁骨上三角位于锁骨上方。前界为胸锁乳突肌,后界为肩胛舌骨肌下腹,下界为锁骨,内侧界为前斜角肌,外侧界为颈筋膜浅层。膈神经自颈丛发出后斜跨前斜角肌的前方下行,做膈神经加压术时即在此窝内进行。另外,在该三角内还有锁骨下动脉、静脉和颈外侧深淋巴结的下组淋巴结。其淋巴结又称锁骨上淋巴结,它们的输出管合成颈干,右侧注入右淋巴导管,左侧注入胸导管。胃癌和食管癌的癌细胞常转移到左锁骨上淋巴结(图11-15)。

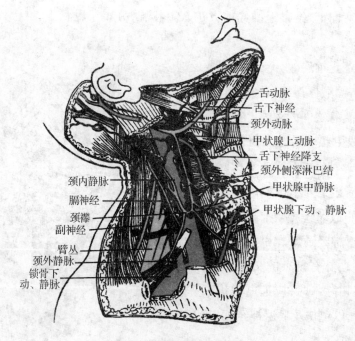

图11-15 颈部深层结构(右侧)

(三)颈内静脉与颈内动脉

颈内静脉、颈内动脉(或颈总动脉)及迷走神经共同包在颈动脉鞘内(图11-15),颈内静脉沿颈内动脉、颈总动脉外侧下行。在颈根部右侧平甲状软骨上缘高度,颈内静脉与颈总动脉在向下伴行过程中,两者之间有一小间隙,加之右侧颈内静脉粗大,并与右头臂静脉、上腔静脉几乎成一直线,所以颈内静脉穿刺或插管常选右侧进行。又因颈内静脉下段被胸锁乳突肌掩盖,所以进针部位常选在胸锁乳突肌的锁骨头和胸骨头之间的小凹窝内。穿刺针应向下向内进行。此处颈内静脉因被颈动脉鞘固定,静脉管腔常处于扩张状态,所以穿刺时进针不能过深,以免损伤深部结构,同时又要防止空气栓塞。

▶▶ 七、颈根部

颈根部位于胸廓上口平面,其根部的两侧有臂丛、锁骨下血管、胸膜顶和胸导管出入(图11-12)。

上肢部手术常采用锁骨上臂丛阻滞麻醉,进针部位常选在锁骨中点上方约 1.5 cm 处。针尖方向稍向内、向后,当穿刺针触及臂丛且患者有触电样感觉并向臂及手指放射时,当即固定穿刺针,回抽无血后即可注射。

锁骨下静脉穿刺的进针点常选右侧,穿刺部位多取锁骨中点偏内侧 1~2 cm、锁骨下 0.5 cm 处,针尖应向内、向后、向上穿刺,穿刺时切忌针尖过于偏后,以免损伤锁骨下动脉后方的胸膜顶。右锁骨下静脉距离上腔静脉较近,腔内为负压,又因内管壁与周围筋膜连接紧密,管腔处于扩张状态,如果管壁损伤,管腔不易闭合,穿刺操作时应严防空气进入,以免发生空气栓塞。

第三节 胸 部

▶▶ 一、概述

(一)境界

胸部上界是胸骨柄上缘、锁骨上缘和肩锁关节至第 7 颈椎棘突的连线;下界相当于胸廓下口。胸廓下口被膈封闭,由于膈穹隆向上突入胸廓,因此,胸腔的实际范围比胸部表面的界限要小。

(二)分区

1. 胸壁

胸壁通常划分为胸前壁、胸外侧壁和胸后壁三部分。位于正中线与腋前线之间者为胸前壁;腋前线与腋后线之间者为胸外侧壁;腋后线与后正中线之间者为胸后壁。

2. 胸腔

胸腔及其内容物可分为左、中、右三部分,即位于中部的纵隔和位于两侧的胸膜腔(囊)及左、右肺。

▶▶ 二、胸部的表面解剖

(一)体表标志

1. 颈静脉切迹

颈静脉切迹为胸骨柄上缘的凹陷,平对第2胸椎体下缘。

2. 胸骨上凹

胸骨上凹是胸骨颈静脉切迹上方的凹陷,标志着颈段气管的最下部,为施行低位气管切开术的部位。

3. 胸骨角

胸骨角两侧平对第2肋,向后平对第4胸椎体下缘。与胸骨角平面相对应的结构有气管杈、主动脉弓的下缘、上下纵隔的分界平面和两侧肺门的上界等。

4. 乳头

男性乳头平对第4肋间隙。

5. 锁骨和锁骨下窝

锁骨在胸前两侧可触摸其全长,是重要的骨性标志。锁骨外侧1/3下方有一凹陷,称锁骨下窝,深处有臂丛、腋动脉和腋静脉通过。

6. 肋弓

肋弓自剑突两侧斜向外下方,为临床上的重要标志。

7. 胸骨下角

在剑胸结合处两侧肋弓围成胸骨下角,角内夹有剑突。剑突与肋弓相交形成的角称剑肋角。左侧剑肋角常作为心包穿刺的进针部位。

(二)体表投影

1. 心尖的体表投影

心尖的体表投影在左侧第5肋间隙,距前正中线7~9 cm处,或左锁骨中线内侧1~2 cm处。

2. 肺尖和胸膜顶的体表投影

肺尖和胸膜顶的体表投影在锁骨内侧1/3上方2~3 cm处。

3. 肺下缘的体表投影

肺下缘的体表投影在锁骨中线、腋中线、肩胛线和后正中线分别与第 6、8、10 肋和第 10 胸椎棘突的外侧相交。

4. 胸膜下界的体表投影

胸膜下界的体表投影在锁骨中线、腋中线、肩胛线和后正中线分别与第 8、10、11 肋和第 12 胸椎棘突外侧相交。

▶▶ 三、胸壁的层次结构

本节重点叙述胸前壁和胸前外侧壁的层次结构(图 11-16、图 11-17)。

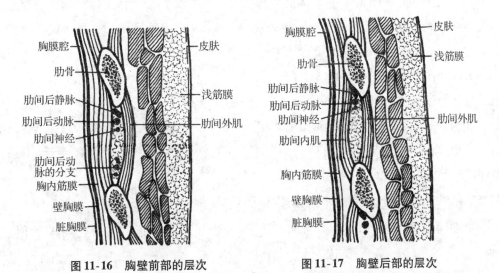

图 11-16 胸壁前部的层次　　图 11-17 胸壁后部的层次

（一）皮肤

胸前壁和胸前外侧壁的皮肤较薄,胸后壁的皮肤较厚,是疖、痈的好发部位。

（二）浅筋膜

浅筋膜厚薄有个体差异。女性胸前壁含有发达的乳腺;除乳沟部外,其脂肪组织的含量都较多。浅静脉相互吻合成静脉网,其中较大的浅静脉是胸腹壁静脉,它位于胸前外侧壁,起自脐周静脉网,斜向上外,经胸外侧静脉,注入腋静脉。当发生门静脉高压症时,胸外侧静脉曲张,是肝静脉系与腔静脉系之间的侧支循环通路。

（三）深筋膜

深筋膜位于浅筋膜下,并分层包绕各肌。

(四) 肌层

胸前外侧壁肌由浅入深有胸大肌、胸小肌和腹外斜肌的一部分。胸侧壁有前锯肌。背侧壁肌较多,最大的两块是背阔肌和斜方肌。

(五) 肋和肋间隙

1. 肋骨

肋骨共 12 对,弯曲而有弹性。上位肋骨有锁骨和肩胛骨保护,下位肋骨因活动度较大,一般不易骨折。但第 5—8 肋曲度较大,且相对固定,缺乏保护,在暴力作用下易发生骨折。骨折端刺伤肋间血管和胸膜,可形成血胸、气胸或皮下气肿。

2. 肋间隙

两肋之间的间隙称肋间隙。上部肋间隙较宽,下部肋间隙较窄,前部较宽,后部较窄。肋间隙由肋间肌封闭,并有血管、神经等通过(图 11-18)。正常情况下,肋间隙略微凹陷。肺萎缩时,肋间隙变窄;张力性气胸、严重肺气肿时,肋间隙增宽、饱满甚至外凸。

(1) **肋间肌** 通常指的是肋间外肌和肋间内肌。肋间外肌起自上位肋骨下缘,止于下位肋骨上缘,肌纤维自后上斜向前下,收缩时提肋助吸气。肋间内肌位于肋间外肌的深面,其起止点和肌纤维走行方向与肋间外肌相反。该肌收缩降肋助呼气。另外,在肋间内肌的内面还有肋间最内肌,其纤维方向和功能与肋间内肌相同。

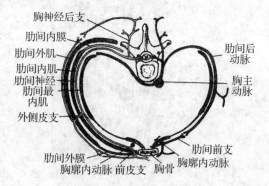

图 11-18 肋间肌和肋间血管、神经

(2) **肋间血管** 肋间后动脉起自胸主动脉,与肋间后静脉和肋间神经伴行,行于肋骨下缘内面的肋沟。做胸膜腔穿刺时,为了避免损伤肋间血管和神经,穿刺部位应选在下位肋骨的上缘进针;但在肋间隙前部穿刺时,应在肋间隙中点进针。由于肋间后动脉直接发自胸主动脉,压力高、血流快,损伤后会出现难以控制的大出血,故手术操作时应慎重处理(图 11-18)。

四、乳房

男性乳房不发育,故男性很少发生乳房肿瘤。

成年女性乳房是两个半球形的性征器官,位于胸大肌的浅面,第 3 至第 6 肋之间。上界平第 2—3 肋,下界平第 6—7 肋,内侧界至胸骨旁线,外侧界可达腋中线。两侧乳房之间的纵行凹沟称乳沟,位于胸骨前面。乳房中央有乳头,乳头周围的色素沉着区称乳晕。乳房由

15～20个乳腺叶和脂肪组织构成。乳腺叶被结缔组织发出的纤维隔分开,纤维隔连于乳房皮肤与胸壁深筋膜之间,称为乳房悬韧带,具有固定乳房的作用。每个乳腺叶均有一条输乳管开口于乳头,靠近开口的1/3段输乳管略膨大,称乳窦。该处是乳头状瘤的好发部位。乳腺癌早期,癌细胞可侵犯乳房悬韧带而致其缩短,牵拉表面皮肤产生凹陷,是乳腺癌的早期征象之一。如果癌肿位于乳头下方,癌细胞侵及输乳管及其周围组织,引起粘连固定,内牵乳头造成乳头凹陷;如果癌肿位置不在乳头正中而偏于一侧,则出现乳头朝向的改变,即偏向癌肿的一侧。

(一)乳房的血管

1. 动脉

乳房的动脉有来自腋动脉的胸外侧动脉、胸肩峰动脉、胸廓内动脉和肋间后动脉的分支。

2. 静脉

乳房的静脉血汇入胸廓内静脉、腋静脉并经肺循环入肺,乳腺癌晚期,癌细胞可沿上述静脉回流途径转移至肺。

(二)乳房的淋巴引流

乳房的淋巴管非常丰富,乳腺癌多沿着淋巴管转移。由于乳腺癌多发生在乳房的外上方,所以乳腺癌通常沿淋巴管转移到腋窝淋巴结。乳房的淋巴引流主要有以下几条途径(图11-19)。

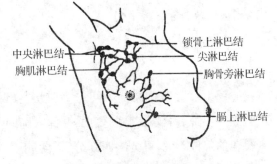

图11-19 乳房的淋巴引流

1. 乳房外侧部和上部的淋巴管

沿胸大肌注入胸肌淋巴结。其输出管注入腋窝中央淋巴结和尖淋巴结。该途径是乳腺癌早期转移的重要途径。

2. 乳房内侧淋巴管

浅层淋巴管与对侧乳房淋巴管吻合,深层淋巴管注入胸骨旁淋巴结。其输出管注入锁骨上淋巴结或直接注入右淋巴导管(右侧乳房)、胸导管(左侧乳房)。

3. 乳房下内侧的淋巴管

该淋巴管穿过腹壁上方,与腹前壁和膈的淋巴管相交通,并和肝的淋巴管吻合,所以乳房下内侧癌肿可沿淋巴管转移到肝。

4. 乳房深部淋巴管

穿过胸大肌直接注入锁骨下淋巴结。所以,行乳腺癌根治术时,需连同胸大肌、胸小肌一起切除。

5. 乳房浅部淋巴管

乳房浅部淋巴管与皮肤的淋巴管有着广泛的联系。当上述淋巴回流通道因癌细胞阻塞时,将产生淋巴逆流现象,癌细胞即可通过这些浅淋巴管转移到对侧乳房、对侧腋窝、颈淋巴结或腹股沟区淋巴结等。

临床上乳腺癌根治术后,由于手术切断了臂部大部分淋巴管,所以,常可继发上肢水肿。

(三)乳房脓肿的切口

乳房脓肿继发于乳腺炎,多见于产后 3~4 周的哺乳期妇女,初产妇更为多见。脓肿可发生在乳晕下、乳腺内或乳房后。切开排脓时,为避免损伤过多的输乳管或形成乳瘘,应做放射状切口。乳房后脓肿应沿乳房下皱襞做弧形切口引流。

五、胸腔

(一)胸腔

胸腔是由胸廓与膈围成的空腔。上界以胸廓上口与颈部相连,下界借膈与腹腔相隔,腔内容纳肺、纵隔等器官结构。

(二)胸膜与胸膜腔

1. 胸膜

胸膜为一层光滑的浆膜,可分为脏层与壁层,两层互相移行,形成两个完全闭合的潜在性胸膜腔。脏层紧贴在肺的表面,并深入肺的斜裂及右肺的水平裂,不易分离。壁层胸膜按其覆盖的部位不同,可分为四部分:①肋胸膜:紧贴于胸壁内面。②膈胸膜:覆盖膈的上面。③纵隔胸膜:贴附于纵隔的表面,在肺根处与脏胸膜相互移行。④胸膜顶:为肋胸膜与纵隔胸膜形成的圆顶,随同肺尖向上突入颈根部。肋胸膜和膈胸膜相互转折处,称肋膈隐窝,是胸膜腔的最低部位。胸膜腔积液首先积存在此,为穿刺抽液的部位。

2. 胸膜腔(胸膜囊)

胸膜腔在纵隔的两侧,左右各一,互不相通。包围左、右肺,腔内仅有少量滑液。胸膜腔内的压力,无论在呼气或吸气的情况下,始终比大气压低,故称胸内负压。负压对保持肺泡扩张、阻止呼气末肺泡的塌陷、促进腔静脉血的回流和胸导管内的淋巴回流都具有重要的作用。

3. 胸膜的神经支配

肺胸膜与肺由迷走神经和交感神经支配。壁层胸膜主要由第 2—10 肋间神经和膈神经支配,故胸膜炎症可侵犯肋间神经,常引起胸痛。此外,膈中央部胸膜受膈神经支配,由于该神经又与腹腔丛(内脏神经丛)之间有联系,故两肺下叶炎症刺激膈胸膜或胸膜的炎症时,可引起上腹部疼痛,易被误诊为急腹症。

(三) 肺

肺位于胸腔内,纵隔两侧,借肺根和肺韧带固定于纵隔。

1. 肺门和肺根

肺纵隔面中部的凹陷,称肺门,临床上称第一肺门。其内有主支气管、肺血管、神经和淋巴管等结构出入此处。各肺叶支气管、肺血管的分支等出入肺叶的部位,称第二肺门。

出入肺门的结构被胸膜和结缔组织包绕组成肺根。两侧肺根结构的排列位置有一定次序(图11-20)。由前向后,两侧都是上肺静脉、肺动脉、主支气管;从上到下两侧不同,右侧为上叶支气管、肺动脉、中下叶支气管、上肺静脉、下肺静脉;左侧是肺动脉、主支气管、上肺静脉、下肺静脉。两肺根的毗邻关系亦不尽相同。右肺根上方有奇静脉弓跨过,前方有上腔静脉和右膈神经,后方有奇静脉和右迷走神经。左肺根上方有主动脉弓,前方有左膈神经,后方有胸主动脉和左迷走神经神经等结构相邻。

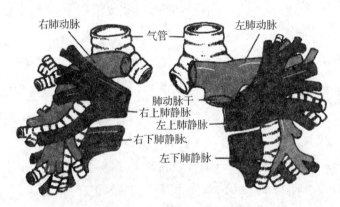

图 11-20 肺根结构的排列关系

2. 肺的血管

肺有两套血管。一是属于小循环的肺动脉和肺静脉,其主要功能为进行气体交换;二是发自胸主动脉的支气管动脉和注入奇静脉的支气管静脉,其主要功能为营养支气管和肺。

3. 肺的神经

肺的神经为迷走神经和交感神经。两者在肺门处组成肺丛,由肺丛发出分支分布于各级支气管、肺组织和脏胸膜,所以胸部手术刺激胸膜和肺组织时,易引起胸膜肺休克。

六、纵隔

(一) 定义

纵隔为两侧纵隔胸膜间所有器官和组织的总称。正常情况下,其位置比较固定,当两侧胸膜腔压力不平衡时,可造成纵隔的移动或摆动,患者迅速出现呼吸循环障碍,甚至发生意识不清,导致呼吸、循环衰竭死亡。

(二) 纵隔的境界

纵隔前为胸骨,后为脊柱胸部,上界为胸廓上口,下界为膈,两侧为纵隔胸膜。纵隔的分区有两种分法(图11-21)。

1. 三分法

以气管及其分叉的前面为界,分为前纵隔和后纵隔。前纵隔又以胸骨角平面为界,分为前纵隔上部和前纵隔下部。

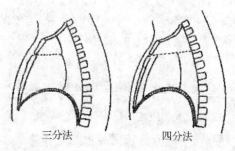

图 11-21 纵隔的分区

2. 四分法

以胸骨角至第4胸椎下缘平面为界,将纵隔分为上纵隔和下纵隔;下纵隔又以心包的前后壁为界,分为前、中、后纵隔。

(三) 纵隔内容

纵隔内主要有除肺和胸膜以外的全部胸部结构。以下按四分法,将其主要内容分述如下:

1. 上纵隔

由前向后为胸腺或胸腺剩件,左右头臂静脉和上腔静脉,主动脉弓及其三大分支,气管和气管旁淋巴结,食管和位于其后方的胸导管等(图11-22)。

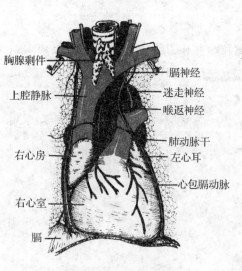

图 11-22 纵隔前面观

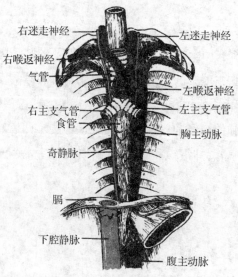

图 11-23 纵隔内容(后纵隔)

2. 下纵隔

（1）前纵隔　只包含胸腺或胸腺剩件和少量的结缔组织（图11-22）。

（2）中纵隔　包含心及出入心的大血管根部，心包及自心包两侧下降的膈神经和心包膈动脉。

（3）后纵隔　有气管杈、左右主支气管、食管、胸主动脉、胸导管、奇静脉和半奇静脉以及交感神经干的胸段（图11-23）。

（四）纵隔的侧面观

1. 纵隔左侧面观

主要结构有：左肺根位居中央，在左肺根上方是主动脉弓，前方是心包；心包后方为胸主动脉和胸导管，最后方为半奇静脉、副半奇静脉及其稍外侧的左交感干、内脏大神经；在主动脉弓上方有左颈总动脉和左锁骨下动脉，以及两动脉之间还有左侧膈神经和左侧迷走神经等结构（图11-24）。

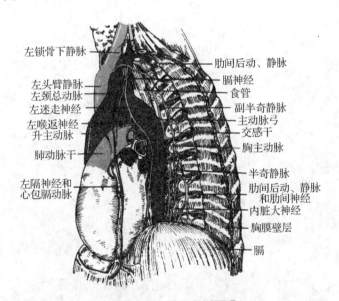

图11-24　纵隔左侧面观

2. 纵隔右侧面观

主要结构有：右肺根略居中央，右肺根上方是奇静脉弓，前方是心包，心包的后方是食管；心包的后外侧为奇静脉，奇静脉稍外侧为右交感干和内脏大神经。上腔静脉位于右肺根的前方，紧贴胸前壁下降，穿心包入右心房。上腔静脉的右侧是膈神经（图11-25）。该神经越过右肺根的前方，贴心包右壁下降到膈。右膈神经的感觉纤维还分布于肝和胆囊表面的腹膜，所以肝、胆系统的病变，常有右肩背部放射性疼痛。

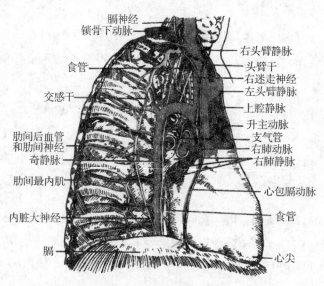

图 11-25 纵隔右侧面观

第四节 腹 部

一、概述

腹部介于胸部与盆部之间,包括腹壁、腹腔和腹腔脏器。

(一) 境界与分区

1. 境界

腹壁的上界是剑突、肋弓、第 11 肋前端、第 12 肋以及第 12 胸椎;下界是耻骨联合上缘、腹股沟韧带和髂嵴至第 5 腰椎棘突的连线,腹壁以两侧的腋后线为界分前面的腹前外侧壁和后面的腹后壁。由于上界膈呈穹隆形,下界以小骨盆入口(界线)与盆腔为界,因此腹腔的实际范围比腹部境界要大。胸下部的脏器与腹上部的脏器相互掩盖与重叠,外伤时会出现胸、腹部脏器同时损伤。

2. 分区

通常用两条横线(上横线为两肋弓最低点的连线,下横线为两髂结节的连线)和两条垂直线(分别通过左、右腹股沟韧带中点的垂线)将腹部分为 9 个区,即腹上区和左、右季肋区,脐区和左、右外侧区(腰区),腹下区(耻区)和左、右腹股沟区(髂区)。

(二) 表面解剖

1. 体表标志

骨性标志有剑突、肋弓、髂前上棘、髂嵴、耻骨结节、耻骨联合上缘等。软组织标志有腹白线,位于腹前正中线深面,其两侧为腹直肌。该肌的外侧缘为半月线,半月线与右肋弓相交处为胆囊底的体表投影。脐位于腹前正中线上,约平第3、4腰椎体之间水平。髂前上棘与耻骨结节之间为腹股沟,其深面为腹股沟韧带。

2. 体表投影

成人腹腔主要脏器在腹前壁的投影见表11-1。

表11-1 成人腹腔主要脏器在腹前壁的投影

右季肋区	腹上区	左季肋区
1. 肝右叶大部分	1. 肝右叶小部分及肝左叶大部分	1. 肝左叶的小部分
2. 部分胆囊	2. 胆囊	2. 胃的贲门、胃底及部分胃体
3. 结肠右曲	3. 胃幽门部及胃体的一部分	3. 脾
4. 右肾上部	4. 胆总管、肝固有动脉、肝门静脉	4. 胰尾
	5. 十二指肠大部分	5. 结肠左曲
	6. 胰头、胰体	6. 左肾上部
	7. 两肾一部分及肾上腺	
	8. 腹主动脉及下腔静脉	
右外侧区	脐区	左外侧区
1. 升结肠	1. 胃大弯(胃充盈时)	1. 降结肠
2. 部分回肠	2. 横结肠	2. 部分空肠
3. 右肾下部	3. 大网膜	3. 左肾下部
4. 右输尿管	4. 十二指肠小部分	4. 左输尿管
	5. 空、回肠袢	
	6. 腹主动脉及下腔静脉	
右腹股沟区	腹下区	左腹股沟区
1. 盲肠	1. 回肠袢	1. 乙状结肠大部分
2. 阑尾	2. 膀胱(充盈时)	2. 回肠袢
3. 回肠末端	3. 子宫(妊娠)	
	4. 乙状结肠一部分	

二、腹前外侧壁

(一) 层次

1. 皮肤

腹前外侧壁的皮肤薄而柔软,富有弹性,在腹前正中线处和腹股沟区移动性小,其余部位移动性大。临床上常选择该处作为游离皮瓣供皮区。

2. 浅筋膜

浅筋膜由疏松结缔组织和脂肪组织构成,在脐部缺如。约在脐平面以下分两层:①浅层:为脂肪层,称为 Camper 筋膜,由脂肪组织构成,向下与大腿的浅筋膜相续。②深层:为膜性层,称为 Scarpa 筋膜,主要由弹性纤维构成,向内附着于腹白线,向下在腹股沟韧带下方一横指处与大腿阔筋膜愈着,向内下方与会阴浅筋膜(Colles 浅筋膜)相续(图 11-26)。

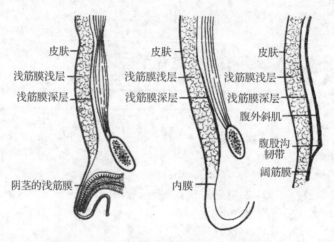

图 11-26 腹前外侧壁的浅筋膜(矢状切面)

3. 肌层

腹前外侧壁的肌层由位于中线两侧的腹直肌和其外侧的 3 层扁肌组成。它们由浅入深分别是腹外斜肌、腹内斜肌和腹横肌。在腹直肌周围有由 3 层扁肌腱膜共同形成的腹直肌鞘包裹。在脐平面以下 4~5 cm 处腹直肌后鞘缺如,形成弓状线。腹直肌鞘的外侧缘为半月线。左右腹直肌鞘纤维在中线交织,形成腹白线。三层扁肌纤维呈交错排列,具有增强腔壁和保护腹腔脏器的作用。在手术中应沿肌纤维方向进行钝性分离(图 11-27)。

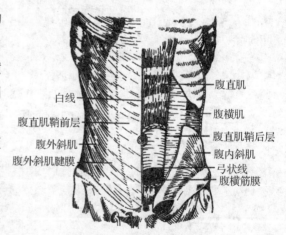

图 11-27 腹前外侧壁的肌

4. 腹横筋膜

腹横筋膜是衬于腹横肌内表面和腹直肌鞘深面的一层筋膜,上部比较薄弱,与膈下筋膜相连,在腹股沟区比较致密,向下与髂筋膜、盆筋膜相续。腹横筋膜与腹横肌连接疏松,与腹直肌鞘连接紧密,不易分离,手术时可作为一层切开。

5. 腹膜下筋膜(腹膜外脂肪)

腹膜下筋膜是填充于腹横筋膜与壁腹膜之间的脂肪组织。其厚薄因人而异,在腹股沟区比较发达,与壁腹膜之间连接疏松,容易分离。在进行膀胱、肾脏手术时,可分离壁腹膜,在腹膜外进行手术。

6. 壁腹膜

壁腹膜是腹前外侧壁的最内层,向上移行为膈下腹膜,向下移行为盆壁的腹膜,向后移行为腹后壁腹膜,受躯体神经支配,感觉灵敏,疼痛定位清楚,炎症刺激时可出现压痛、反跳痛和板状腹(反射性引起腹肌强直性收缩)。

(二)腹前外侧壁的血管和神经

1. 动脉(图 11-28)

(1) 腹壁上动脉 是胸廓内动脉的终支之一,在腹直肌与腹直肌鞘后层之间下行,在脐附近与腹壁下动脉吻合。

(2) 腹壁下动脉 起于髂外动脉,在腹横筋膜与壁腹膜之间向内上方斜行,然后进入腹直肌鞘,在腹直肌后面与腹壁上动脉吻合。腹壁下动脉的体表投影:腹股沟韧带中点稍偏内侧与脐的连线上。腹腔穿刺时应在此线的外侧进针,以免损伤该动脉。

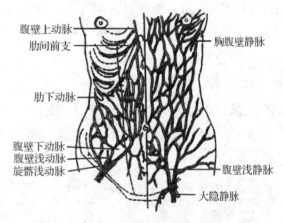

图 11-28　腹前外侧壁的血管

(3) 肋间后动脉和肋下动脉 第 7—11 肋间后动脉和肋下动脉,离开肋间隙向前下方斜行,走在腹内斜肌与腹横肌之间,前端进入腹直肌鞘。

(4) 腹壁浅动脉和旋髂浅动脉 它们在腹股沟韧带中点的下方 1.5～2.5 cm 处分别起于股动脉。腹壁浅动脉越过腹股沟韧带内、中 1/3 交界处,然后斜向内上方行于腹壁浅筋膜浅、深两层之间,末梢到达脐平面;旋髂浅动脉亦行于腹壁浅筋膜浅、深两层之间,向髂前上棘方向行走,分布于腹前外侧壁下外侧部。两动脉位置表浅而且恒定,临床上常在此处取带血管的皮瓣进行皮肤移植。

2. 静脉

腹壁的深静脉与同名动脉伴行。浅静脉在脐周围相互吻合成网,形成脐周静脉网。脐以上的浅静脉通过胸腹壁浅静脉汇入腋静脉,向下通过腹壁浅静脉汇入大隐静脉,最后到股静脉,形成了肝门静脉与上、下腔静脉的吻合途径(图 11-28)。肝门静脉高压的患者,肝门静脉血逆流,通过附脐静脉,到达脐周静脉网入上、下腔静脉,从而引起脐周静脉曲张,形成所谓的"海蛇头"。

3. 神经

第7—11对肋间神经和肋下神经走在腹内斜肌与腹横肌之间,向前下方斜行,至腹直肌的外侧缘穿过腹直肌鞘进入该肌。其终支及外侧皮支分布于腹壁浅层(图11-29)。髂腹下神经和髂腹股沟神经均发自腰丛,亦走行于腹内斜肌与腹横肌之间。髂腹下神经在髂前上棘内侧约2.5 cm处穿出腹内斜肌,在该肌与腹外斜肌腱膜之间行向前下方,并在腹股沟管浅环上方约2.5 cm处穿出腹外斜肌腱膜,分布于耻骨上方的皮肤。髂腹股沟神经在髂腹下神经下方约一横指处与其平行下行,走在腹股沟管内,沿精索的外侧走行,出浅环后分布于阴囊(或大阴唇)的皮肤。做疝修补术或阻滞麻醉时,应该熟悉上述神经行走方向,以免损伤这些神经。

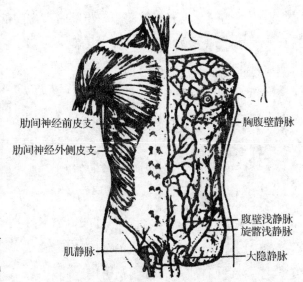

图11-29 腹前外侧壁的皮神经和浅血管

(三) 腹前外侧壁常用的手术切口与腹前外侧壁的关系

1. 正中切口

沿着腹前壁正中线的切口,血管神经损伤少,但血运较差,有时影响切口的愈合,是腹部的常用手术切口之一。其层次是:皮肤、浅筋膜、白线、腹横筋膜、腹膜下筋膜、壁腹膜。

2. 旁正中切口

沿腹前正中线旁开1~3 cm处所做的纵行切口。此切口对血管、神经损伤很少,并且不损伤腹直肌,外科常用。其层次是:皮肤、浅筋膜、腹直肌鞘前层、腹直肌鞘后层(向外牵开腹直肌后切开)、腹横筋膜、腹膜下筋膜、壁腹膜。

3. 经腹直肌切口

沿腹直肌中线所做的切口,需切开腹直肌,损伤的血管、神经、肌肉较多,但手术暴露良好,故亦为临床常用。其切口层次和旁正中切口相同(图11-30)。

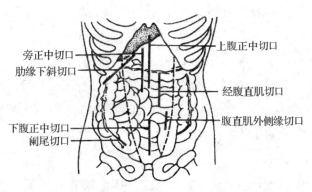

图 11-30 腹前壁手术常用切口

4. 肋缘下斜切口

从剑突下 2 cm 处开始,沿肋缘下 2~3 cm 做斜向外下的切口。此切口对肝、胆、脾暴露良好,但需切断一些肌肉、血管和神经(第 7—9 肋间血管神经)。其层次为:皮肤、浅筋膜、腹直肌鞘前层、腹直肌、腹直肌鞘后层、腹横筋膜、腹膜下筋膜、壁腹膜。若切口向外延长,则需切开 3 层扁肌。

5. 右下腹斜切口(阑尾切口)

右下腹斜切口为阑尾炎手术时常用,通常在脐与右髂前上棘连线的中、外 1/3 交界处与此线垂直而做的切口。手术中各肌层纤维相互交叉,术中只能按纤维方向钝性分离肌纤维,故愈合良好,但手术暴露范围小,不利于切口的扩大与延长。其层次是:皮肤、浅筋膜、腹外斜肌、腹内斜肌、腹横肌、腹横筋膜、腹膜下筋膜、壁腹膜。

(四)腹股沟区

1. 境界及结构特点

腹股沟区是位于下腹部两侧的三角形区域。其内侧界为腹直肌外侧缘,上界是髂前上棘与腹直肌外侧缘的水平线,下界为腹股沟韧带。该区的层次结构与腹前外侧壁相似,但比较薄弱。其结构特点是:①腹外斜肌在此移行为比较薄的腱膜;②腹内斜肌和腹横肌的下缘未达到腹股沟韧带的内侧部,因此该部没有肌肉覆盖;③有精索或者是子宫圆韧带通过的腹股沟管则形成一潜在的间隙;④人体站立时,该区所承受的压力比平卧时高出 3 倍。由于以上解剖、生理特点,因此腹股沟区是疝的好发部位。

2. 层次

(1)皮肤及浅筋膜 已在腹前外侧壁描述过。

(2)腹外斜肌腱膜 腹外斜肌在髂前上棘以内移行为腱膜,并在髂前上棘与耻骨结节之间返折增厚形成腹股沟韧带。该韧带内侧端的一小部分纤维向下后外方附着于耻骨梳,形成腔隙韧带(陷窝韧带)。腔隙韧带向外方沿耻骨梳延伸形成耻骨梳韧带。临床上常利用此韧带进行疝的修补手术。在耻骨结节上方约 2 cm 处，腹外斜肌腱膜裂开，形成一三角形间隙，为腹股沟管皮下环（浅环），内有精索（或者子宫圆韧带）通过。在腹外斜肌腱膜的深面有髂腹下神经和髂腹股沟神经通过，因此切开腹外斜肌腱膜时应注意上述神经的走向。

(3) 腹内斜肌与腹横肌　在腹股沟区，腹内斜肌和腹横肌的下缘均呈弓形，跨过精索（或子宫圆韧带）的上方，在腹直肌外侧缘处呈腱性融合，形成联合腱或者叫腹股沟镰，经过精索的后方，止于耻骨梳的内侧端。两肌下缘有一部分纤维覆盖精索，并随之向下形成提睾肌。

(4) 腹横筋膜　在腹股沟区比较发达，并在腹股沟韧带中点的上方、腹壁下动脉的外侧形成一漏斗状开口，为腹股沟管腹环（深环）。精索（或子宫圆韧带）由此进入腹股沟管。

(5) 腹膜下筋膜　在腹股沟区最为发达，内有腹壁下血管通行。

(6) 壁腹膜　位于此区最内层。

3. 腹股沟管

腹股沟管为位于腹股沟韧带内侧半上方一斜行的肌肉裂隙，长 4～5 cm。男性有精索而女性有子宫圆韧带通过。腹股沟管有 4 个壁和 2 个口（图 11-31）。

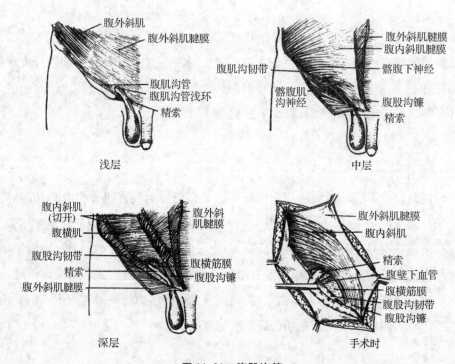

图 11-31　腹股沟管

前壁：是腹外斜肌腹膜，外 1/3 还有腹内斜肌起始处。

后壁：是腹横筋膜，内侧份还有联合腱。

上壁：是腹内斜肌和腹横肌形成的弓状下缘。

下壁:是腹股沟韧带。

内口:为腹股沟腹环(深环),位于腹股沟韧带中点上方约一横指处,由腹横筋膜形成,位于腹壁下动脉的外侧。

外口:为腹股沟管皮下环(浅环),位于耻骨结节外上方约 2.5 cm 处,由腹外斜肌腱膜形成的三角形裂口,其大小可通过一指尖。

若腹壁发育不良,腹膜鞘突未闭或腹壁长期承受较大的腹压,则易造成腹腔内容物进入腹股沟管,出浅环进入阴囊的皮下,形成腹股沟斜疝。男性多见。

4. 腹股沟三角

腹股沟三角又称海氏(Hesselbach)三角或者直疝三角。它是由腹壁下动脉、腹直肌外侧缘和腹股沟韧带所围成的三角形区域。该区域也是腹股沟区的一薄弱区,腹腔内容物由此突出,形成直疝。腹股沟直疝从腹壁下动脉内侧突出,而腹股沟斜疝则是从腹壁下动脉外侧突出,因此,腹壁下动脉是手术时鉴别斜疝和直疝的标志(图 11-32)。

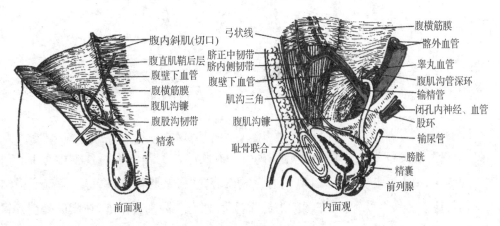

图 11-32 腹股沟三角

▶▶ 三、腹膜腔和腹腔脏器

腹膜分为脏腹膜和壁腹膜两部分。脏腹膜覆盖于腹、盆腔脏器的表面,而壁腹膜则衬于腹、盆壁的内表面和膈的下面,它们相互移行形成腹膜腔。男性腹膜腔完全封闭,而女性则借输卵管腹腔口经输卵管、子宫、阴道与外界相通。以横结肠及其系膜为界将腹膜腔分为结肠上区和结肠下区。

(一)结肠上区

结肠上区介于膈与横结肠及其系膜之间。此区除有膈下间隙外,尚有肝、肝外胆道、胃、食管腹段、十二指肠、胰、脾等脏器。其中胰和十二指肠大部属于腹膜后隙器官,但为了叙述方便,在此一并叙述。

1. 胃

(1) 位置与毗邻 胃在中等充盈时,大部分位于左季肋区,小部分位于腹上区。贲门位于第 11 胸椎体的左侧,距食管裂孔约 2 cm;幽门位于第 1 腰椎的右侧,距中线约 2 cm。胃的位置可因体位、呼吸及其充盈程度而变化。直立、吸气或胃充盈时,胃大弯可以达到脐平面以下,幽门有时可以降至第 3 腰椎水平。胃的前壁右侧邻近肝左叶,左侧被膈所掩盖,中部直接与腹前壁相贴,是胃的游离区,为胃的触诊部位。由于胃随呼吸上下移动,胃前壁溃疡不易形成粘连。胃的后壁借网膜囊与胰、左肾、左肾上腺、膈脚、横结肠及其系膜等器官和结构相毗邻,这些器官和结构通常称为"胃床"。胃后壁穿孔时,其内容物进入网膜囊。因其位置比较深,早期不易发现,胃后壁溃疡常与胰体粘连(图 11-33)。

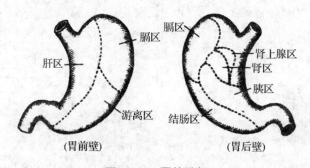

图 11-33 胃的毗邻

(2) 韧带 胃的韧带主要有:①肝胃韧带(小网膜的左侧部分),由胃小弯连于肝门之间;②胃脾韧带,由胃底连于脾门之间,内有胃短血管;③胃结肠韧带,由胃大弯连于横结肠之间,该韧带后方是横结肠系膜,在幽门附近两者紧贴,有时因炎症粘连,在幽门处切开胃结肠韧带时,应注意勿损伤横结肠系膜内的血管。

(3) 血管 胃的动脉来自腹腔干的分支。①胃左、右动脉位于小网膜两层腹膜之间,沿胃小弯走行,相互吻合成胃小弯动脉弓,再由动脉弓发出前、后支分别分布于胃的前、后壁。②胃网膜左、右动脉沿着胃大弯走行,在大网膜内也吻合为胃大弯血管弓,最后也发出前、后支到胃的前、后壁。以上血管在胃的黏膜下层广泛吻合成血管网。胃短动脉有 3~5 支,起自脾动脉,走在胃脾韧带内,分布于胃底。胃后动脉发自脾动脉,出现率 72%,多为 1~2 支,在网膜囊后壁腹膜的后方上行至胃底后壁。

胃的静脉多与同名动脉伴行,最后汇入肝门静脉。胃左静脉的食管支在食管下端与奇静脉的食管支吻合,形成食管静脉丛,沟通了肝门静脉与上腔静脉。胃右静脉在入肝门静脉前接受幽门前静脉。后者行于幽门与十二指肠交界处的前方,是手术辨认幽门的标志。胃网膜右静脉汇入肠系膜上静脉;胃网膜左静脉、胃短静脉和胃后静脉汇入脾静脉(图 11-34)。

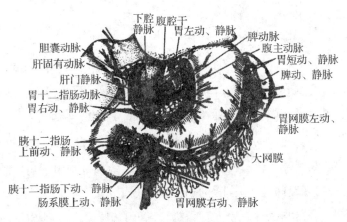

图 11-34 胃的血管（前面）

(4) 淋巴引流 胃的淋巴引流到同名血管的淋巴结，最后汇入腹腔淋巴结，经肠干注入乳糜池（图 11-35）。

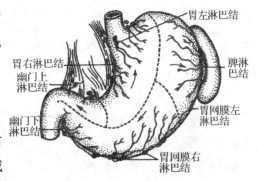

1）胃左、右淋巴结：位于胃左、右动脉周围，收纳胃小弯前后壁血管相应区域的淋巴。

2）胃网膜左、右淋巴结：位于胃网膜左、右动脉周围，收纳胃大弯侧前、后壁血管相应区域的淋巴。

图 11-35 胃的淋巴引流

3）幽门上、下淋巴结：在幽门上、下方收纳胃右、胃网膜右淋巴结的输出管和幽门部的淋巴。

4）脾淋巴结：位于脾门附近，收纳胃网膜左淋巴结的输出管和胃底部的淋巴。

(5) 胃的神经 交感神经来自腹腔神经丛的分支，伴随胃的动脉分布于胃的前、后壁。副交感神经来自左、右迷走神经在食管下部形成的前、后干，两干在食管裂孔处进入腹腔。前干在贲门的右前方分为胃前支和肝支，肝支进入肝脏；后干在贲门后方分为胃后支和腹腔支，腹腔支进入腹腔丛。胃前、后支分别沿着胃小弯浅、深部向右行，沿途发出分支分别分布于胃的前、后壁，并在幽门处形成"鸦爪"形分支，分布于幽门窦的前、后壁。手术治疗胃溃疡采用选择性胃迷走神经切断术，就是切断胃前、后壁的分支，而保留"鸦爪"形分支，以防幽门出现梗阻。胃的感觉神经分别随交感神

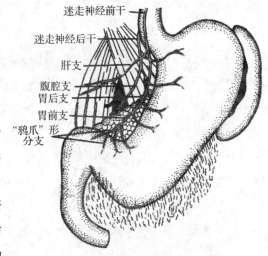

图 11-36 胃的神经

经和副交感神经进入脊髓和延髓(图11-36)。

2. 十二指肠

十二指肠呈"C"形,介于胃与空肠之间,长 25~30 cm,位于第1—3腰椎体的前方。除始末两端外,其余均位于腹膜的后方,并且环抱胰头。患胰头癌的病人,可压迫十二指肠,出现不同程度的梗阻。十二指肠分为四部分:上部、降部、水平部、升部。

(1) 上部 位于第1腰椎的右侧,大部分为腹膜内位,故有一定程度的活动度。该段肠壁薄、管腔较大,并且黏膜皱襞稀疏而且平坦,在钡餐 X 线上呈圆角三角形阴影,因而称为十二指肠球部,为溃疡的好发部位。其毗邻是:上方与肝、肝十二指肠韧带相邻;下方为胰头;前方为胆囊,胆囊炎时可相互粘连;后方有胆总管、肝门静脉、下腔静脉等通过。

(2) 降部 位于第1—3腰椎的右侧,无活动性。其左侧紧贴胰头,两者之间的后方有胆总管下行。胆总管和胰管在降部的后内侧壁汇合成肝胰壶腹,斜穿肠壁,形成十二指肠纵襞,最后开口于十二指肠大乳头。该乳头位于降部中、下1/3交界处,距中切牙约75 cm。

(3) 水平部 向左横行于第3腰椎的前方,至其左侧移行为升部。在其前方有肠系膜上动、静脉跨过,有时肠系膜上动脉痉挛,可压迫十二指肠,出现不同程度的梗阻,在临床上称为肠系膜上动脉综合征。

(4) 升部 比较短,向左上方斜行至第2腰椎左侧,再转向左前下

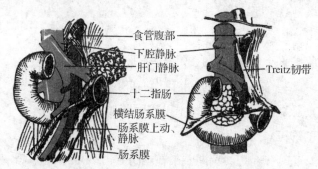

图11-37 十二指肠水平部毗邻及 Treitz 韧带

方,形成十二指肠空肠曲,与空肠相连。十二指肠空肠曲的上部有十二指肠悬肌(Treitz 韧带),将其连于膈脚上,它是手术时确认空肠起始端的标志(图11-37)。

3. 胰

(1) 位置与毗邻 胰横卧于腹上区和左季肋区,第1—2腰椎体前面,紧贴腹后壁,为腹膜外器官。其在腹前壁的投影是:上缘相当于脐上 10 cm 处,下缘相当于脐上 5 cm 处。整个胰分头、体、尾三部分。胰头上、右、下面均被十二指肠环抱,后方有胆总管、肝固有动脉、肝门静脉等结构,因此胰头癌可压迫上述结构产生阻塞性黄疸、腹水等体征。胰体前面借网膜囊与胃后壁相邻,后面有腹主动脉、腹腔神经丛、脾静脉和肠系膜下静脉等结构,胰腺癌可浸及腹腔神经丛出现顽固性腹背疼痛。胰尾和脾动、静脉共同抵达脾门,故脾切除手术中结扎脾血管时,应防止损害胰尾。

(2) 胰管 位于胰的实质内,贯穿胰腺全长,穿出胰头与胆总管汇合形成肝胰壶腹,开口于十二指肠大乳头。有时有人出现副胰管。该管比较短,起于胰管,末端开口于十二指肠小乳头,它位于十二指肠大乳头的上方。

4. 脾

(1) 位置与毗邻　脾位于左季肋区,在左腋中线第9—11肋之间的深面,它的长轴与左第10肋一致。正常时脾下界不超过左肋弓,故不能触及。脾肿大时,在肋弓下可扪及。脾的膈面与膈相贴,脏面前上方与胃底相邻,后下方与左肾、左肾上腺相邻,下方与胰尾及结肠左曲相接。

(2) 韧带　脾为腹膜内位器官,它与胃大弯之间的双层腹膜皱襞构成脾胃韧带,内有胃短动、静脉和胃网膜左动、静脉通过。脾门与左肾前面之间的韧带为脾肾韧带,内有胰尾和脾血管等结构。此外,还有比较短的脾结肠韧带和更短或不明显的膈脾韧带。在做脾切除手术时,应将这些韧带切断,才能将脾取出。

(3) 血管　脾动脉发自腹腔干,沿着胰的上缘左行,经脾肾韧带至脾门,分3～4支经脾门入脾,近脾门处分出胃短动脉和胃网膜左动脉到胃。脾静脉由3个属支在脾门处汇合而成,在脾动脉后下方向右行,在胰头的后方与肠系膜上静脉汇合,形成肝门静脉。

5. 肝

(1) 位置、毗邻和体表投影　肝大部分位于右季肋区和腹上区,小部分伸入左季肋区,在左、右肋弓之间直接与腹前壁相贴。肝的上界与膈的穹隆基本一致,肝的右叶膈面借膈与右肋膈隐窝和右肺的下叶相邻,因此肝的某些病变与膈粘连或破坏膈而侵入胸膜腔和肺;肝右叶脏面前方有结肠右曲,中部为十二指肠上部,后方为右肾、右肾上腺。肝左叶的膈面借膈与心的下面相邻,后缘与食管的腹段相邻;肝左叶脏面的大部分与胃前壁小弯侧相邻,因此,胃十二指肠溃疡常与肝的下面粘连。肝的体表投影可用以下3点作为标志:第1点在右锁骨中线与第5肋的交点处;第2点在右腋中线与右第10肋交点下方1.5 cm处;第3点在左第6肋软骨距前正中线左侧5 cm处。第1点和第3点连线为肝的上界;第1点和第2点的连线为肝的右缘;第2点和第3点的连线相当于肝的下缘,该线的右侧份与右肋弓缘平齐,中部相当于右第9肋和左第8肋前端的连线,该线是临床触诊肝下缘的部位,大约在剑突下2～3 cm处。7岁以下儿童的肝下缘可在肋弓下2～3 cm。

(2) 肝门和肝蒂　肝脏面"H"形沟中的横沟称为肝门,又称第1肝门。它是肝固有动脉、肝门静脉、肝管、神经、淋巴管进出的部位。它们走行于肝十二指肠韧带内,共同形成肝蒂(图11-38)。在肝门处,进出肝的结构的位置关系一般是:肝左、右管在前方,肝固有动脉的左、右支居中,肝门静脉的左、右支在后方。此外,肝左、右管汇合点位置最高,紧贴横沟,肝门静脉的分叉点次之,而肝固有动脉的分叉点最低。了解上述结构的位置关系对于在肝门处手术时处置和保护这些结构具有重要意义。在肝的膈面腔静脉窝的上端,肝左、中、右静脉出肝处,临床上通常称为第2肝门。

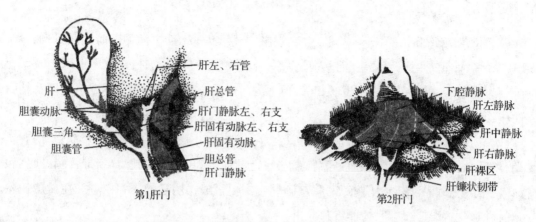

图 11-38　肝门

（3）血管　肝的血液供应来自肝固有动脉和肝门静脉。肝固有动脉走行于肝十二指肠韧带内，到达肝门前分左、右两支，分别进入肝的左、右叶。有时从左支或分叉处发出一肝中动脉，供应肝的相应区域，手术时应注意。肝门静脉在胆总管和肝固有动脉的后方上行，在肝门处也分为左、右两支进入肝。肝的静脉最后汇合为肝左、肝中、肝右静脉，在第2肝门处注入下腔静脉（图 11-39）。

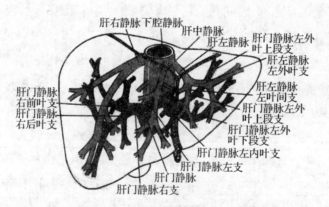

图 11-39　肝内肝静脉属支与肝门静脉分支间的交叉关系

6. 膈下间隙

膈下间隙是位于膈与横结肠及其系膜之间的间隙。它以肝为中心分为：①左膈下间隙，位于膈与肝左叶前上面、胃的前上面和脾膈面之间；②右膈下间隙，位于膈与肝右叶上面之间；③左肝下间隙，即网膜囊；④右肝下间隙，又称肝肾隐窝，位于肝右叶下面与右肾、右肾上腺和十二指肠上部之间，是仰卧位时盆腔以上腹膜腔最低位，也是腹膜腔积液易积存处。上述间隙发生脓肿，均称为膈下脓肿。此外，冠状韧带两层之间的肝裸区与膈之间的间隙称为膈下腹膜外间隙，为肝穿刺做肝内胆管造影的进针部位（图 11-40）。

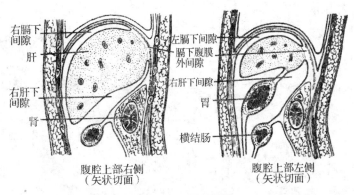

图 11-40 膈下间隙

7. 肝外胆道

肝外胆道包括胆囊和输胆管道。

(1) 胆囊　胆囊位于肝下面的胆囊窝内,下面有腹膜覆盖,上面借疏松结缔组织与肝相连,并与肝随呼吸而上下移动。胆囊的上方为肝,下方为结肠右曲和十二指肠上部,左侧为幽门,前贴腹前壁。胆囊分底、体、颈、管四部分。胆囊底稍露出于肝的下缘,它的体表投影相当于右锁骨中线与右肋弓的交点处。胆囊炎时,此点为胆囊压痛点,临床称为 Murphy 征阳性。胆囊颈比较细,其起始处膨大称为 Hartmann 囊,为胆囊结石易停留处。胆囊颈向左后下方延伸为胆囊管,长 3~4 cm。腔内的皱襞呈螺旋状称为螺旋瓣(Heister 瓣),可控制胆汁的进出。胆囊管多在肝总管的右侧与其汇合形成胆总管。胆囊管、肝总管和肝右叶的下面共同围成的三角形区域称为胆囊三角(Calot 三角),多数胆囊动脉经此三角到达胆囊。胆囊动脉大多起自肝固有动脉的右支,因右支常被肝右管掩盖,有时胆囊切除手术时易将右支误认为是胆囊动脉而结扎,从而造成肝右叶坏死,在手术时应予以注意。

(2) 输胆管道　是将胆汁输送至十二指肠的管道,包括:①肝管:分肝左管和肝右管,它们在肝门处汇合成肝总管。肝右管粗短,与肝总管之间的夹角比较大,胆汁和结石易引流;肝左管细长,与肝总管之间的夹角比较小,故结石不易引流,临床上左肝内胆管结石多见。②肝总管:由左、右肝管汇合而成,长约 3 cm,直径 0.4~0.6 cm,向下与胆囊管汇合为胆总管。有时其前方有异常的胆囊动脉或肝右动脉经过,手术时应注意。③胆总管:长 7~8 cm,直径 0.6~0.8 cm,内有比较多的弹性纤维组织,其伸缩性比较大,在有结石或蛔虫阻塞时,管腔可扩张数倍而不破裂。根据其行程分为十二指肠上段、十二指肠后段、胰腺段和十二指肠壁内段。十二指肠上段位于肝十二指肠韧带的右缘内,为胆总管手术段;十二指肠后段位于十二指肠上部的后方,在下腔静脉的前方、肝门静脉的右侧,胰腺段位于十二指肠降部与胰头之间,当胰头癌或慢性胰腺炎时,可压迫胆总管而出现阻塞性黄疸;十二指肠壁内段,为胆总管斜穿十二指肠降部后内侧壁的一段,长 1.5~2.0 cm,末端变细,结石容易嵌顿于此。胆总管末端与胰管汇合形成梭形的膨大,称为肝胰壶腹(Vater 壶腹),开口于十二指肠大乳头。在肝胰壶腹及其附近有肝胰壶腹括约肌（Oddi 括约肌）、胆管括约肌和胰管括约肌环绕，对胆汁和胰液的排放有控制作用（图11-41）。

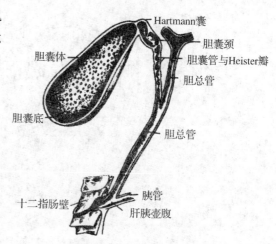

图 11-41　胆囊与肝外胆道

（二）结肠下区

结肠下区是介于横结肠及其系膜与小骨盆上口之间的区域，内有空肠、回肠、盲肠、阑尾以及结肠等器官。

1. 空肠与回肠

（1）位置及结构特点　空肠与回肠迂回盘曲，形成小肠袢，位于腹腔的中部，它们之间无明显的界限，上端在第 2 腰椎的左侧起于十二指肠空肠曲，下端在右髂窝与盲肠相通，全长 5～6 m，均有系膜附着，活动度大，在临床上易发生肠扭转。近侧 2/5 是空肠，远侧 3/5 是回肠。空肠位于腹腔的左上方，大部分位于脐区；回肠则位于右下方，大部分位于耻区和盆腔内。一般来讲，空肠管径粗，管壁厚，肠黏膜皱襞多，淋巴组织分散存在，肠系膜血管弓弓级少，富含血管，脂肪少；而回肠则相反，管径细，管壁薄，黏膜皱襞少，淋巴组织为集合淋巴滤泡，肠系膜血管弓弓级多，血管少，脂肪多。大约有 2% 的人在距回盲部 0.5～1.0 m 范围内，在其系膜相对缘的肠壁处有一囊状突起，称为 Meckel 憩室。其长 2～5 cm，是胚胎时期卵黄蒂的遗迹，此处引起的炎症或合并溃疡穿孔时因其位置靠近阑尾，可酷似阑尾炎而引起误诊。

（2）小肠系膜　是双层腹膜皱襞，在两层之间有大量的血管、神经、淋巴管和淋巴结。小肠系膜根附着于第 2 腰椎左侧与右骶髂关节连线的位置，长约 15 cm。小肠系膜缘长 5～6 m，故小肠系膜呈扇形。在两层肠系膜缘附着处与肠壁之间形成系膜三角（图 11-42），肠壁的血管、神经由此出入。行小肠吻合手术时，应妥善缝合此处，以防止发生肠瘘。

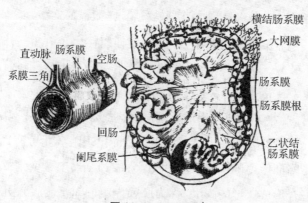

图 11-42　肠系膜

结肠下区间隙被小肠系膜根和升、降结肠分为4个间隙:①右肠系膜窦:位于小肠系膜根与升结肠之间,呈三角形,周围近乎封闭,窦内感染积脓时不易扩散;②左肠系膜窦:位于小肠系膜根与降结肠、乙状结肠及其系膜之间,该窦向下与盆腔相通;③右结肠旁沟:位于升结肠的外侧与腹壁之间,该间隙向上与膈下间隙相通,向下经右髂窝通盆腔;④左结肠旁沟:位于降结肠的外侧与腹壁之间,此沟向上被膈结肠韧带所阻隔,向下经左髂窝也与盆腔相通(图11-43)。

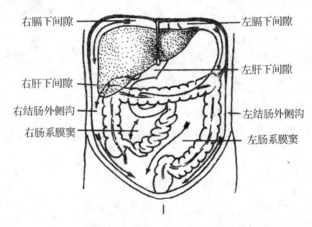

图11-43 结肠下区间隙及腹膜间隙的交通

(3) 血管分布的特点 空、回肠的动脉来自肠系膜上动脉。此动脉在小肠系膜内分出12~18条空、回肠动脉,彼此相互吻合为血管弓,近侧1/4段只有1级血管弓,中间2/4段多为2级或3级血管弓,远侧1/4段可达4级血管弓。由最后一级血管弓发出直动脉支垂直进入肠壁,并且吻合不多,因此系膜缘肠壁血运较差。在临床上做小肠部分切除手术时,除肠系膜做扇形切断外,对肠管的切断应增加20°~30°的角,角的开口朝向系膜缘,这样才能保证吻合口的血液供应。空、回肠的静脉与同名动脉伴行,最后形成肠系膜上静脉,并在胰头的后方与脾静脉汇合,形成肝门静脉。

(4) 淋巴引流 小肠系膜内有100~200个淋巴结,并沿血管排列,称为肠系膜淋巴结,其输出管注入肠系膜上淋巴结。

2. 回盲部

回肠的末端、盲肠与阑尾,在临床上称为回盲部。回肠末端几乎以直角连于盲肠的左侧壁,并以回盲口通向盲肠。其开口处黏膜形成上、下两个皱襞,称为回盲瓣。因回肠的管径小于盲肠,小儿容易出现肠套叠。

(1) 盲肠 为大肠的起始段,位于右髂窝,小儿的位置比较高,随年龄的增长而逐渐下降。盲肠为腹膜内位器官,活动性较大,有的人盲肠后壁无腹膜,并与阑尾共同贴附于腹膜后蜂窝组织内,造成手术寻找阑尾困难。

(2) 阑尾 位于盲肠的后下方,在右髂窝,根连于盲肠的后内侧壁,为3条结肠带的汇合点。手术时可顺结肠带寻找阑尾。阑尾为腹膜内位器官,阑尾尖端位置变化大,有(图11-44):①回肠前位(约占28.0%):阑尾位于回肠前方,其尖端指向左上方,与腹前壁靠近;②盆位(回肠下位,约占26.1%):阑尾经腰大肌前方入盆腔,尖端可与闭孔内肌相贴;③盲肠后位(约占24.1%):阑尾位于盲肠后方,髂肌前面,甚至有的阑尾呈腹膜外位,尖端指向上或右上;④回肠后位(约占8.3%):

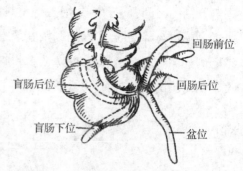

图11-44 阑尾的常见位置

阑尾在回肠后方,尖向左上;⑤盲肠下位(约占6.1%):阑尾位于盲肠下方,尖向右下;⑥盲肠外位(约占4.0%)。阑尾末端变化较多,但根部恒定。此外,阑尾还有一些特殊位置,如高位阑尾(阑尾位于肝右叶的下方)、低位阑尾(阑尾位于小骨盆腔内)、腹膜外阑尾和左髂窝阑尾等。

阑尾根部体表投影为脐与右髂前上棘连线的中、外1/3交界处,称为McBurney点;也可位于左、右髂前上棘连线的中、右1/3的交界处,称为Lanz点。阑尾系膜呈三角形,它是回肠末端连于阑尾之间的双层腹膜皱襞。阑尾动脉起于回结肠动脉,沿系膜的游离缘走行,最后分支分布于阑尾。阑尾静脉与同名动脉伴行,经回结肠静脉入肠系膜上静脉,最后入肝门静脉。化脓性阑尾炎时,细菌可沿静脉血进入肝门静脉,引起肝门静脉炎或肝脓肿。成人阑尾壁厚而腔小,开口比较狭小,容易造成阻塞性阑尾炎;而小儿的阑尾壁薄,多呈漏斗形,开口较大,不易阻塞,但易穿孔,故阑尾炎时应尽早手术(图11-45)。

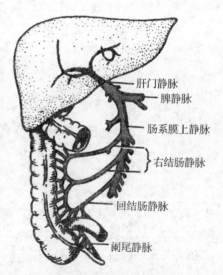

图11-45 阑尾的静脉

3. 结肠

(1) 分部、位置和毗邻 结肠根据其行程分升结肠、横结肠、降结肠、乙状结肠。①升结肠:为腹膜间位器官,借疏松结缔组织与腹后壁相贴,位置比较固定,其外侧为右结肠旁沟,其内侧和前方为右肠系膜窦和回肠肠袢。②横结肠:为腹膜内位器官,两端为结肠右曲及结肠左曲,中间呈弓形下垂,横列于腹腔中部,有时可达盆部。横结肠借横结肠系膜附着于腹后壁上,活动性比较大,可发生肠扭转。在系膜两层之间靠近右侧有中结肠动脉,在行胃肠吻合手术,需切开横结肠系膜时,应防止损伤该动脉。横结肠上方与肝、胃相邻,下方与空、回肠相邻。③降结肠:为腹膜间位器官,与升结肠相似,也借疏松结缔组织与腹后壁相贴,其外侧为左结肠旁沟；前方和内侧为空肠袢和左肠系膜窦。④乙状结肠：为腹膜内位器官，有比较长的乙状结肠系膜，活动度比较大，易发生乙状结肠扭转。乙状结肠可降至盆腔，也可移至右下腹回盲部前面，故在阑尾手术时应注意与盲肠相区别。

（2）血管分布的特点　分布到结肠的动脉有起于肠系膜上动脉的回结肠动脉、右结肠动脉、中结肠动脉及起于肠系膜下动脉的左结肠动脉、乙状结肠动脉（图11-46）。这些动脉在结肠的边缘相互吻合为结肠缘动脉，再从结肠缘动脉上发出终末动脉（直动脉），垂直进入肠壁。直动脉又分长支和短支。长支在浆膜下环绕肠壁，在结肠带处分支进入肠脂垂后穿入肠壁；短支在系膜带处穿入肠壁。边缘动脉的长支、短支穿入肠壁前很少吻合。因此，结肠手术分离肠脂垂时，不能过分牵拉，以免将长支拉断影响肠壁供血（图11-47）。因中结肠动脉的左支与左结肠动脉的长支在结肠左曲处吻合比较差，甚至缺如，因此在手术时应当注意防止损伤中结肠动脉的左支，以免造成横结肠左侧部坏死。结肠的静脉与同名动脉伴行，最后经肠系膜上、下静脉进入肝门静脉。

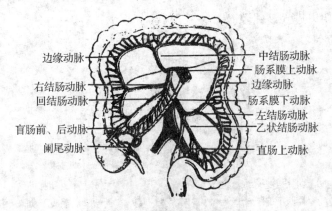

图11-46　结肠的动脉

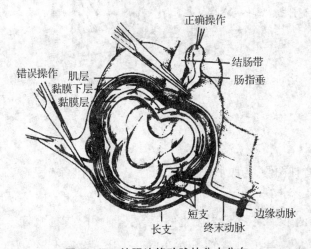

图11-47　结肠边缘动脉的分支分布

四、腹膜后隙

(一) 概述

腹膜后隙是指腹后壁的壁腹膜与腹内筋膜之间的间隙。

1. 范围

上自膈,下至骶骨,在小骨盆上口处与盆腔的腹膜后隙相续,在两侧向外与腹膜下筋膜相连,向上与后纵隔相通,因此,此间隙范围广泛,感染时可上、下蔓延。

2. 内容

该间隙除有丰富的疏松结缔组织外,还有肾、肾上腺、输尿管、胰、腹部大血管(腹主动脉、下腔静脉)、腹腔神经丛和腰交感干等重要器官和结构(图11-48)。由于腹膜后隙内疏松结缔组织比较多,并且与壁腹膜容易分离,因此该间隙内器官手术多采用腹膜外手术入路,即在腰部做斜切口进入该间隙。

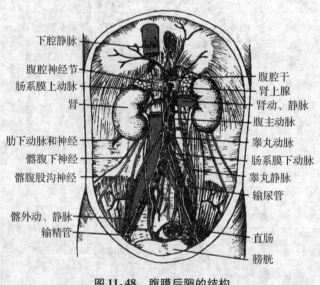

图11-48 腹膜后隙的结构

(二) 肾

1. 位置与体表投影

肾脏位于腰区脊柱两侧,与腹后壁相贴,两肾上端向内倾斜,呈"八"字形排列。右肾受肝影响比左肾低约半个椎体,即1~2 cm。左肾上平第12胸椎的上缘,下平第3腰椎上缘;右肾上平第12胸椎的下缘,下平第3腰椎的下缘;肾门约平第1腰椎。女性比男性低约半个椎体,儿童低于成人,新生儿则更低,肾的下端几乎达到髂嵴水平。肾的体表投影:首先在后正中线两侧 2.5 cm 和 8.5 cm 处各作一垂直线,然后在第 11 胸椎棘突和第 3 腰椎棘突各作一水平线,上述六条线所围成的外侧两个长方形范围,即为肾的体表投影。肾门的体表投影则在脊肋角(肾角)。

2. 毗邻

两肾的上端为肾上腺,两肾后面,在第 12 肋以上借膈与肋膈隐窝相邻,因此在肾手术时注意勿损伤膈,以免造成气胸;在第 12 肋以下从内侧到外侧与腰大肌、腰方肌、腹横肌及其前方的神经相邻。两肾前面毗邻各不相同。左肾前面上有胃底和脾,中部有胰尾横过,下部有空肠及结肠左曲;右肾前面与肝右叶、结肠右曲相邻,内侧与十二指肠降部紧贴(图 11-49)。

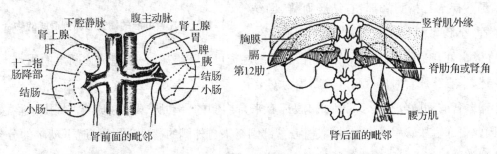

图 11-49　肾的毗邻

3. 肾蒂

肾蒂是由出入肾门的肾动脉、肾静脉、肾盂、神经以及淋巴管加上结缔组织形成的。左肾蒂比较长。肾蒂内结构的排列关系从上到下是肾动脉、肾静脉和肾盂;从前向后是肾静脉、肾动脉和肾盂。

肾动脉在第 1 腰椎平面起于腹主动脉,至肾门处分为前、后两干,进入肾窦。约有 13% 的人有副肾动脉,不经肾门入肾,分别称为上极动脉和下极动脉,肾上、下极动脉往往是起始和行程有变异的肾段动脉,故手术时不可轻易结扎(图 11-50)。

肾静脉位于肾动脉的前方。左肾静脉跨过腹主动脉的前方入下腔静脉,比右肾静脉长 2.5 倍,沿途还接纳左肾上腺静脉、左睾丸静脉(卵巢静脉)的血。其属支与周围的静脉有丰富的吻合,在临床上利用这一解剖特点,行大网膜包肾术,以建立肝

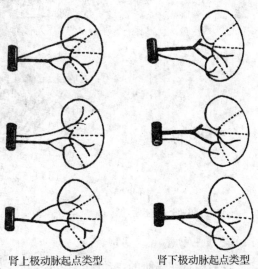

图 11-50　肾上、下动脉起点类型

门-腔静脉间的侧支循环(图11-51)。

（三）输尿管

输尿管起于肾盂，沿腰大肌的前方下行，在小骨盆上口与髂血管交叉后入盆腔，下端终止于膀胱。输尿管全长25～30 cm，直径0.4～0.7 cm，分腹段、盆段和壁内段。左侧输尿管的前方有左结肠血管、左睾丸（卵巢）血管和乙状结肠系膜经过，肠系膜下动脉位于其内侧并与之伴行进入盆腔；右侧输尿管腹部的前方从上到下有十二指肠降部、右结肠血管、回结肠血管、小肠系膜根及右睾丸（卵巢）血管经

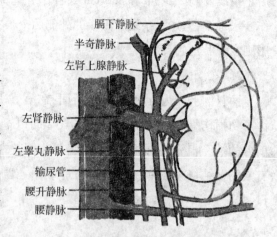

图11-51　左肾静脉的属支与周围静脉的吻合

过，在髂窝处与盲肠、阑尾相邻，因此盲肠后阑尾炎可并发输尿管炎，造成诊断上的困难。综合上述，暴露输尿管时以腹膜外入路较为安全。

输尿管的动脉分布是多源性的，腹部有来自内侧的肾动脉、睾丸（卵巢）动脉和髂总动脉，因此腹部输尿管手术应在外侧进行；盆部则有来自外侧的髂外动脉、膀胱下动脉的分支，因此盆部输尿管手术则在内侧比较安全（图11-52）。

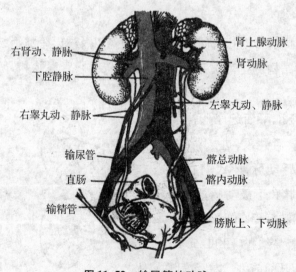

图11-52　输尿管的动脉

（四）腹部大血管

1. 腹主动脉

腹主动脉在膈肌的主动脉裂孔处相续于胸主动脉，沿脊柱腰段的左前方下行到第4腰椎体的水平分为左、右髂总动脉。腹主动脉的前方有胰、十二指肠下部以及小肠系膜根；腹

主动脉左侧为左腰交感干,右侧为下腔静脉。

2. 下腔静脉

下腔静脉由左、右髂总静脉在第5腰椎的平面汇合而成,沿着脊柱的右前方、腹主动脉的右侧上行,经过肝的腔静脉窝,向上穿过膈肌的腔静脉孔入右心房。其前方从上到下有肝、胰头、十二指肠下部和小肠系膜根等,后面有右膈脚和右交感干。

(五)腰交感干

腰交感干由3~4个腰神经节及节间支组成,位于腰大肌与脊柱之间的沟内。左腰交感干位于腹主动脉的外侧缘,它们相距约1 cm;右腰交感干在下腔静脉的后方。左、右交感干的外侧有生殖股神经与其伴行,行腰交感干神经节切除术时,应注意鉴别。

第五节 盆 部

一、概述

盆部及会阴位于躯干下部。盆部由骨盆、盆膈、盆壁肌及盆腔脏器等组成。

1. 盆部境界和分区

盆部的前面以耻骨联合上缘、耻骨结节、腹股沟和髂嵴前份的连线与腹部分界;后面为骶尾部。

2. 体表标志

盆部的体表标志有髂嵴、髂前上棘、髂前下棘、髂后上棘、髂后下棘、髂结节、耻骨结节、耻骨联合上缘、耻骨弓、坐骨结节、坐骨棘、骶管裂孔、骶角、尾骨等。其中,坐骨结节在髋关节屈曲时,于臀部易触及,是测量骨盆下口的标志;坐骨棘是坐骨上支后缘的棘状突起,位置较深,体表不易触及,但通过阴道或直肠向外上方可触及,是产科常用的标志点。

3. 体表投影

髂总动脉及髂外动脉的体表投影:从腹股沟韧带中点划画线至脐下2 cm处,此线之上1/3段为髂总动脉的投影,下2/3为髂外动脉的投影,上、中1/3交界点为髂内动脉的起点。

二、盆部

（一）骨盆、盆膈、盆壁肌和盆筋膜

1. 骨盆

由两侧的髋骨和后方的骶骨、尾骨借关节和韧带连结而成。骨盆连接躯干和下肢,起着传递重力,支持和保护盆腔脏器的作用。骨盆借界线分为上方的大骨盆和下方的小骨盆。界线是由骶骨岬、弓状线、耻骨梳、耻骨结节及耻骨联合上缘围成。大骨盆参与构成腹腔。小骨盆有上、下两口,上口即界线,下口由耻骨联合下缘、耻骨下支、坐骨支、坐骨结节、骶结节韧带和尾骨尖围成。两侧耻骨下支与坐骨支构成耻骨弓,其间的夹角称耻骨下角。小骨盆及其上、下两口围成小骨盆腔,存在较大的性别差异,女性小骨盆是分娩的骨性产道,又称产科骨盆。

2. 盆膈

盆膈又称盆底,由肛提肌和尾骨肌及覆盖在它们上、下面的盆膈上、下筋膜构成（图11-53）。它封闭小骨盆下口的大部分,仅前部留有一狭窄间隙称盆膈裂孔,由尿生殖膈封闭,男性有尿道通过,女性有尿道和阴道通过。盆膈后部有肛管通过。盆膈有支持、承托和固定盆腔内脏器的作用。此外,盆膈还有维持腹内压,协助排便、分娩等作用。分娩时如果盆膈损伤,可导致盆腔内脏器如膀胱、子宫、直肠脱垂。

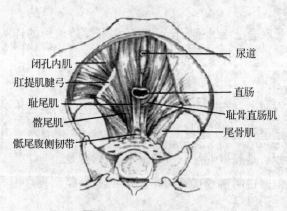

图 11-53　盆膈肌上面观

（1）肛提肌　扁而薄,左、右联合成漏斗状,按其纤维起止及排列不同,又可分为四部分,由前内向后外依次有：

1）耻骨阴道肌（男性为前列腺提肌）：居内侧部,起自耻骨盆面和肛提肌腱弓的前份,肌纤维沿尿道及阴道两侧排列,并与尿道壁和阴道壁的肌层交织,然后同对侧的肌纤维构成

"U"形袢围绕阴道,其作用是协助缩小阴道。在男性,此肌纤维经前列腺尖的两侧,向后止于会阴中心腱,其作用是悬吊固定前列腺,故又称前列腺提肌。

2)耻骨直肠肌:居中间部,起自耻骨盆面和肛提肌腱弓的前份,肌纤维向后止于肛管侧壁、后壁及会阴中心腱。在直肠肛管移行处,两侧束构成"U"形袢,是肛直肠环的主要组成部分。施行肛瘘手术时,切勿伤及此肌束,以免引起大便失禁。

3)耻尾肌:居外侧部,起自耻骨盆面及肛提肌腱弓的中份,止于骶、尾骨侧缘及肛尾韧带。

4)髂尾肌:居后外侧部,起自肛提肌腱弓的后份和坐骨棘盆面,止于尾骨侧缘及肛尾韧带。

(2)尾骨肌 位于肛提肌的后方,紧贴骶棘韧带的上面,起自坐骨棘盆面,止于尾骨及骶骨下部的侧缘。

3. 盆膈筋膜

盆筋膜为腹内筋膜的直接延续。按其部位不同可分为盆壁筋膜、盆膈筋膜、盆脏筋膜(图11-54)。

(1)盆壁筋膜覆盖于盆壁内面 位于骶骨前方的部分,称骶前筋膜。骶前筋膜与骶骨之间含有丰富的静脉丛,直肠切除时,勿剥离此筋膜,以免伤及静脉丛,引起难以控制的出血。位于梨状肌与闭孔内肌内表面的部分,分别称梨状肌筋膜和闭孔筋膜。盆壁筋膜在耻骨盆面至坐骨棘之间明显增厚,形成盆筋膜腱弓,为肛提肌起端及盆膈上筋膜的附着处。

(2)盆膈筋膜 覆盖于肛提肌与尾骨肌上面的部分,称盆膈上筋膜。为盆壁筋膜的向下延续,此筋膜并向盆内脏器周围移行为盆脏筋膜。盆膈下筋膜又称盆膈外筋膜,覆盖于肛提肌与尾骨肌下面,为臀筋膜向会阴的直接延续。

(3)盆脏筋膜 包绕盆内脏器表面。在脏器周围分别形成筋膜鞘、筋膜隔及韧带等,具有支持和固定脏器的作用。如包绕前列腺形成前列腺鞘,包绕直肠下血管及其周围组织形成直肠侧韧带,以及参与固定子宫位置的子宫主韧带和骶子宫韧带等。韧带内有通向脏器的血管、淋巴管和神经,有的还含少许平滑肌纤维。盆脏筋膜在盆腔器官之间又称筋膜隔,是呈冠状位的结缔组织隔。在男性称直肠膀胱隔,在直肠与膀胱、前列腺、精囊之间。在女性称直肠阴道隔,位于直肠与阴道之间。此外,盆脏筋膜还伸入阴道与膀胱、尿道之间,分别形成膀胱阴道隔及尿道阴道隔。

4. 盆壁肌

盆壁肌有闭孔内肌和梨状肌,分别参与构成盆腔侧壁和后壁。

5. 盆筋膜间隙

在盆壁筋膜和盆脏筋膜之间,或相邻的盆脏筋膜之间存在有间隙,称盆筋膜间隙,充填有疏松结缔组织、神经、血管等(图11-54)。较重要的间隙有:

(1) 耻骨后隙　位于耻骨联合与膀胱筋膜之间,也称膀胱前隙,其间充满结缔组织和膀胱静脉丛。耻骨骨折引起的血肿或膀胱前壁损伤引起的尿外渗潴留于此间隙内。耻骨上、腹膜外引流,膀胱及子宫下部手术均要通过此间隙进行。

(2) 骨盆直肠隙　位于盆底腹膜和盆膈之间,后方为直肠筋膜,前方在男性为膀胱及前列腺的筋膜,在女性为子宫及阴道上部的筋膜。女性的骨盆直肠隙即直肠阴道隙,是一潜在的较易分离的间隙,此间隙若有积脓,可用直肠指检在直肠壶腹下部两侧触及。

(3) 膀胱阴道隙　位于膀胱筋膜与阴道筋膜之间,膀胱膨出修补术在此处进行。

(4) 膀胱宫颈隙　位于膀胱筋膜与宫颈筋膜之间,为膀胱阴道隙向上的延续,是一易于分离的潜在间隙,子宫全切时即在此间隙将宫颈与膀胱钝性分离。宫颈癌也可经此处向前浸润膀胱。

(5) 直肠后隙　位于直肠筋膜与骶前筋膜之间,又称骶前间隙。此隙向上与腹膜后隙相通。临床上做骶前封闭或腹膜后注气造影即在此间隙进行。

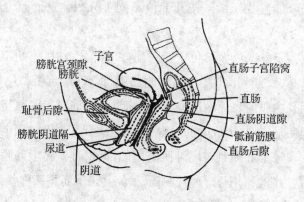

图 11-54　盆筋膜间隙和筋膜隔

上述筋膜间隙之间相互连通,因此盆筋膜间隙内的脓肿、出血或尿外渗等可互相蔓延。

(二) 盆内脏器

盆内脏器包括泌尿系统、生殖系统及消化系统的部分器官。这些器官的位置关系是:前方是膀胱、尿道,后方为直肠,中间是生殖系统的器官,在男性为输精管、精囊和前列腺,在女性为卵巢、输卵管、子宫及阴道。输尿管盆部沿盆腔侧壁由后向前下行至膀胱底。输精管盆部在骨盆侧壁自腹股沟管内口向后下行。

1. 膀胱

(1) 位置与毗邻　膀胱空虚时呈三棱锥体状,位于盆腔前部,其上界约与骨盆上口相当。膀胱尖朝向前上,与腹壁内的脐正中韧带相连。膀胱底呈三角形,朝向后下。男性膀胱底上部借直肠膀胱陷凹与直肠相邻,下部与精囊和输精管壶腹相贴。女性的膀胱底与子宫颈和阴道前壁直接相贴。男性膀胱与前列腺接触的部分为膀胱颈,女性膀胱颈与尿生殖膈相邻。膀胱尖与膀胱底之间的部分为膀胱体,其上面有腹膜覆盖,下外侧面紧贴耻骨后隙内的疏松结缔组织,以及肛提肌和闭孔内肌。

膀胱充盈时呈卵圆形,膀胱尖上升至耻骨联合以上,这时腹前壁折向膀胱的腹膜也随之上移,膀胱的下外侧面直接与腹前壁相贴。临床上常利用这种解剖关系,在耻骨联合上缘之上进行膀胱穿刺或做手术切口,避免伤及腹膜。儿童的膀胱位置较高,上界超过骨盆上口,位于腹腔内,6岁左右才逐渐降至盆腔内。

(2) 血管、淋巴和神经

1) 动脉:膀胱上动脉起自髂内动脉的脐动脉,向下走行,分布于膀胱上、中部。膀胱下动脉起自髂内动脉前干,沿盆侧壁行向下,分布于膀胱下部、精囊、前列腺及输尿管盆部等(图11-55)。

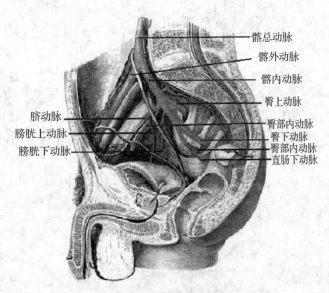

图11-55 男性膀胱及盆内生殖器的动脉分布

2) 静脉:膀胱的静脉在膀胱下部的周围形成膀胱静脉丛,最后汇集成与动脉同名的静脉,再汇入髂内静脉(图11-56)。

3) 淋巴:膀胱的淋巴管多注入髂外淋巴结,亦有少数膀胱的淋巴管注入髂内淋巴结和髂总淋巴结(图11-56)。

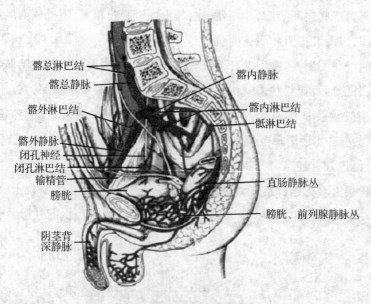

图 11-56 盆腔的静脉和淋巴结

4）神经：膀胱的交感神经来自胸 11、12 和腰 1、2 脊髓节段，经盆丛随血管分布至膀胱，使膀胱平滑肌松弛，尿道内括约肌收缩而潴尿。副交感神经来自骶 2—4 脊髓节段，经盆内脏神经到达膀胱，支配膀胱逼尿肌，是与排尿有关的主要神经。膀胱排尿反射的传入纤维也通过盆内脏神经传入（图 11-57）。

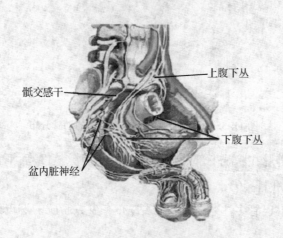

图 11-57 膀胱与尿道的神经支配

2. 直肠

（1）位置与形态　直肠位于盆腔后部，上于第 3 骶椎平面接乙状结肠，向下穿盆膈延续为肛管。直肠在矢状面上有两个弯曲，上部的弯曲与骶骨的曲度一致，称骶曲；下部绕尾骨尖时形成凸向前的会阴曲。在冠状面上，直肠还有 3 个侧曲，从上到下依次凸向右、左、右。直肠腔内一般有 3 条由黏膜和环行平滑肌形成的半月形横向皱襞，称直肠横襞。横襞的位置与3个侧曲相对,从上到下依次凸向左、右、左,分别距肛门约13 cm、11 cm和8 cm。在进行直肠或乙状结肠镜检查时,应注意直肠弯曲、横襞的位置和方向,缓慢推进,以免损伤肠壁。

(2) 毗邻　直肠后面借疏松结缔组织与骶骨、尾骨和梨状肌邻接,在疏松结缔组织内有骶正中血管、骶外侧血管、骶静脉丛、骶丛、骶交感干和奇神经节等。直肠两侧的上部为腹膜腔的直肠旁窝,两侧下部与盆丛、直肠上血管、直肠下血管及肛提肌等相邻。直肠前方的毗邻结构存在很大的性别差异。在男性,腹膜返折线以上的直肠,借直肠膀胱陷凹与膀胱底上部和精囊相邻;返折线以下的直肠,借直肠膀胱隔与膀胱底下部、前列腺、精囊、输精管壶腹及输尿管盆部相邻。在女性,腹膜返折线以上的直肠,借直肠子宫陷凹与子宫及阴道穹隆后部相邻;返折线以下的直肠,借直肠阴道隔与阴道后壁相邻。

盆腔内的结构在体表不能触及,但可经直肠指检触及。因此临床上常采用直肠指检的方法确定直肠毗邻结构的形态、大小、位置来诊断疾病。

(3) 血管、淋巴和神经

1) 血管:直肠由直肠上、下动脉及骶正中动脉分布,彼此间有吻合。直肠上动脉为肠系膜下动脉的直接延续,行于乙状结肠系膜根内,经骶骨岬左前方下降至第3骶椎高度分为左、右两支,由直肠后面绕至两侧下行,分布于直肠。直肠下动脉多起自髂内动脉前干,行向内下,分布于直肠下部。骶正中动脉发出小支经直肠后面分布于直肠后壁。上述各动脉均有同名静脉伴行(图11-55、图11-58)。

2) 淋巴:直肠肌壁外有直肠旁淋巴结,它上份的输出管沿直肠上血管至直肠上淋巴结、肠系膜下淋巴结;下份的输出管向两侧沿直肠下血管注入髂内淋巴结;部分输出管向后注入骶淋巴结;还有部分输出管穿过肛提肌至坐骨直肠窝,随肛血管、阴部内血管至髂内淋巴结。淋巴道是直肠癌主要的扩散途径,手术要求彻底清除。

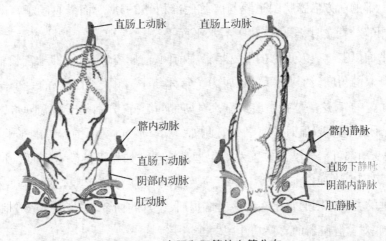

图11-58　直肠和肛管的血管分布

3）神经：直肠和肛管齿状线以上由交感神经和副交感神经支配。交感神经来自肠系膜下丛和盆丛，副交感神经来自盆内脏神经，它们随直肠上、下血管到达直肠。

3. 前列腺

（1）形态和位置 前列腺主要由平滑肌和腺组织构成，其形状与栗子相似。前列腺位于膀胱颈的下方，尿生殖膈的上方。前方为耻骨联合，两者之间有前列腺静脉丛和疏松结缔组织，两侧为肛提肌，前列腺后面正中有纵行浅沟，称前列腺沟，与直肠壶腹部相对。直肠指检时可根据前列腺的硬度、大小等，协助诊断前列腺疾病，也可进行前列腺按摩。

（2）结构 前列腺表面覆盖有两层被膜，内层称前列腺囊，为一坚韧的纤维肌性组织，紧包于前列腺表面，故前列腺脓肿常引起剧痛。外层称前列腺筋膜，为盆脏筋膜在前列腺囊周围增厚而成。前列腺囊和前列腺筋膜之间有静脉丛，前列腺切除术时，腺体应由囊内取出，而不应在两层被膜之间操作，以免造成静脉丛损伤，导致出血不止。

前列腺分为前、中、后叶及两侧叶，大部分从后方和侧方包绕尿道。当前列腺肥大特别是中叶、侧叶肥大时，可压迫尿道引起排尿困难和尿潴留。

（3）血管和淋巴 前列腺的血供主要来自膀胱下动脉的分支前列腺动脉。当行前列腺切除术时，必须认真处理前列腺动脉及其分支，以防术后严重出血。

前列腺的静脉丛汇入髂内静脉，前列腺静脉与骶骨、腰椎和髂翼的静脉有交通，因此，前列腺癌有腰骶部和髂部浸润时，为早期转移表现。前列腺静脉还可通过直肠上静脉汇入肝门静脉，因此，前列腺癌可向肝内转移。

前列腺的淋巴管形成淋巴管丛，一组注入髂外淋巴结，另一组注入髂内淋巴结，再流入髂总淋巴结和腹主动脉旁淋巴结。前列腺癌可经淋巴转移至上述淋巴结。

4. 子宫

（1）位置与毗邻 子宫位于膀胱与直肠之间，其前面借膀胱子宫陷凹与膀胱上面相邻，子宫颈阴道上部的前方借膀胱阴道隔与膀胱底部相邻，子宫后面借直肠子宫陷凹及直肠阴道隔与直肠相邻。直立时，子宫体几乎与水平面平行，子宫底伏于膀胱的后上方，子宫颈保持在坐骨棘平面以上。成人正常的子宫呈轻度前倾、前屈姿势，前倾即子宫长轴与阴道长轴之间呈向前开放的角度（约90°角），前屈为子宫体与子宫颈之间形成的一个向前开放的钝角（约170°角）。子宫这一位置主要依靠5对韧带的维持，分别是子宫阔韧带、子宫主韧带、子宫圆韧带、骶子宫韧带、耻骨子宫韧带。此外，它的位置可受周围器官的影响，如膀胱和直肠充盈、体位变动都可造成子宫位置发生生理性变化。如先天性发育不良，或炎症粘连、肿瘤压迫，子宫可发生病理性前屈、后倾或后屈。子宫也可经阴道脱出阴道口，称子宫脱垂。引起子宫脱垂的主要原因通常是在分娩时肛提肌、子宫的韧带、尿生殖膈及会阴中心腱等受到损伤，使盆底对盆腔脏器的支持功能减弱或消失。

（2）血管、淋巴与神经

1) 子宫动脉：起自髂内动脉的前干，沿盆侧壁向前内下方走行，进入子宫阔韧带基底部，在距子宫颈外侧约 2 cm 处，横向越过输尿管盆部的前上方，至子宫颈侧缘后，沿子宫两侧缘迂曲上行。主干行至子宫角处即分为输卵管支和卵巢支，后者与卵巢动脉分支吻合。子宫动脉在子宫颈外侧还向下发出阴道支，分布于阴道上部（图 11-59、图 11-60）。

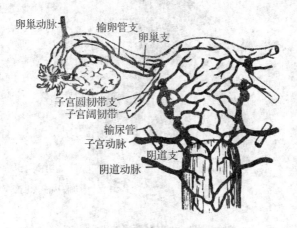

图 11-59　女性内生殖器的动脉

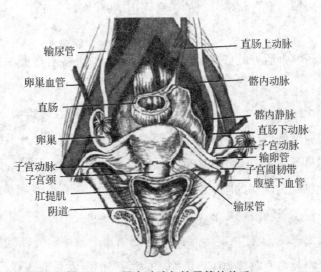

图 11-60　子宫动脉与输尿管的关系

2) 子宫静脉：子宫静脉丛位于子宫两侧，该丛汇集成子宫静脉汇入髂内静脉。子宫静脉丛与膀胱静脉丛、直肠静脉丛和阴道静脉丛相续。

3) 淋巴：子宫底和子宫体上部的多数淋巴管沿卵巢血管上行，注入髂总淋巴结和腰淋巴结。子宫底两侧的一部分淋巴管沿子宫圆韧带注入腹股沟浅淋巴结。子宫体下部及子宫颈的淋巴管沿子宫血管注入髂内淋巴结或髂外淋巴结，一部分淋巴管向后沿骶子宫韧带注入骶淋巴结。盆内脏器的淋巴管之间均有直接或间接的吻合，因此，子宫颈癌患者常有盆腔内广泛的转移。子宫癌手术时应广泛清除有关淋巴结(图11-61)。

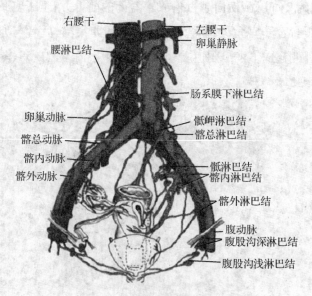

图11-61 女性生殖器的淋巴引流

4) 神经：子宫的神经来自盆丛分出的子宫阴道丛，随血管分布于子宫和阴道上部。

5. 子宫附件

子宫附件包括子宫外后方的卵巢及输卵管，临床上的子宫附件炎主要指输卵管炎和卵巢炎。

（1）卵巢 位于髂内、外动脉分叉处的卵巢窝内，窝的前界为脐动脉，后界为髂内动脉和输尿管。卵巢的后缘游离，前缘中部血管、神经出入处称卵巢门，并借卵巢系膜连于子宫阔韧带的后叶。卵巢下端借卵巢固有韧带与子宫角相连，其上端以卵巢悬韧带(骨盆漏斗韧带)连于盆侧壁，此韧带为隆起的腹膜皱襞，内有卵巢血管、淋巴管及卵巢神经丛等。

（2）输卵管 位于子宫阔韧带的上缘内，长8～12 cm。子宫底外侧短而细直的输卵管峡为输卵管结扎术的部位，炎症可能导致此处管腔堵塞。输卵管外侧端呈漏斗状膨大的输卵管漏斗有输卵管腹腔口通向腹膜腔。借卵子的运送途径，女性腹膜腔经输卵管腹腔口、输卵管、子宫腔以及阴道与外界相通，故有感染的可能。

输卵管的子宫部和输卵管峡由子宫动脉的输卵管支供血，输卵管壶腹与输卵管漏斗则由卵巢动脉的分支供应，彼此间有广泛的吻合。同样，一部分输卵管静脉汇入卵巢静脉，另一部分汇入子宫静脉。

6. 阴道

阴道上端环绕子宫颈，下端开口于阴道前庭。子宫颈与阴道壁之间形成的环形腔隙，称阴道穹。阴道穹后部较深，与直肠子宫陷凹紧邻。腹膜腔内有脓液积存时，可经此部进行穿刺或切开引流。

阴道前壁短,长 6~7 cm,上部借膀胱阴道隔与膀胱底、颈相邻,下部与尿道后壁直接相贴,也有学者提出部分女性尿道完全包埋在阴道前壁内。阴道后壁较长,为 7.5~9 cm,上部与直肠子宫陷凹相邻,中部借直肠阴道隔与直肠壶腹相邻,下部与肛管之间有会阴中心腱。

第六节 会 阴

一、概述

会阴是指封闭骨盆下口的全部软组织,又称广义会阴。其中,外生殖器与肛门之间的狭小区域又称狭义会阴,对女性此部位又称产科会阴。

会阴的境界与骨盆下口基本一致,呈菱形,前界是耻骨联合下缘,后界为尾骨尖,两侧为耻骨弓、坐骨结节及骶结节韧带。通过两侧坐骨结节的连线将会阴分为前方的尿生殖区和后方的肛区(图 11-62)。

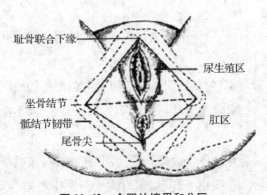

图 11-62 会阴的境界和分区

二、肛区

肛区又称为肛门三角,有肛管和坐骨直肠窝。

(一)肛管

肛管长约 4 cm,上续直肠,向后下贴尾骨尖终于肛门。

1. 内面观

肛管内有 6~10 条纵向的黏膜皱襞,称肛柱。相邻肛柱下端之间呈半月形的黏膜皱襞称肛瓣。肛瓣与相邻肛柱围成的小隐窝称肛窦。通过肛柱下端及肛瓣的边缘连成锯齿状的环状线,称齿状线。齿状线以下 1.5 cm 为一环行隆起,称肛梳或痔环,深层有直肠静脉丛和增厚的肛门内括约肌。肛梳下端有一条呈波浪形的线,称白线(又称希尔顿白线)。齿状线上、下覆盖的上皮、血液供应、淋巴引流以及神经支配完全不同,临床上有实用意义(表 11-2)。

肛管黏膜及皮下的静脉丛可因血流不畅而瘀积,以致其曲张形成痔。齿状线以上的称内痔,以下的称外痔,跨越齿状线上下的称混合痔。肛窦内常有粪屑滞留,感染后易致肛窦炎,严重者可形成肛瘘或坐骨直肠窝脓肿等。

表 11-2 齿状线上、下结构的区别

	齿状线以上	齿状线以下
上皮	复层立方上皮(黏膜,属内胚层)	复层扁平上皮(皮肤,属外胚层)
动脉	直肠上、下动脉	肛动脉
静脉	直肠下静脉(属肝门静脉系)	肛静脉(属下腔静脉系)
淋巴回流	髂内淋巴结、肠系膜下淋巴结	腹股沟浅淋巴结
神经分布	内脏神经(痛觉不敏锐)	躯体神经(痛觉敏锐)

2. 肛门

肛门为肛管末端的开口,约位于尾骨尖下 4 cm 处,肛门周围皮肤形成辐射状皱褶。

3. 肛门括约肌

肛门括约肌位于肛管周围,包括肛门内括约肌和肛门外括约肌(图 11-63)。

(1) 肛门内括约肌 为肛管壁内环行肌层明显增厚形成,属不随意肌,有协助排便的作用,无括约肛门的功能。

(2) 肛门外括约肌 为环绕肛门内括约肌周围的横纹肌,按其纤维的位置又可分为:①皮下部:位于肛管下端的皮下,肌束呈环行,前方附于会阴中心腱,后方附于肛尾韧带;②浅部:在皮下部深面,肌束围绕肛门内括约肌下部,前方附于会阴中心腱,后方附着于尾骨下部及肛尾韧带;③深部:肌束呈厚的环行带,围绕肛门内括约肌上部,其深层纤维与耻骨直肠肌混合而不能分隔,其前方的许多纤维交叉进入会阴浅横肌,后方的纤维多附着于肛尾韧带。

肛直肠环:肛门内括约肌、肠壁的纵行肌、肛门外括约肌浅部和深部、耻骨直肠肌在肛管直肠移行处形成的肌性环,称为肛直肠环。此环在肠管的两侧和后方发达,而在肠管前方纤维较少。若外科手术不慎切断此环,可引起大便失禁。

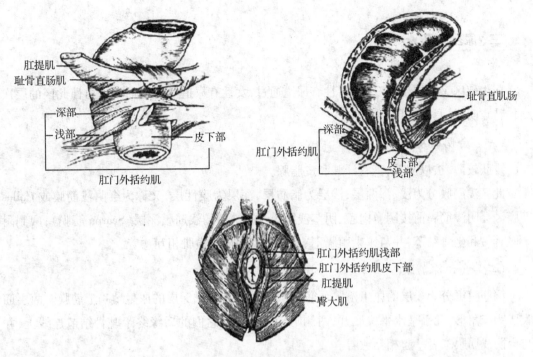

图 11-63 肛门内、外括约肌和直肠环

(二) 坐骨直肠窝

坐骨直肠窝位于肛管的两侧，略似尖朝上、底朝下的锥形间隙。窝尖由盆膈下筋膜与闭孔筋膜汇合而成，窝底为肛门三角区的浅筋膜及皮肤。内侧壁的下部为肛门外括约肌，上部为肛提肌、尾骨肌以及覆盖它们的盆膈下筋膜。外侧壁的下份为坐骨结节内侧面，上份为闭孔内肌和筋膜。前壁为尿生殖膈，后壁为臀大肌下份及其筋膜和深部的骶结节韧带。坐骨直肠窝向前延伸到肛提肌与尿生殖膈会合处，形成前隐窝。向后延伸至臀大肌、骶结节韧带与尾骨肌之间，形成后隐窝。窝内有大量的脂肪组织，称坐骨直肠窝脂体。具有弹簧垫作用，排便时允许肛门扩张。窝内脂肪的血供较差，感染时容易形成脓肿或瘘管 (图 11-64)。窝的外侧壁有一筋膜鞘，称阴部管，管内有阴部内动、静脉和阴部神经通过。

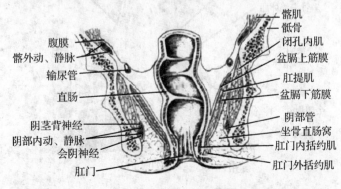

图 11-64 通过直肠和肛管的冠状切面

三、尿生殖区

尿生殖区又称尿生殖三角,男性有尿道通过,女性有尿道及阴道通过。男性此区的层次结构特点明显,具有临床意义。

(一)会阴的皮肤和浅筋膜

皮肤较薄,被以阴毛,富有汗腺和皮脂腺。

此区浅筋膜分为浅、深两层,浅层为脂肪层,深层为膜性层,又称为会阴浅筋膜或Colles筋膜。会阴浅筋膜前接阴囊肉膜、阴茎浅筋膜及腹前壁的浅筋膜深层(Scarpa筋膜),两侧附于耻骨弓和坐骨结节,并与尿生殖膈下、上筋膜及会阴浅横肌相互愈着。

(二)会阴深筋膜

深筋膜可分为浅层的尿生殖膈下筋膜(又称会阴膜)和深层的尿生殖膈上筋膜。两层筋膜皆为三角形,几乎呈水平位展开,两侧附于耻骨弓。它们的后缘终于耻骨结节连线上,并与会阴浅筋膜三者一起相互愈着。

(三)会阴的筋膜间隙

会阴浅筋膜、尿生殖膈下筋膜和尿生殖膈上筋膜,形成两个间隙。

1. 会阴浅隙

会阴浅隙又称会阴浅袋,在会阴浅筋膜与尿生殖膈下筋膜之间(图11-65)。该间隙向前上方开放,与腹前壁Scarpa筋膜深面的间隙相通。会阴浅隙内两侧有阴茎脚(阴蒂脚)及其表面的坐骨海绵体肌;中部有尿道球(前庭球)及其表面的球海绵体肌(阴道括约肌);后部有一对会阴浅横肌。会阴浅隙内还有阴部内血管及阴部神经的分支。

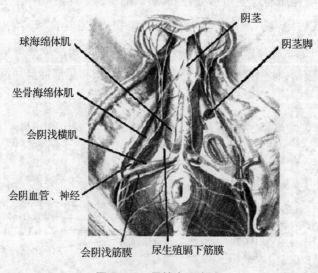

图 11-65 男性会阴浅隙

2. 会阴深隙

会阴深隙又称会阴深袋,在尿生殖膈下筋膜及尿生殖膈上筋膜之间(图 11-66)。两层筋膜的周边部完全愈着,因此会阴深隙是一封闭的筋膜间隙。其内有阴部内血管及阴部神经的分支;在男性还有会阴深横肌和一对尿道球腺,尿道膜部贯穿会阴深横肌和会阴深隙,围绕尿道膜部的环行肌为尿道括约肌;在女性除有尿道还有阴道通过,围绕尿道及阴道的环行肌束为尿道阴道括约肌。

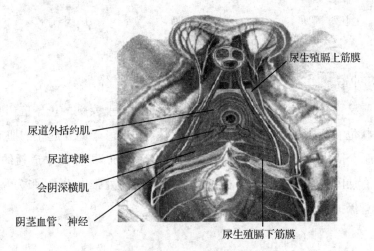

图 11-66　男性会阴深隙

尿生殖膈上、下筋膜和其间的会阴深横肌共同围成的三角形,称尿生殖膈,与盆膈共同封闭骨盆下口。

(四)会阴筋膜与男性尿道的关系

男性尿道分为前列腺部、膜部和海绵体部,分别穿过前列腺、尿生殖膈和尿道海绵体。临床上将海绵体部称为前尿道,膜部和前列腺部称为后尿道。

尿道损伤因破裂的部位不同,尿外渗的范围也不同。如仅有尿道海绵体部破裂,阴茎深筋膜完好,渗出尿液可被局限在阴茎范围。如阴茎深筋膜也破裂,尿液则可随阴茎浅筋膜蔓延到阴囊和腹前壁。若尿生殖膈下筋膜与尿道球连接的薄弱处破裂(如骑跨伤时,会阴部受撞击,引起尿道破裂),尿液可渗入会阴浅隙,再向前上进入阴囊、阴茎,并越过耻骨联合扩散到腹前壁。如尿道破裂在尿生殖膈以上,尿液将渗于盆腔的腹膜外间隙内(图 11-67)。

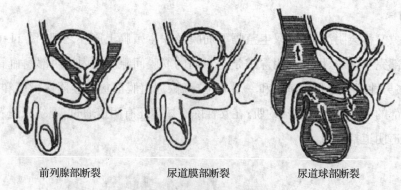

　　前列腺部断裂　　　　尿道膜部断裂　　　　尿道球部断裂

图 11-67　尿道断裂与尿外渗

(五) 会阴中心腱

会阴中心腱又称会阴体,男性的位于肛门与阴茎根之间,女性的位于肛门与阴道前庭后端之间。在矢状位上,呈楔形,尖朝上,底朝下,深 3~4 cm。于此处起止的肌有肛门外括约肌、球海绵体肌、会阴浅横肌、会阴深横肌、尿道阴道括约肌(男性为尿道括约肌)、肛提肌。会阴中心腱具有加固盆底承托盆内脏器的作用,分娩时此处张力很大,张力易于破裂,所以在分娩时要注意保护会阴。

第七节　上　肢

一、概述

(一) 境界与分部

1. 境界

上肢以锁骨上缘外侧 1/3 段、肩峰至第 7 颈椎棘突连线的外侧 1/3 段与颈部分界,以前面的三角胸大肌间沟,后面的三角肌后缘上部,下面的腋前、后襞在胸壁上的连线与胸部分界。

2. 分部

通常将上肢分为肩部、臂部、肘部、前臂部和手部,每个部位又分若干区。

(二) 表面解剖

1. 体表标志(图 11-68)

(1) 肩部　肩部皮下可摸到锁骨、肩峰、肩胛冈;在肩部的外侧可见三角肌形成的圆形隆起和肱骨的近侧端。当肩关节脱位或者三角肌萎缩时，该隆起消失而呈方肩。

（2）臂部 臂部前面有肱二头肌的隆起，在其两侧的浅沟分别为肱二头肌内侧沟与外侧沟。在肘窝稍上方、肱二头肌内侧沟内可摸到肱动脉的搏动，为测血压听诊部位。在肱二头肌外侧沟的皮下有头静脉通过。

（3）肘部 肘部可摸到肱骨内、外上髁及尺骨鹰嘴。当伸肘时，以上三点在一直线上，当肘关节屈曲90°，以上三点则呈等腰三角形。肘关节脱位时，上述三点的位置发生变化。在肘前部可摸到肱二头肌肌腱，在肌腱的内侧可摸到肱动脉的搏动。在肱骨内上髁与尺骨鹰嘴之间为尺神经沟，内有尺神经通过。该处为尺神经容易损伤的部位。

（4）腕部 腕部可摸到尺骨茎突及桡骨茎突。在握拳并屈腕时，腕掌侧从桡侧向尺侧可见桡侧腕屈肌腱、掌长肌腱、指浅屈肌腱和尺侧腕屈肌腱。在桡侧腕屈肌腱的桡侧可摸到桡动脉的搏动，为切脉的部位。

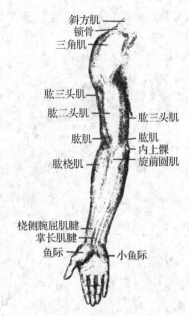

图 11-68 上肢前面的体表标志

（5）手部 在手掌的外侧隆起为大鱼际，内侧隆起为小鱼际，中间为掌心。在手背，当拇指外展时，可见一尖向远侧的三角形凹陷，称为解剖学鼻咽窝。其近侧界为桡骨茎突，尺侧界为拇长屈肌腱，桡侧界为拇长展肌腱、拇短伸肌腱，窝底为手舟骨、大多角骨。当手舟骨骨折时，该窝因肿胀而变浅或消失，并有压痛。桡动脉经过窝底走向远侧并且穿过第1掌骨间隙到手掌。

2．体表投影

（1）腋动脉与肱动脉 首先上肢外展90°，并且掌心向上，这时从锁骨中点至肘窝中点的连线的上1/3段为腋动脉的体表投影，连线的下2/3段为肱动脉的体表投影。

（2）桡动脉 肘窝中点的下方一横指处与桡骨茎突的连线为桡动脉的体表投影。

（3）尺动脉 肘窝中点下方一横指处与豌豆骨桡侧缘的连线为尺动脉的体表投影。

（三）上肢轴线与提携角

1．上肢轴线

通过肱骨头、肱骨小头以及尺骨中心的连线称为上肢轴线。通过肱骨长轴的线为臂轴；与尺骨长轴线一致的线为前臂轴。

2．提携角

通常臂轴与前臂轴构成向外侧开放的角为165°~170°，其10°~15°的补角即为提携角，又称肘外偏角。若此角大于20°为肘外翻;0°~10°为直肘;0°~-10°为肘内翻(图11-69)。

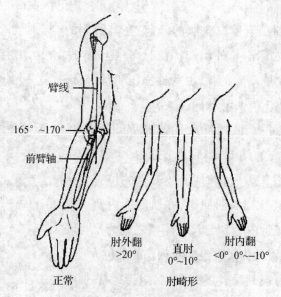

图11-69 上肢轴线及提携角

二、腋腔

腋腔位于胸外侧壁与臂上部之间由肌肉围成的锥体形间隙,为上肢与颈部血管、神经等结构的通路。

(一)腋腔的构成

1. 顶

腋腔的顶通向颈根部。

2. 底

腋腔的底由皮肤、浅筋膜和腋筋膜组成。此处皮肤比较薄,成人生有腋毛,并有大量的汗腺和皮脂腺。汗腺为大汗腺,少数人大汗腺变异,分泌臭味汗液,在临床上称为狐臭。

3. 四壁

腋腔前壁为胸大肌和胸小肌,后壁为肩胛下肌、大圆肌及背阔肌,内侧壁为上位5个肋、肋间肌以及前锯肌,外侧壁为肱骨近侧段内侧面、肱二头肌和喙肱肌(图11-70)。

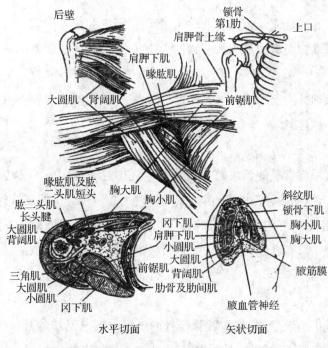

图 11-70 腋腔的构成

（二）腋腔的内容

腋腔内除丰富的疏松结缔组织外，主要有腋动脉及其分支、腋静脉及其属支分支、腋淋巴结群等结构（图 11-71）。

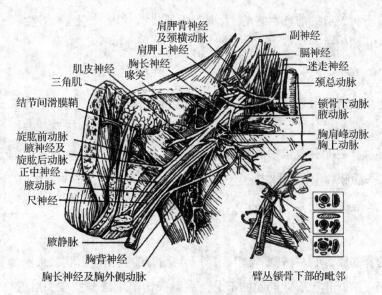

图 11-71 腋腔的内容

1. 腋动脉

腋动脉在第1肋的外侧缘与锁骨下动脉相续,沿着腋腔的外侧壁下行,在大圆肌的下缘移行为肱动脉。腋动脉与肩关节相邻,当肩关节脱位或肱骨外科颈骨折时,可受到损伤。

2. 腋静脉

腋静脉位于腋动脉的前内侧并与其伴行,并且共同被腋筋膜包裹在腋鞘内,因此该处血管损伤易发生腋动脉静脉瘘。

3. 臂丛

上肢臂丛是颈根部臂丛的延续,它与血管共同包裹在腋鞘内。在临床上进行臂丛阻滞麻醉时,将药液注入该鞘内,可达到麻醉的目的。臂丛外侧束分出肌皮神经和正中神经的外侧根,内侧束分出正中神经内侧根和尺神经,后束分出腋神经和桡神经。此外,臂丛还分出胸长神经和胸背神经。在乳腺癌根治手术进行腋淋巴结清扫时,应该注意上述神经,以免造成损伤而影响上肢的功能。

4. 腋淋巴结群

腋淋巴结群收集上肢、胸背部和乳腺等处的淋巴。腋淋巴结的数目比较多,有20~30个,分胸肌淋巴结、肩胛下淋巴结、外侧淋巴结、中央淋巴结及尖淋巴结。乳腺癌一般首先转移至胸肌淋巴结,而上肢感染则往往先侵犯外侧淋巴结。

▶▶ 三、肘前区

肘前区位于肘关节的前方。它的上、下界为通过肱骨内、外上髁的连线的上、下各2横指的水平线,内、外侧界则是分别通过肱骨内、外上髁的垂线。

(一) 浅层结构

肘前区的皮肤薄而柔软,浅筋膜疏松,内有浅静脉和皮神经。走行于肱二头肌腱外侧的有头静脉及前臂外侧皮神经,走行于肱二头肌腱内侧的有贵要静脉及前臂内侧皮神经。在头静脉与贵要静脉之间有肘正中静脉吻合相连;或者是前臂正中静脉在肘前分内、外两支,呈"Y"形注入头静脉和贵要静脉内。

(二) 深层结构

1. 深筋膜

肘前区的深筋膜,向上与臂筋膜相续,向下与前臂筋膜相连。肱二头肌腱膜是从肱二头肌腱的内侧向下散开止于前臂筋膜的部分。在腱膜游离上缘与肱二头肌腱交角处,是触及肱动脉和测血压时的听诊部位;该腱膜的下缘与肱二头肌腱交角处的深面是肱动脉的末端。若该腱膜痉挛,可压迫肱动脉和正中神经,导致缺血性挛缩。

2. 肘窝

肘窝是位于肘前区深筋膜下一尖向远侧的三角形间隙。其上界为肱骨内、外上髁的连线，下内侧界为旋前圆肌，下外侧界为肱桡肌，窝底主要是肱肌。

肘窝的内容：在肱二头肌腱的外侧主要有桡神经和前臂外侧皮神经；在肱二头肌腱的内侧主要有肱动脉和正中神经（图11-72）。当肱骨髁上骨折，骨折断端移位时，可压迫或损伤肱动脉、肱静脉及正中神经，引起前臂缺血性挛缩或感觉障碍和瘫痪。

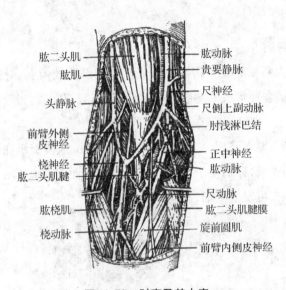

图11-72 肘窝及其内容

四、手部

（一）手休息时的正常姿势

手休息时的正常姿势即通常所谓的手的"休息位"。此时，手指、桡腕关节的屈、伸及拇指的外展、内收等肌力处于稳定和平衡状态，表现为桡腕关节背伸约30°，第2—5指呈半握拳状态，拇指稍外展，指尖接近示指的远侧指间关节（图11-73）。

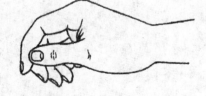

图11-73 手休息时的正常姿势

手的运动姿势是多变的，而休息时的姿势是恒定的。手休息时的姿势改变，对肌腱断裂的诊断具有重要意义。

（二）皮肤与浅筋膜

1. 手掌的皮肤与浅筋膜

手掌皮肤厚而致密，具有比较厚的角化层，没有毛发和皮脂腺，但汗腺发达。浅筋膜内有比较厚的脂肪垫,在脂肪垫内有很多垂直的纤维隔将皮肤与深面的掌腱膜连在一起,因此掌心的皮肤移动性很小,手掌感染时,肿胀不明显,脓肿不易溃破而向深部扩散。

2. 手背的皮肤与浅筋膜

手背的皮肤薄而柔软并且富有弹性,伸展性比较大,有利于提拳或抓物。在进行游离植皮时,应充分估计握拳时需要的最大缺损范围,以免影响握拳。手背的浅筋膜比较少,皮肤与伸肌腱、关节囊之间被疏松结缔组织分开,这对手背的皮肤自由移动有利,但在外力作用下易出现撕脱性损伤。

(三) 手掌的深筋膜

手掌的深筋膜分为两侧部及中间部三部分。两侧部比较薄弱,分别覆盖大、小鱼际;中间部分浅、深两层,浅层增厚形成掌腱膜,深层位于骨间肌前面,称为骨间掌侧筋膜。

1. 掌腱膜

掌腱膜略呈三角形,厚而坚韧,它是与掌长肌肌腱纤维纵横交织在一起所形成的腱性结构,在远侧端展开分为4束,分别止于第2—5指近节指骨底的两侧(图11-74)。掌腱膜可协助屈指。外伤或炎症时,可发生挛缩,影响手指的运动。

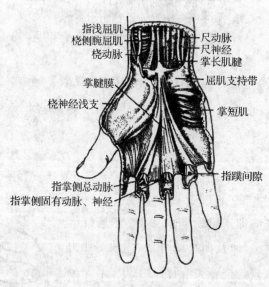

图 11-74 掌腱膜

2. 屈肌支持带与腕管

屈肌支持带又称腕横韧带,是手掌的深筋膜在腕前部增厚形成的。屈肌支持带和腕骨沟共同围成腕管。管内有9条屈肌腱及其腱鞘和正中神经通过(图11-75)。正中神经位于腕管的浅层偏桡侧,易受屈肌支持带的压迫而形成腕管综合征,表现为鱼际肌肌张力下降,拇指、示指和中指麻木、疼痛等。

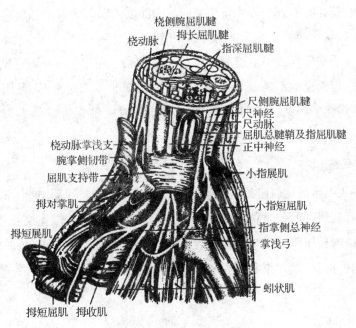

图 11-75 腕前区深层结构

(四) 指屈肌腱与蚓状肌

1. 指屈肌腱

指屈肌腱共有 9 条,指浅、深屈肌腱各 4 条和 1 条拇长屈肌腱。它们经腕管入手掌,呈辐射状散开。其中指浅屈肌腱末端分别在第 2—5 指近节指骨中部分为两脚,止于中指骨底的两侧;指深屈肌腱位于指浅屈肌腱的深面,向前穿过指浅屈肌腱两脚之间,止于远节指骨底。拇长屈肌腱止于拇指的末节指骨。

2. 蚓状肌

蚓状肌有 4 块,分别起于 4 条指深屈肌腱的桡侧缘,绕过手指的桡侧,止于近节指骨背面的指背腱膜。蚓状肌有屈掌指关节和伸指间关节的作用。

(五) 手掌的筋膜间隙

手掌的筋膜间隙是手掌指屈肌腱及蚓状肌的深面与骨间肌及其筋膜之间的间隙,内有疏松结缔组织填充。它被掌中隔(起于掌腱膜桡侧缘与第 3 掌骨之间的纤维隔)分为桡侧的鱼际间隙和尺侧的掌中间隙。

1. 鱼际间隙

鱼际间隙位于示指屈肌腱与拇收肌及其筋膜之间,内侧界为掌中隔,外侧界为外侧肌间隔。该间隙近侧端封闭,远侧端借第 1 蚓状肌与食指的背面相通。

2. 掌中间隙

掌中间隙是位于第 3、4、5 指屈肌腱和屈肌总腱鞘等结构与骨间肌及其筋膜之间的间隙。内侧界为内侧肌间隔,外侧界为掌中隔。该间隙近侧端与前臂的屈肌后间隙相通,远侧端通过第2、3、4蚓状肌与第3、4、5指的背面相通。

上述间隙,在手掌外伤或炎症蔓延时都可引起感染。由于掌腱膜坚韧,脓液不易溃破,手掌肿胀不明显,因而炎症不易及早发现。当该间隙积脓压力过高时,可压迫指屈肌腱,造成肌腱坏死或纤维化。因此,该间隙化脓感染时应及时在第3、4掌骨小头之间切开引流。鱼际间隙感染时应沿鱼际横纹切开引流。

(六)手掌的腱鞘

通过腕管进入手掌的屈肌腱被两个腱鞘包绕。一个是拇长屈肌腱鞘,又称桡侧囊;另一个是包绕指浅、深屈肌腱的屈肌总腱鞘,又称尺侧囊。两腱鞘近侧端在桡骨茎突上方约2 cm处起始,在远侧端拇长屈肌腱鞘与拇指的腱鞘相续,而屈肌总腱鞘与小指的腱鞘相续,其余三指独立。因此拇指、小指发生化脓性腱鞘炎时,可分别波及拇长屈肌腱鞘和屈肌总腱鞘(图11-76)。

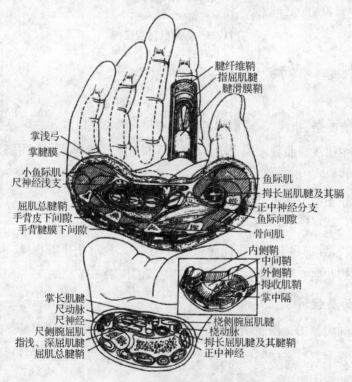

图11-76 手掌骨筋膜鞘及其内容

(七)指端的结构特点

手指末端掌侧面的皮肤借浅筋膜内的许多纤维束与深面的骨膜相连。这些纤维束将浅筋膜分为若干小腔,内有脂肪组织和血管、神经。当指端出现炎症时,渗出物局限于小腔内不易扩散,造成压力增加,压迫小腔内血管、神经,引起剧烈疼痛或者造成指骨坏死。因此,指端炎症时应尽早切开引流,防止指骨坏死。一般在末节手指两侧作侧切口,并向深面搅断纤维隔,从而保证引流通畅,达到减压引流的目的。

末节指骨的背面生有指甲。其近侧端嵌入皮内的部分为甲根。甲根的基部为甲母基,是甲的生长点,手术时要注意保护。甲根及甲侧缘的皮肤为甲廓。甲廓与甲之间为甲沟,刺伤易引起甲沟炎。甲下的真皮为甲床,甲沟炎的脓液易侵入甲床(图11-77)。

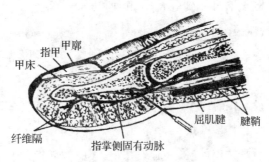

图 11-77　指端结构(矢状切面)

第八节　下　肢

▶▶▶ 一、概述

(一) 境界与分部

下肢前面以腹股沟韧带,后面以髂嵴与躯干分隔。整个下肢分为臀部、股部、膝部、小腿部、踝部和足部。

(二) 表面解剖

1. 体表标志(图11-78)

(1) 皮下可摸到整个髂嵴及其前端的髂前上棘、后端的髂后上棘。在髂前上棘后上方约5 cm处可扪及髂结节。髂嵴的最高点平第4腰椎棘突,它是确定腰椎穿刺部位的重要标志。

(2) 在大腿外侧上部可触及股骨大转子。

(3) 在臀下部内侧可触及坐骨结节。在临床上坐骨结节与髂前上棘的连线,称为 Nelaton 线。正常情况下该线恰

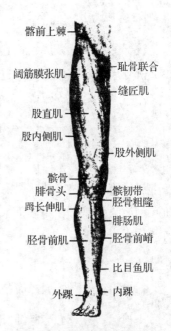

图 11-78　下肢前面的体表标志

好通过大转子尖。当股骨颈骨折或髋关节脱位时,大转子向上移位而越过此线。左右大转子尖与同侧的髂前上棘连线的延长线正常在脐的上方相交,此点称 Kaplan 点。股骨颈骨折或髋关节脱位时,该点位于脐下或偏向健侧。

(4) 在膝部可摸到股骨和胫骨的内、外侧髁,前方可触及髌骨、髌韧带、胫骨粗隆及腓骨头。

(5) 在小腿的前内侧皮下可摸到胫骨内侧面和胫骨前嵴。由于该处皮下组织少,下肢水肿时,压迫此处会出现压痕。

(6) 在踝部两侧有明显隆起,即内踝、外踝。内踝是寻找大隐静脉的重要标志。在踝部的后面可触及跟腱。

(7) 在足的后端可摸到跟骨结节。

2. 体表投影

(1) 股动脉 大腿微屈并稍外展、外旋,这时自腹股沟韧带中点与股骨内上髁连线的上 2/3 段,为股动脉的体表投影。

(2) 足背动脉 从内、外踝连线的中点与第 1、2 趾间的连线,为足背动脉的体表投影。

(3) 坐骨神经 自髂后上棘与坐骨结节连线的中、上 1/3 交界处,股骨大转子与坐骨结节连线的中点稍内侧,股骨内、外上髁连线的中点,以上 3 点的连线为坐骨神经的体表投影。

二、臀部

(一) 浅层结构

臀部的皮肤比较厚,含有丰富的汗腺和皮脂腺。浅筋膜富含脂肪垫,从而保护深部组织。骶骨后面和髂后上棘附近的皮肤则比较薄,长期卧床的病人该处易出现褥疮。

(二) 深筋膜(臀筋膜)

臀筋膜比较厚,包裹着臀大肌,损伤时易出现腰腿痛。

(三) 梨状肌上孔

梨状肌上孔位于梨状肌上缘,有臀上神经和臀上动、静脉穿出,它们分布于臀中肌、臀小肌和阔筋膜张肌。在臀部手术时,误伤臀上动脉后,由于该动脉近心端可回缩至盆腔内,可造成严重出血。

(四) 梨状肌下孔

梨状肌下孔位于梨状肌下缘,出入梨状肌下孔的结构,从外侧向内侧依次为坐骨神经,股后皮神经,臀下动、静脉,阴部内动、静脉和阴部神经(图 11-79)。

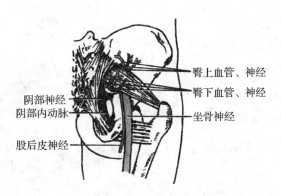

图 11-79　梨状肌上、下孔

由于上述结构从梨状肌上、下孔出盆,在臀部进行肌肉注射时,应在臀部的外上限 1/4 处进针比较安全。

坐骨神经一般从梨状肌下孔出盆,在股部中、下 1/3 处分为胫神经和腓总神经。但有时出现变异,坐骨神经在盆内即分支,胫神经从梨状肌下孔出盆,而腓总神经则从梨状肌上缘或穿过梨状肌肌腹而下降。当梨状肌痉挛或损伤时,可压迫腓总神经产生疼痛,在临床上称为梨状肌综合征(图 11-80)。

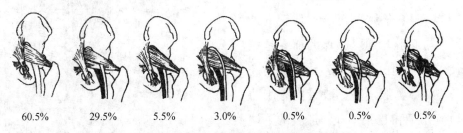

图 11-80　坐骨神经与梨状肌的关系类型(百分比)

三、股前内侧区

(一)境界

股部前上方借腹股沟韧带与腹部分界,下界是经髌骨上方两横指处的横线,再由股骨内、外上髁各作一垂线,此两线的前方即为股前区。

(二)肌腔隙与血管腔隙

肌腔隙与血管腔隙位于腹股沟韧带与髂骨前缘之间的间隙。该间隙被连于腹股沟韧带和髂耻隆起之间的髂耻弓分为内侧的血管腔隙和外侧的肌腔隙。血管腔隙内从外侧向内侧有股动脉、股静脉和股管通过;肌腔隙则有髂腰肌和股神经通过(图 11-81)。

(三) 股三角

股三角为位于大腿前上部的尖向下的三角形间隙。该间隙的上界为腹股沟韧带，下外界为缝匠肌内侧缘，内侧界为长收肌的内侧缘。股三角的前壁为阔筋膜；后壁凹陷，由肌肉构成，从外侧向内侧为髂腰肌、耻骨肌和长收肌。

股三角的内容，从外侧向内侧依次为股神经、股动脉、股静脉和股管。股动脉、股静脉和股管的上端被腹横筋腹和耻骨肌筋膜所形成的股鞘所包裹。股鞘的外侧份为股动脉，中份为股静脉，内侧份为股管（图11-82）。

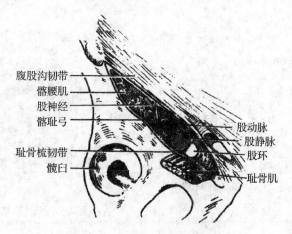

图11-81 肌腔隙和血管腔隙

(四) 股管

股管为位于股鞘内、股静脉内侧一潜在的漏斗状间隙，长约1.5 cm。股管的上口为股环，与腹腔相通。股环的前界是腹股沟韧带，后界是耻骨梳韧带，内侧界为腔隙韧带，外侧界为股静脉。股管内有脂肪组织和1个股管淋巴结填充。股管的下端为一盲端，位于隐静脉裂孔的深面。由于股环与腹腔之间仅仅隔着很薄的腹横筋膜及腹膜，当腹内压升高时，腹腔内容物经股环、股管突出于隐静脉裂孔处皮下，形成股疝。由于股环的前、后、内侧三面都有韧带

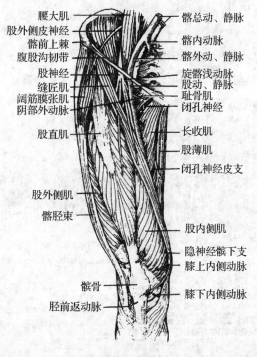

图11-82 股三角

环绕，疝的内容物突出后不易回纳，往往形成嵌顿性疝。因女性盆腔比较大，相对股环较大，因此股疝以女性多见。

在股环的内上方常有腹壁下动脉与闭孔动脉的吻合支。有时该吻合支异常粗大，称为异常的闭孔动脉。在进行股疝修补手术切开腔隙韧带时，应注意避免损伤该动脉，防止造成大出血。

(五) 收肌管

收肌管是大腿中1/3段内侧面一个肌筋膜管，长15～17 cm。该管位于缝匠肌的深面，在

大收肌与股内侧肌之间。其前壁为一腱膜,称为大收肌腱板。收肌管向上与股三角相通,向下经收肌腱裂孔与腘窝相通。管内由浅入深依次排列有隐神经、股动脉和股静脉(图11-83)。

四、腘窝

（一）境界

腘窝是位于膝关节后方的菱形凹窝。其境界是:上外侧界为股二头肌,上内侧界为半腱肌和半膜肌,下外侧界为腓肠肌外侧头,下内侧界为腓肠肌内侧头,窝底主要是膝关节囊的后壁和腘肌。

（二）内容

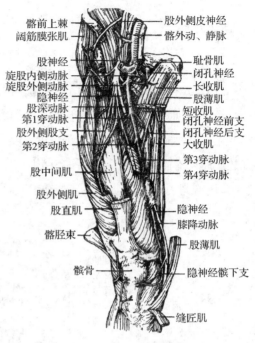

图 11-83　收肌管及其内容

腘窝内除了脂肪组织填充外,由浅入深还有胫神经、腘静脉、腘动脉,腘动、静脉被共同包裹在一个血管鞘内(图11-84)。由于腘动脉上段与股骨的后面紧邻,当股骨髁上骨折时,其远端向后移位,容易损伤腘动脉。腓总神经沿股二头肌腱的内侧缘向外下方斜行,绕过腓骨颈,此处腓总神经位于皮下,位置表浅,容易受伤。

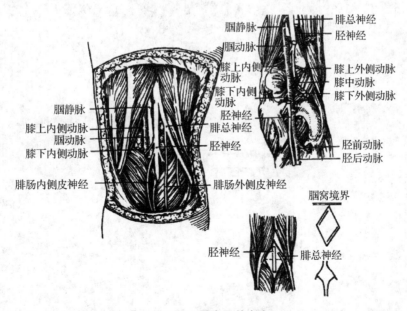

图 11-84　腘窝及其内容

五、踝管

踝管位于内踝的后下方,它是由起于内踝、止于跟骨结节的屈肌支持带与深面跟骨之间所形成的通向足底的管道。踝管被3个纤维隔分为4个骨性纤维管,从前向后依次通过的结构是:①胫骨后肌腱;②趾长屈肌腱;③胫后动、静脉及胫神经;④拇长屈肌腱(图11-85)。上述肌腱均有腱鞘包裹。因踝管为小腿后部与足底之间的通道,感染可相互蔓延,当踝管狭窄时,压迫其内容物,形成"踝管综合征"。

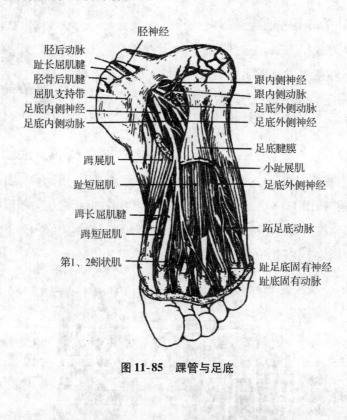

图11-85 踝管与足底

第九节 脊柱区

一、概述

脊柱区是指脊柱及其后方和两侧的软组织所配布的区域。其上界为枕外隆凸和上项线,下界为尾骨尖与髂后上棘的连线,两侧界自上而下分别为斜方肌前缘、三角肌后缘上部、腋后襞与胸壁交界处、腋后线、髂嵴后份。

脊柱区可分为项区、胸背区、腰区和骶尾区。项区上界即脊柱区的上界,下界为第7颈椎至两侧肩峰的连线。胸背区上界即项区下界,下界为第12胸椎棘突、第12肋下缘、第11肋前份的连线。腰区上界即胸背区下界,下界为两髂嵴后份及两髂后上棘的连线。骶尾区为两髂后上棘与尾骨尖三点间围成的三角形区域。

二、体表标志(图11-86)

(一)棘突

在后正中线上可摸到大部分椎骨棘突。第7颈椎棘突较长,常作为确认椎骨序数的标志。

(二)骶管裂孔和骶角

沿骶正中嵴向下,由第4、5骶椎背面的切迹与尾骨围成的孔称骶管裂孔,是骶管的下口。裂孔两侧向下的突起称骶角,是骶管麻醉的进针定位标志。

(三)尾骨

尾骨在骶骨下方,肛门后方。

(四)竖脊肌

棘突两侧可触及的纵行隆起即为竖脊肌。该肌外侧缘与第12肋的交角,称脊肋角。肾位于此角深部,是肾囊封闭常用的进针部位。

(五)肩胛冈

肩胛冈为肩胛骨背面高耸的骨嵴。

(六)肩胛骨下角

肩胛骨下角在上肢下垂时易于触及。两侧肩胛骨下角的连线,平对第7胸椎棘突。

(七)第12肋

第12肋在竖脊肌外侧可触及。但有人第12肋较短,注意勿将第11肋误当成第12肋,以免在肾脏手术做腰部切口时过高,从而损伤胸膜。

(八)髂嵴和髂后上棘

髂嵴为髂骨翼的上缘,也可作为计数椎骨的标志。两侧髂嵴最高点的连线平对第4腰椎棘突。髂后上棘是髂嵴后端的突起,两侧髂后上棘的连线平对第2骶椎棘突。

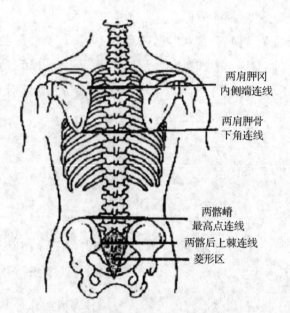

图 11-86　脊柱区的体表标志及菱形区

左、右髂后上棘与第 5 腰椎棘突和尾骨尖的连线,构成一菱形区。当腰椎或骶、尾椎骨折或骨盆畸形时,菱形区则有变形。

三、软组织

(一) 浅层结构

1. 皮肤

背区皮肤较厚,移动性小,有较丰富的毛囊和皮脂腺。

2. 浅筋膜

背区浅筋膜致密而厚实,脂肪较多,有许多结缔组织纤维束与深筋膜相连。项区上部的浅筋膜特别坚韧,腰区的浅筋膜内脂肪较多。

3. 皮神经

皮神经来自脊神经后支。项区有来自颈神经后支的枕大神经和第 3 枕神经。胸背区和腰区有来自胸神经和腰神经的后支,一般在棘突两侧浅出,其中第 1—3 腰神经后支的外侧支组成臀上皮神经,该神经在竖脊肌外侧缘穿胸腰筋膜浅出,当急性腰扭伤时,易损伤该神经,是腰腿痛的常见原因之一。骶尾区有来自骶、尾神经后支的分支,经臀大肌浅出,其中第 1—3 骶神经后支的分支组成臀中皮神经(图 11-87)。

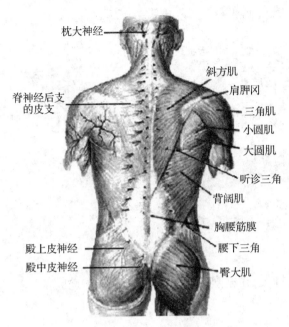

图 11-87　背肌及皮神经

4. 浅血管

浅动脉：项区有来自枕动脉、颈浅动脉、颈横动脉和肩胛背动脉的浅支；胸背区有来自肋间后动脉、肩胛背动脉和胸背动脉的分支；腰区有来自腰动脉的分支。浅静脉：与相应的动脉同名、伴行。

（二）深筋膜

项区的深筋膜分为浅、深两层，包裹斜方肌，属封套筋膜的一部分。浅层覆盖在斜方肌的表面，深层在该肌的深面，称项筋膜。胸背区和腰区的深筋膜亦分为浅、深两层。浅层较薄，位于斜方肌和背阔肌的表面；深层较厚，称胸腰筋膜。骶尾区的深筋膜薄弱。

1. 项筋膜

项筋膜内侧附于项韧带，上方附于上项线，向下移行为胸腰筋膜的后层。

2. 胸腰筋膜

胸腰筋膜在胸背区较薄弱，覆盖在竖脊肌表面，向上续项筋膜，内侧附于胸椎棘突和棘上韧带，外侧附于肋角，向下至腰区增厚，并分为前、中、后 3 层。前层位于腰方肌前面，又称腰方肌筋膜，其内侧附于腰椎横突尖，向上附于第 12 肋，向下附于髂嵴和髂腰韧带。中层位于竖脊肌与腰方肌之间，其内侧附于腰椎横突和横突间韧带，外侧在腰方肌外侧缘与前层愈合，向上附于第 12 肋，向下附于髂嵴。此层上部附于第 12 肋与第 1 腰椎横突之间的部分较厚，称腰肋韧带。肾手术时，切断此韧带可加大第 12 肋的活动度，便于暴露肾脏。后层覆盖在竖脊肌浅面，且成为背阔肌和下后锯肌的起始部，向上续于项筋膜，向下附于髂嵴，内侧附于腰椎棘突和棘上韧带,外侧在竖脊肌外侧缘与中层愈合(图11-88)。

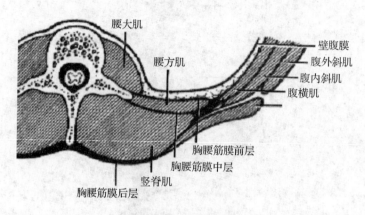

图 11-88 胸腰筋膜

由于项、腰部活动度大,在剧烈活动中,项筋膜和胸腰筋膜都可被扭伤,尤以腰部的胸腰筋膜损伤更为多见。

(三)肌和肌间三角

1. 肌

脊柱区的肌由背肌和部分腹肌组成。由浅入深可分为4层:第1层为斜方肌、背阔肌和腹外斜肌后部;第2层为夹肌、肩胛提肌、菱形肌、上后锯肌、下后锯肌和腹内斜肌后部;第3层为竖脊肌和腹横肌后部;第4层为枕下肌、横突棘肌和横突间肌等。

2. 肌间三角

(1)枕下三角 位于枕下、项区上部深层,是由枕下肌围成的三角。其内上界为头后大直肌,外上界为头上斜肌,外下界为头下斜肌。三角的底为寰枕后膜和寰椎后弓,浅面借致密结缔组织与夹肌和半棘肌相贴。三角内有枕下神经和椎动脉经过(图11-89)。椎动脉穿

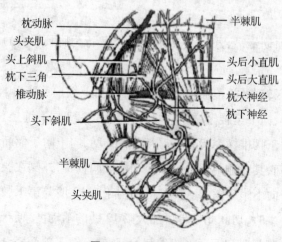

图 11-89 枕下三角

寰椎横突孔后转向内,行于寰椎后弓上面的椎动脉沟内,继穿寰枕后膜入椎管,再经枕骨大孔入颅。头部过分旋转或枕下肌痉挛可压迫椎动脉,使颅内供血不足。枕下神经为第1颈神经后支,在椎动脉与寰椎后弓间穿出,行经枕下三角,支配枕下肌。

(2) 听诊三角　又称肩胛旁三角。该三角是在斜方肌外下方、肩胛骨下角内侧的一个肌间隙。其内上界为斜方肌的外下缘,外侧界为肩胛骨内侧缘,下界为背阔肌上缘(图11-87)。三角的表面覆以皮肤和浅筋膜,底为薄层脂肪组织、深筋膜和第6肋间隙。此区胸壁较薄,是背部听诊呼吸音最清楚的部位。

(3) 腰上三角　位于背阔肌的深面,第12肋的下方。三角的内侧界为竖脊肌外侧缘,外下界为腹内斜肌的后缘,上界为下后锯肌下缘。有的人,第12肋也参与构成一条边,从而形成四边形。腰上三角的底为腹横肌起始部的腱膜,腱膜深面有3条与第12肋平行排列的神经,分别为肋下神经、髂腹下神经、髂腹股沟神经(图11-90)。腱膜的前方有肾和腰方肌。经腹膜外肾手术时必经此角。当切开腱膜时,应保护上述3条神经。腰上三角是腹后壁的薄弱区之一,可形成腰疝。

(4) 腰下三角　位于腰区下部,腰上三角的外下方。由髂嵴、腹外斜肌后缘和背阔肌前下缘围成(图11-90)。三角的表面仅覆盖以皮肤和浅筋膜,底为腹内斜肌。此三角为腹后壁的又一薄弱区,亦可形成腰疝。腰区深部脓肿可经此三角达皮下。盲肠后位阑尾炎时,此三角亦会有明显压痛。

(5) 深部的血管和神经　项区主要由枕动脉、颈横动脉、肩胛背动脉和椎动脉等供血,胸背区由肋间后动脉、胸背动脉和肩胛背动脉等供血,腰区由腰动脉和肋下动脉等供血,骶尾区由臀上、下动脉等供血。脊柱区的深静脉与动脉伴行。项区的静脉汇入椎静脉、颈内静脉或锁骨下静脉;胸背区的静脉经肋间后静脉汇入奇静脉,部分汇入锁骨下静脉或腋静脉;腰区的静脉经腰静脉汇入下腔静脉;骶尾区的静脉经臀区的静脉汇入髂内静脉。脊柱区深静脉在脊柱周围形成椎外静脉丛,并与椎管内、颅内等处的静脉丛相交通(图11-91)。

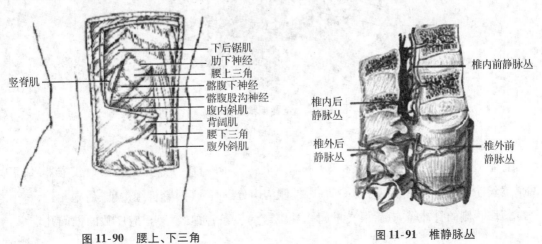

图 11-90　腰上、下三角

图 11-91　椎静脉丛

脊柱区的神经主要有31对脊神经后支、副神经、胸背神经和肩胛背神经。

四、脊柱

脊柱由7块颈椎、12块胸椎、5块腰椎、1块骶骨、1块尾骨通过椎间盘、关节和韧带连接而成。脊柱构成人体的中轴,具有支持人体重力及运动功能,并参与胸、腹腔和盆腔的构成,保护体腔内在器官、脊髓及脊神经等。椎骨的形态结构及椎骨的连接见运动系统,在此主要介绍椎管及其内容物。

(一)椎管

椎管是由各部椎骨的椎孔、骶管和椎骨间的骨连结共同连成的一骨纤维性管道,上经枕骨大孔与颅腔相通,下达骶管裂孔。椎管的前壁由椎体后面、椎间盘后缘和后纵韧带构成,后壁由椎弓板、关节突关节和黄韧带构成,两侧壁有椎弓根和椎间孔。构成椎管壁的任何结构发生病变,如椎体骨质增生、椎间盘突出、黄韧带肥厚等,均可使椎管变形或狭窄,压迫椎管内容物。

在横断面上,各段椎管的形态和大小不尽相同:颈段上部近似圆形,往下逐渐变为三角形,矢径短,横径长;胸段大致呈椭圆形;腰段上、中部由椭圆形逐渐变为三角形;腰段下部椎管的外侧逐渐出现侧隐窝,使椎管呈三叶形。骶管呈扁三角形。

(二)椎管内容物

椎管内容物主要有脊髓、脊髓被膜、脊膜腔、脊神经根、血管等(图11-92)。

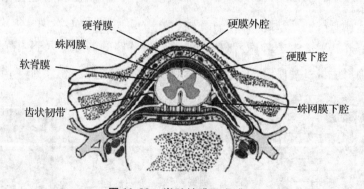

图11-92 脊髓被膜及脊膜腔

1. 脊髓

脊髓上端于枕骨大孔处与脑相连,下端成人达第1腰椎下缘,儿童至第3腰椎下缘,下端借终丝连于尾骨背面。在脊髓的前、后外侧沟内分别有31对脊神经的前、后根相连,每个脊髓节段一侧的脊神经前、后根在椎间孔处汇合为一条脊神经,经相应序数的椎间孔穿出。

脊髓的表面覆有3层被膜,由外向内依次为硬脊膜、脊髓蛛网膜和软脊膜。各层膜间及硬脊膜与椎管骨膜间均存在腔隙,统称脊膜腔,由外向内依次为硬膜外隙、硬膜下隙和蛛网膜下隙。

2. 脊髓被膜

硬脊膜厚而坚韧,形成一长筒状硬脊膜囊。上方附于枕骨大孔边缘,与硬脑膜相连续;向下形成盲端,借终丝附于尾骨。硬脊膜囊内有脊髓、马尾和31对脊神经根,每对脊神经根穿硬脊膜囊时被其紧密包被,硬脊膜则延续为神经外膜,并与椎间孔周围的结缔组织紧密相连。

脊髓蛛网膜薄而半透明,向上与脑蛛网膜相连续,向下成一盲端。此膜借许多结缔组织小梁与软脊膜相连。

软脊膜柔软而富有血管,与脊髓表面紧密相贴。

3. 脊膜腔

硬膜外隙位于椎管骨膜与硬脊膜之间,其内填有脂肪、椎内静脉丛、窦椎神经和淋巴管等,并有脊神经根及其伴行血管经过,正常时呈负压。此隙上端起自枕骨大孔,下端终于骶管裂孔。由于硬脊膜紧密附着于枕骨大孔边缘,所以此腔隙与颅内腔隙不交通。

硬膜下隙是位于硬脊膜与脊髓蛛网膜之间的潜在腔隙,与脊神经周围的淋巴隙相通,内有少量液体。

蛛网膜下隙位于脊髓蛛网膜与软脊膜之间。在活体,其内充满脑脊液,对脊髓和马尾有保护作用。向上与颅内蛛网膜下隙相通。在脊髓下端,马尾周围,该隙扩大为终池。腰椎穿刺时,穿刺针刺入终池,可避免脊髓损伤。

4. 脊神经根

脊神经根离开脊髓时被覆以软脊膜,当穿过脊髓蛛网膜和硬脊膜时,带出此两膜,形成蛛网膜鞘和硬脊膜鞘。

5. 血管

椎管内脊髓的动脉有两个来源:起自椎动脉的脊髓前、后动脉和起自节段性动脉(如肋间后动脉等)的根动脉(图11-93)。

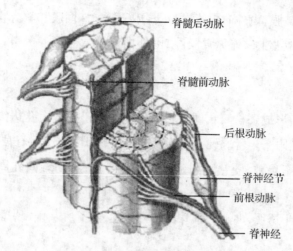

图 11-93 脊髓的血管

硬膜外麻醉穿刺、骶管穿刺麻醉及腰椎穿刺的解剖学基础

硬膜外麻醉将药物注入硬膜外隙，以阻滞硬膜外隙内的脊神经根。硬膜外麻醉穿刺时，由浅入深经皮肤、浅筋膜、棘上韧带、棘间韧带、黄韧带达硬膜外隙。硬膜外隙呈负压，穿刺针通过黄韧带进入此隙时，有透空感。

骶管穿刺麻醉术系经骶管裂孔注入麻醉药以阻滞骶、尾神经传导，适用于会阴部手术或镜检的麻醉。骶管贯穿骶骨内面并随骶骨弯曲而弯曲，其上接椎管，下口即骶管裂孔。骶管内以第2骶椎平面为界，该平面是硬脊膜、蛛网膜的汇集点，平面之上是膨大的终池，平面以下仅有硬脊膜和蛛网膜包裹的终丝和马尾。硬膜外隙自枕骨大孔处一直延伸至骶管裂孔。穿刺时，应注意以下几点：①体位：侧卧位，腰背向后弓曲，两膝向腹部靠拢。②进针部位：自尾骨尖沿中线向上可触及凹陷的骶管裂孔和其两侧的骶角。两骶角连线的中点即为穿刺点。③进针方向及穿经层次：穿刺针与皮肤呈45°角进针，依次经过皮肤、筋膜、骶尾韧带进入骶管，然后随骶骨弧度减小针干与皮肤的夹角至15°~30°，推进骶管。④针尖切勿超过左、右髂后上棘的连线，以免误入终池。

腰椎穿刺是将穿刺针穿入终池，其目的是抽出脑脊液。蛛网膜下隙充满脑脊液，其下部自第1腰椎至第2骶椎水平扩大，形成终池。终池内无脊髓，只有腰、骶神经根构成的马尾和软脊膜向下延伸形成的终丝。因此，临床上在第3—4或第4—5腰椎棘突间进行腰椎穿刺，以抽取脑脊液或注入药物而不会损伤脊髓。

主要参考文献

1. 吴先国. 人体解剖学[M]. 4版. 北京:人民卫生出版社,2000.
2. 邢贵庆. 解剖学及组织胚胎学[M]. 3版. 北京:人民卫生出版社,1998.
3. 杨壮来. 人体结构学[M]. 北京:人民卫生出版社,2004.
4. 刘文庆. 人体解剖学[M]. 4版. 北京:人民卫生出版社,2004.
5. 彭裕文. 局部解剖学[M]. 5版. 北京:人民卫生出版社,2001.
6. 王怀经. 局部解剖学[M]. 北京:人民卫生出版社,2001.
7. 叶蒙福. 人体解剖学[M]. 南京:东南大学出版社,1997.
8. 柏树令. 系统解剖学[M]. 5版. 北京:人民卫生出版社,2001.
9. 王滨,甘泉涌. 解剖组胚学(上册)[M]. 北京:科学出版社.2002.
10. 李根源. 解剖组胚学(下册)[M]. 北京:科学出版社,2003.